Veronika Pachala
mit Clara Beyer

Schnell und gesund kochen

riva

Bibliografische Information der Deutschen Nationalbibliothek:
Die Deutsche Nationalbibliothek verzeichnet diese Publikation in der Deutschen Nationalbibliografie.
Detaillierte bibliografische Daten sind im Internet über http://d-nb.de abrufbar.

Für Fragen und Anregungen:
info@rivaverlag.de

Originalausgabe
1. Auflage 2018

Nymphenburger Straße 86
D-80636 München
Tel.: 089 651285-0
Fax: 089 652096

Lektorat: Ulrike Kraus, Köln, www.conception-und-co.de
Umschlaggestaltung und Layout: Pamela Machleidt, München
Umschlagabbildungen: Veronika Pachala
Bildnachweis: Alle Fotos im Innenteil von Veronika Pachala, außer:
Nikolaj Georgiew: 8/9, 30/31, 126/127, 140/141; Leni Moretti: 64/65
Illustrationen auf der Umschlagvorderseite und im Innenteil: Marion Rekersdrees, www.rekersdreesdesign.de

Satz: Satzwerk Huber, Germering, Melanie Kitt
Druck: Firmengruppe APPL, aprinta Druck, Wemding
Printed in Germany

ISBN Print 978-3-7423-0397-4
ISBN E-Book (PDF) 978-3-95971-916-2
ISBN E-Book (EPUB, Mobi) 978-3-95971-917-9

Inhalt

Frisch und vielfältig essen trotz wenig Zeit – das geht!

In Ruhe vor mich hinzukochen und dabei Gerichte entstehen zu lassen, die meiner Familie und mir körperlich wohltun, ist für mich ein kreativer Prozess, den ich sehr genieße und der mir viel Entspannung bringt. Seit ich Mutter bin, kommen diese ausgedehnten Kochmomente weit seltener vor. An einem Tag muss deutlich mehr untergebracht werden. Während die Große mit mir basteln will, räumt der Kleine die Schränke aus, in meinem Kopf kreist die To-do-Liste und die nächste Mahlzeit soll auch schnell auf den Tisch. Früher hatten Frauen zwar mehr Zeit, am Herd zu stehen, nicht aber die Möglichkeit, Karriere zu machen, sich fortzubilden, ihren Hobbys nachzugehen. Es war nicht üblich, dass sie Geld verdienten und sich für Kinder explizit Zeit nahmen. Es wohnten oft mehrere Generationen unter einem Dach, da lohnte es sich, richtig zu kochen, und vielleicht halfen auch mehr Hände mit.

Ich bin selbstständige berufstätige Mutter, ich arbeite von zu Hause aus. Meine fünfjährige Tochter Claire isst mittags im Kindergarten, mit meinen Arbeitszeiten jongliere ich rund um die Schlaf- und Spielphasen meines Babys Elian. Wenn ich mich nicht organisiere und Blitzrezepte oder vorgekochte Gerichte zur Hand habe, komme ich zwischen dem Frühstück und einem Nachmittagssnack mit Claire kaum zum Essen. Und am Nachmittag früher von einer Unternehmung heimzukommen, weil noch eingekauft und gekocht werden muss, passt nicht in meinen Alltag, besonders nicht im ersten Jahr nach Elians Geburt, in dem er zusätzliche Still- und Kuschelpausen einfordern durfte. Doch glücklicherweise hat sich in den letzten Jahren eine Art Organisation rund um unsere Mahlzeiten eingespielt, die sich nun bezahlt macht. Ich liebe es, Zutaten vielfältig einzusetzen und weiß inzwischen, dass Vielfalt nicht aufwendig sein muss. Basisrezepte vorzukochen und an aufeinanderfolgenden Tagen unterschiedlich einzusetzen sowie den Tiefkühler zu nutzen, hilft dabei ungemein.

Gesunde Ernährung ist eine riesige Bereicherung

Wenn man sich lange Zeit nach etwas gesehnt hat – in meinem Fall, mich in meinem Körper wohlzufühlen –, weiß man umso mehr zu schätzen, wenn es so weit ist. Bis zu Claires Geburt und ihren Unverträglichkeiten gegen Weizen, Kuhmilchprodukte und vieles mehr fand ich mich auf der verzweifelten Suche nach einer Ernährungsform, die mich nicht immer wieder enttäuscht mit Rückschlägen zurücklassen würde. Meine Lösung bestand darin, Zutaten nicht zu verbieten,

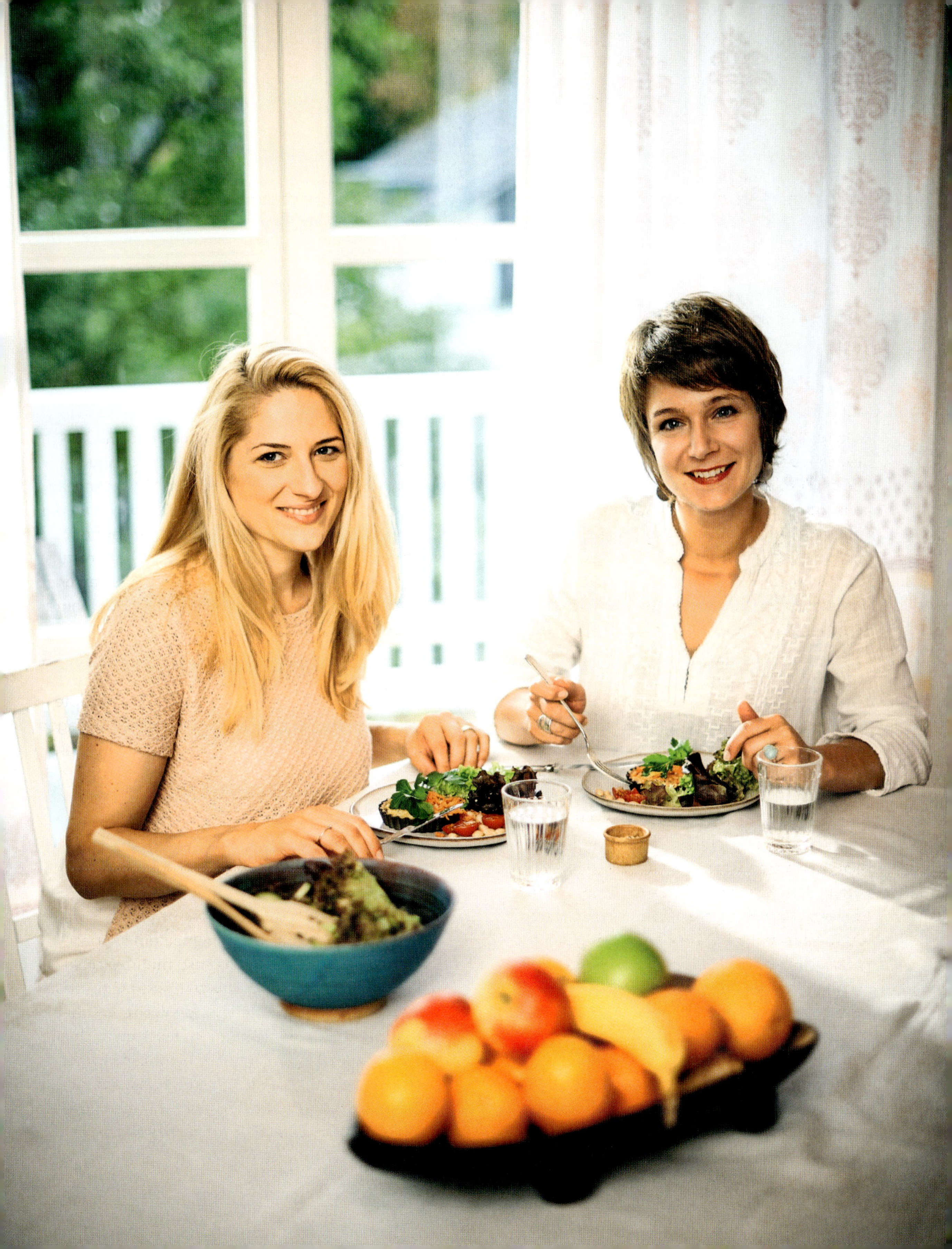

sondern gegen gesündere auszutauschen. Endlich hatte ich verstanden, wie Ernährung wirklich gesund und dauerhaft durchführbar war – beinahe dauerhaft, denn auch mich packten in der Schwangerschaft mit Elian gewisse Gelüste. Natürlich hatte ich nach der Schwangerschaft das Bedürfnis, zu meiner Ernährungsform zurückzufinden. Ich ernähre mich und meine Familie möglichst nährstoffreich mit wenig, aber guten Fetten, zumindest zu Hause ohne raffinierten Zucker und durch meine und die Unverträglichkeiten meiner Kinder zwangsläufig ohne Weizen und Kuhmilch. Und ich *liebe* es!

Es juckte mich ungemein in den Fingern, nach *Gesund kochen ist Liebe* und *Gesund backen* dieses Buch zu schreiben. Denn wann ist das Bedürfnis stärker, sich gesund zu ernähren – und zwar auf die unkomplizierteste und zeitsparendste Weise –, als wenn man stillt? Meine Lust, Tipps und mein Repertoire weiterzugeben, war riesig! Ich fragte meine Freundin Clara, ob sie mitmachen würde, damit es für mich mit Baby machbar würde und damit ihr Händchen einfließen dürfte. Denn ich liebe ihre Art zu kochen und wie sie mit Lebensmitteln umgeht. Es hat mir wahnsinnig viel Freude bereitet, mit ihr zusammen an diesem Buch zu arbeiten. Ihre Rezepte sind ein absoluter Gewinn und die Zeit, die wir so miteinander verbringen konnten, während unsere Kinder spielten und naschten und wir abwechselnd Elian hielten, macht das Buch für uns zusätzlich zu etwas Besonderem.

Clara ist anders als ich mit biologisch angebauten Lebensmitteln, Grünkern, Hirse und Co., wenig und natürlichem Zucker, groß geworden. Sie wuchs so auf, wie ich mich heute – seit den Ernährungsunverträglichkeiten meiner Tochter, als sie noch ein Baby war – ernähre und es an meine Kinder weitergebe. Zwar hatte sie in der Pubertät, so sagt Clara, einen Ausreißer und ernährte sich so gar nicht nach der Art ihrer Kindheit, sie kehrte aber ziemlich schnell dazu zurück. Ihr Körper machte ihr klar, welcher Weg der richtige war. Inzwischen ist auch sie Mutter eines fünfjährigen Sohnes, hat einen Job, schreibt ihre Masterarbeit und macht zusätzlich eine Ausbildung. Manchmal kommt im Leben so viel zusammen, dass man sich fragt, ob wir eigentlich verrückt sind. Andererseits birgt das alles unheimlich viele Möglichkeiten. Nur unser Körper sagt irgendwann stopp. Immer nur schaffen, schaffen, das geht nicht! Unser Körper *braucht* Pausen, er *braucht* gutes, nährstoffreiches Essen. Und er braucht einen stressfreien, positiv behafteten Umgang damit.

Obwohl ich der Arbeit an meinem Blog www.carrotsforclaire.com, meinen Büchern und Aufträgen absolut leidenschaftlich nachgehe – so leidenschaftlich, dass ich ihr auch nachgehen würde, wenn ich im Lotto gewänne –, kann die Arbeit mit kleinen Kindern viel werden. Inzwischen integriere ich besonders auch beim Essen Methoden gegen Stress, die in meinem Alltag Wunder wirken. Ich beschreibe sie ab Seite 12. Heute fühle ich mich nicht nur pudelwohl mit meiner Ernährung, sondern auch mit meiner veränderten Art zu essen und durch den Tag zu gehen. Ich möchte das sehr gern weitergeben.

Wir müssen trotz der bereichernden Möglichkeiten, die unsere Karriere, Familie und Hobbys betreffen, und des Stresses in unserem Alltag auf uns achten. Wir haben nur diesen einen Körper. Wir dürfen in der besten Art und Weise gut zu uns sein, damit wir das Leben in seinen turbulenten und ruhigen Phasen voll auskosten und genießen können. Ausgewogene Ernährung ist im stressigen Alltag eine lustvolle Unterstützung. Die Energie, die sie freisetzt, und das Wohlgefühl, das sie mitbringt, fühlt sich für mich nach purer persönlicher Freiheit an.

Ich freue mich immens, wenn dieses Buch nicht nur zum Blättern und Verweilen einlädt, sondern ins echte Leben findet und inspiriert!

Alles Liebe

Veronika

Mit Organisation gelingen Genussoasen auch im Alltag

Als ich Veronika vor vier Jahren als Nachbarin kennenlernte, jauchzte mein Herz vor Freude, als ich nicht nur feststellte, dass wir Kinder im selben Alter haben, die schon bald selbstverständlich miteinander durch das Haus flitzten und ihr Essen teilten, sondern auch ich eine Gleichgesinnte traf, die meine Vorliebe für gesundes und leckeres Essen wieder entfachte. Gesunde Ernährung stellt in meinem Leben schon lange eine Basis dar. Es macht mich zufriedener und ausgeglichener und erinnert mich daran, zu genießen und mir Zeit zum Essen zu gönnen.

Bei Dingen, die für einen selbstverständlich sind, kann sich jedoch eine Routine einschleichen, sodass die Kreativität abhandenkommt. Mit Veronika kam ich nicht nur wieder in einen aktiven Austausch über gesunde Küche, sondern sie inspirierte mich auch, wieder kreativer und vielfältiger zu kochen. Wir begannen uns auszutauschen, Dinge vom anderen abzuschmecken, und ich kochte voller Begeisterung ihren Blog einmal rauf und runter. Als mein Sohn in den Kindergarten kam, begann für uns eine neue Zeit. Ich nahm mein Masterstudium auf und arbeitete nebenher. Ich aß nun mittags in der Uni oder auf der Arbeit und merkte schnell, dass ich mein Kochverhalten umstellen und meine Einkäufe anpassen musste. Es stellte sich als unheimlich praktisch heraus, Komponenten gleich für mehrere Mahlzeiten vorzukochen und jeweils anders einzusetzen und zu kombinieren. Deshalb steht »3 Tage Grün« bei uns zum Beispiel hoch im Kurs. Mein Sohn liebt Nudeln mit der grünen Soße aus diesen kombinierten Rezepten und wir kommen satt und voller Energie durch drei Hauptmahlzeiten.

Ich freue mich sehr, wenn wir mit diesem Buch sowohl zeitliche Freiräume als auch genussvolle Momente verschaffen. Gesund kochen muss nicht aufwendig sein, ganz im Gegenteil. Hoffentlich dürfen wir unsere Leser davon überzeugen!

Herzlich

Clara

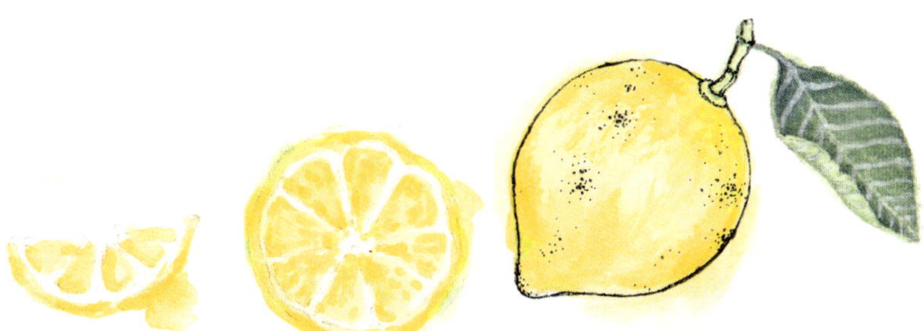

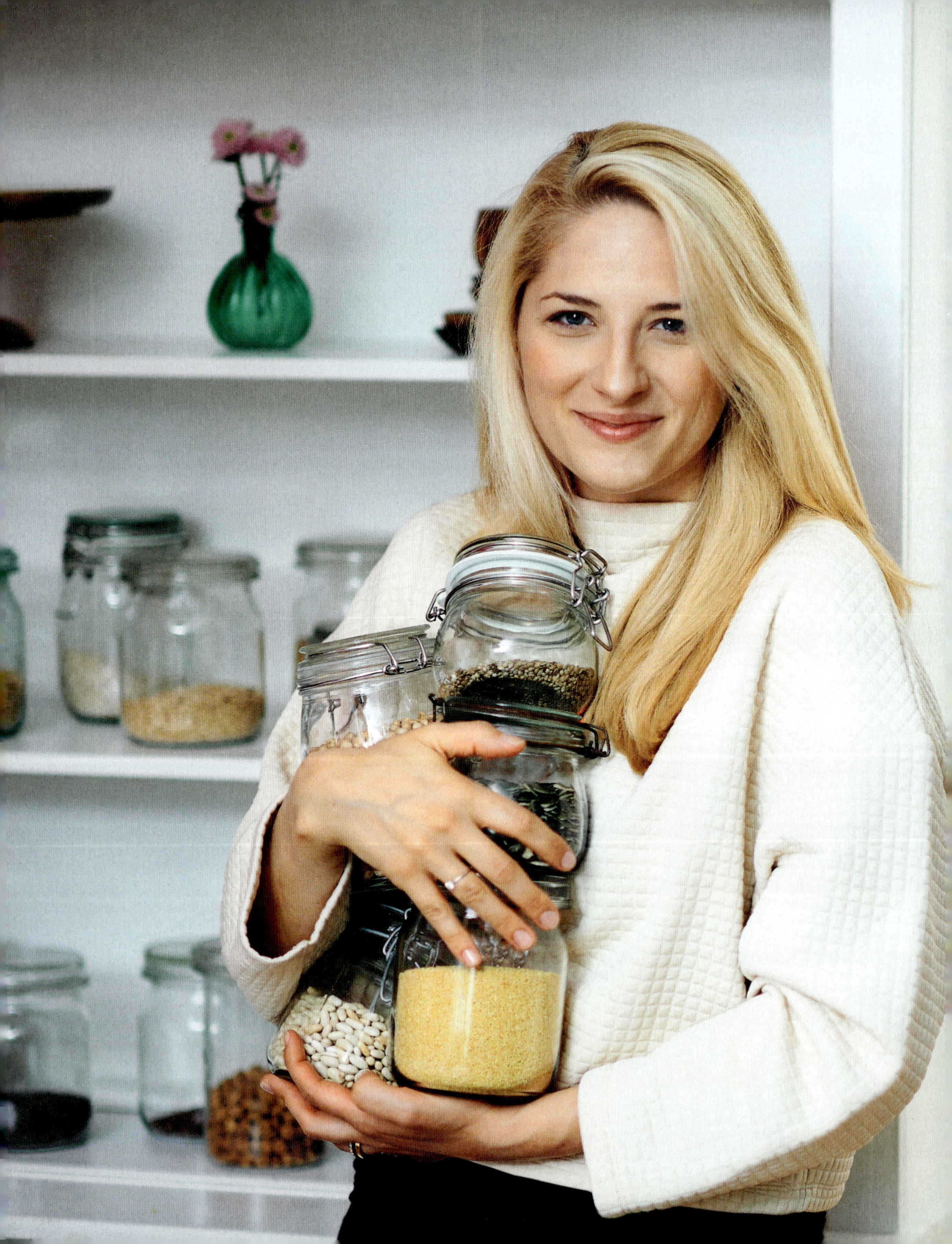

Unsere gesunde Küche

Wie wir essen

Der Titel dieses Buches beschreibt unsere Lieblingsrezepte genau: Sie sind schnell gemacht, gesund, da nährstoffreich, und dabei auch noch absolut köstlich! Allerdings gehört zu Gesundheit mehr als das, *was* wir essen. Denn im Gegensatz zum schnellen Kochen bedeutet der Titel nicht, dass auch schnell gegessen werden sollte. Das ist eine ganz andere Sache. Wir müssen noch etwas mehr dafür tun, damit die Nährstoffe vom Körper ideal verwertet werden können und das Essen uns in der Schlussfolgerung wirklich richtig guttut. Für mich ist diese Art zu essen und zu leben zu einer wichtigen Bereicherung geworden.

7 Dinge, die uns beim Essen gesund halten

Es wird einige Leser geben, die nach diesem Buch greifen, weil sie nicht gern kochen und die Zubereitung der Mahlzeiten schnell hinter sich bringen möchten. Das ist völlig okay, dafür ist dieses Buch genau richtig. Aber bei vielen wird die Situation eine ganz andere sein. Manchmal haben wir so viel um die Ohren, dass uns das Zubereiten von Mahlzeiten stresst, selbst wenn wir sonst gern kochen. Auch beim Essen kommen wir kaum richtig zur Ruhe. Es gibt aber Kniffe und Tricks, die dem entgegenwirken.

1. Wasser trinken

Es ist wichtig, dass wir über den Tag verteilt etwa 2 Liter Wasser trinken. Bei Stillenden, Sportlern oder bei Hitze sollte es mehr sein. Im Stress vergessen wir aber häufig, darauf zu achten. Die Folge sind Hunger oder Müdigkeit und damit Unzufriedenheit und Überforderung über den Tag. Wenn ich unterwegs bin, nehme ich mir immer eine Wasserflasche mit. Optimal ist es, sich schon morgens eine Karaffe bereitzustellen oder eine App zu aktivieren, die an das Trinken erinnert. Bevor ich damit beginne, eine Mahlzeit zuzubereiten, trinke ich vorab bereits ein Glas Wasser mit frischem Zitronensaft. So wird zum einen bereits die Verdauung angeregt, zum anderen sinkt das Bedürfnis, während des Kochens schon etwas vorweg zu knabbern. Überkommt mich im Laufe des Tages Heißhunger, trinke ich erst ein volles Glas Wasser und horche in mich hinein, ob sich der Hunger damit vielleicht bereits erledigt hat. Denn häufig verwechseln wir Hunger mit Durst.

2. Medien und andere stressbehaftete Ablenkungen ausschalten

Es gibt triftige Gründe dafür, im stressigen Alltag und nach dem schnellen Kochen gedanklich herunterzufahren und auf Genuss umzuschalten. Das hat hormonelle Gründe: Unser Körper ist nicht dafür ausgelegt, einem dauerhaften Stresspegel ausgesetzt zu sein. Bei unseren Urahnen dagegen hatte Stress eine ganz andere Bedeutung. Er wurde ausgelöst, wenn sie auf Nahrungssuche waren, ein Tier jagten oder sich in Lebensgefahr befanden. Der Körper schüttet in solchen Situationen vermehrt die Stresshormone Cortisol und Adrenalin aus. Verbringen wir unsere Zeit gestresst, schüttet unser Körper ebenso (dauerhaft) Stresshormone aus. Magen und Darm können nicht unterscheiden, ob wir lediglich gestresst sind, weil wir beim Essen schnell E-Mails erledigen wollen, in fünf Minuten aus dem Haus müssen, eine spannende Serie sehen oder tatsächlich in Gefahr sind. Verdauungsprozesse sind in Stresssituationen Nebensache, das bedeutet, auf Dauer wird nicht ausreichend Magensäure gebildet, wie sie zum Zersetzen der Nahrung nötig ist, und Nährstoffe werden nicht so aufgenommen und verwertet, wie sie sollten. Es ist also kein Luxus, auf den Konsum von Medien bei Tisch zu verzichten, es ist sogar wichtig, denn das ist es, was unser Körper sich wünscht: Entspannung.

3. Erst einmal tief atmen

Üblicherweise empfinde ich Kochen als sehr entspannend. Wenn mich die Kinder dabei jedoch zusätzlich von beiden Seiten einfordern und die Zeit drängt, das Essen geschwind auf den Tisch zu bekommen, atme ich bei Tisch erst einmal tief ein und aus. Die Atmung nimmt Einfluss auf die Stresshormone, sie schafft innere Ruhe. Ich achte dabei darauf, ins Zwerchfell zu atmen: Dabei atme ich in einem Zug zuerst tief in den Brustkorb ein und fülle meinen Lungen mit Luft, sodass sich die Rippenbögen weiten, dann in den Oberbauch und schließlich in den Unterbauch, sodass sich die Bauchdecke hebt. Ohne Pause atme ich nun in die umgekehrte Richtung wieder aus: Erst senkt sich die Bauchdecke, dann auch der Brustkorb und die Rippen. Das darf ruhig etwa 10 Sekunden dauern und vielleicht sogar zwei-, dreimal wiederholt werden. Die Zwerchfellatmung ist eine empfehlenswerte Methode, um dem Körper zu vermitteln, dass alles okay ist und er sich auf das Zersetzen der einzelnen Nahrungsbestandteile und auf die Nährstoffaufnahme konzentrieren darf. Sie ist auch wirkungsvoll gegen Angst, Wut oder Nervosität. Zudem wird der Körper mit einer Extraportion Sauerstoff versorgt.

4. Ausreichend kauen

Über viele Jahre hat sich in meinem Kopf manifestiert, dass ich von leckerem Essen in möglichst kurzer Zeit viel zu mir nehmen möchte. Damit ich mehr und schneller etwas davon habe, versteht sich. Heute weiß ich es besser und ich kann sagen, dass es sehr schwer ist, von alten Gewohnheiten wegzukommen. Doch es lohnt sich! Denn Magen und Darm brauchen unsere Nahrung in klitzekleiner Form. Die Stücke, die nach wenigem Kauen im Magen landen, sind für ihn riesig. Der Magen hat schließlich keine Zähne. Essen wir nur hin und wieder gestresst, mag er damit noch zurechtkommen. Wenn das aber zum Normalzustand wird, weil wir immer in Eile oder einfach nicht achtsam essen, ist der Magen überfordert. Seine Antwort spüren wir, indem wir uns schlapp fühlen, einen Blähbauch oder sogar Bauchweh bekommen, da Magen und Darm viel Energie aufwenden müssen, um zu verdauen.

Besonders mit den Kindern um mich, die meine Aufmerksamkeit sehr einfordern, vergesse ich immer wieder, darauf zu achten. Inzwischen fällt es mir jedoch mehrmals während einer Mahlzeit ein. Dann konzentriere ich mich auf ausgiebiges Kauen und Schlucken, bevor ich den nächsten Happen zu mir nehme. Zwischendurch atme ich vielleicht wieder einmal ins Zwerchfell. Besonders gern schließe ich beim Essen ab und an die Augen. So kann ich Geschmack und Geruch noch intensiver wahrnehmen. Manchmal mache ich mit meiner Tochter auch ein Spiel daraus, dann genießen wir beide.

5. Die Sättigung wahrnehmen

Ein nicht zu unterschätzender Vorteil des langsamen, achtsamen Essens ist, dass wir unser Sättigungsgefühl wahrnehmen, das wir sonst womöglich häufig übergehen. Sättigung tritt ein, wenn die Geschmacksexplosion nachlässt und Bissen eher belangloser schmecken. Wer es schafft, sich dann einen Moment Zeit zu nehmen und zu spüren, ob es ein weiterer Bissen sein soll, wird eins mit seiner Intuition. Dieser Punkt mag der schwierigste sein und es wird nicht immer gelingen. Doch bitte nicht zu streng sein. Ein zu voller Bauch ab und an hat noch niemandem geschadet.

6. Sich positiv stimmen

Emotionen sind ein wesentlicher Grund, der bestimmt, ob wir essen möchten oder nicht und ob wir unser Sättigungsgefühl beachten können. Es gibt Momente und Phasen in unserem Leben, die eine solche Kraft besitzen, dass sie sich oft sogar unbewusst auf unsere Lebensfreude und unser Essverhalten auswirken. Mir haben zwei Dinge immens geholfen: zum einen das Üben in Dankbarkeit, mehrmals täglich, auch für die kleinsten und scheinbar belanglosesten Dinge. Dankbarkeit ist der Schlüssel zum Glück. Damit lösen sich Probleme und Sorgen zwar nicht in Luft auf, aber der Fokus verändert sich. Zum anderen nutze ich die Kraft der Körpersprache. Es ist bewiesen, dass sich sogenannte Powermoves – das sind übertrieben große, selbstbewusste, kraftvolle Bewegungen und Körperhaltungen wie das Ausbreiten der Arme und (zunächst gespielte) Freude, wie sie Sportler nach dem Gewinn eines Wettkampfs zeigen – positiv auf die Hormone auswirken und uns dazu bringen, diese zuerst nur gespielten Emotionen wirklich zu empfinden. Das funktioniert wirklich und kann auch Einfluss auf unser Essverhalten nehmen. Ich führe diese Moves nicht nur vor wichtigen Gesprächen aus, sondern auch, wenn ich down bin oder spüre, dass mein Essverhalten gerade sehr emotional geleitet ist. Sie sind ein richtiggehender Stimmungsaufheller.

7. Ausreichend schlafen

Zu wenig und zu später Schlaf fördert die Cortisolausschüttung, die zur Schlafenszeit eigentlich niedrig sein sollte. Die Folge ist, dass tagsüber Energie fehlt und der Nachmittag von einem starken Tief begleitet wird, da der Cortisolspiegel dann niedriger ist als bei geregelten Schlafenszeiten. Fehlt Cortisol tagsüber, um den Blutzuckerspiegel sowie den Insulinspiegel konstant zu halten, sind Heißhungerattacken und Erschöpfung die Folge. Wer spätestens um 22:30 Uhr schläft, kann das wunderbar umgehen. Seit mir dieser Zusammenhang bewusst ist, ist es mir zwar – besonders mit Baby – nicht immer möglich, zeitgerecht zu schlafen, ich weiß aber, dass das eine Ausnahmephase bleiben muss.

Wie wir einkaufen

Kurz vor dem Kochen wegen weniger Zutaten erst einkaufen gehen zu müssen, ist mühsam. Unsere Rezepte enthalten daher eine Reihe von Basiszutaten, die wir immer zu Hause haben oder praktisch ständig in unseren Einkauf integrieren und in etlichen Variationen einsetzen.

5 Tipps, die das Einkaufen erleichtern

Die Einkaufsituation kann ein ziemlicher Zeitfresser und eine ganz schöne Verlockung sein, zu Ungesundem zu greifen. Die folgenden Tipps helfen, damit das nicht passiert:

1. Öfter einmal jemand anderen einkaufen lassen

So sehr ich das Schlendern im Bioladen liebe – für mich ist das wie Schuhe kaufen –, ich schicke mit Vorliebe meinen Mann, um den Wocheneinkauf zu erledigen. Ich spare Zeit und er tut es gern. Fehlt mir ausnahmsweise doch die eine oder andere Zutat zwischendurch, frage ich in der Nachbarschaft. Kommt das häufiger vor, wird ab und an ein Häppchen Gekochtes oder Gebackenes als Geschenk immer gern entgegengenommen.

2. Nicht hungrig einkaufen

Wir wissen es alle, doch es muss noch einmal gesagt werden: Geht es wirklich nicht anders, versuche ich mindestens, ausreichend getrunken zu haben, damit mein Appetit nicht überhandnimmt und mich zu schlechten Kaufentscheidungen verleitet.

3. Einkaufszettel nach der Reihenfolge der Regale notieren

Wir kennen unsere nahe gelegenen Supermärkte im Schlaf. Deshalb ist diese Art einzukaufen, sehr zeiteffizient und spart die Rennerei im Laden.

4. Einkaufen, wenn Eile geboten ist

Ich mache das zum Beispiel abends kurz vor Ladenschluss. Alternativ just for fun eine Challenge mit sich selbst eingehen, wie schnell man bei der Kasse oder wieder draußen sein kann. In den Tag hineintrödeln ist toll und auch mal wichtig, doch dazu gibt es erholsamere Orte.

5. Eine Woche planen und den Einkaufszettel aufheben

Die Mahlzeiten der geplanten Woche müssen zwar gewiss nicht sofort wiederholt werden, doch warum nicht zum Beispiel zwei oder drei Wochen später?

Was wir vorrätig haben

Auf den folgenden Seiten beschreiben wir, welche Basiszutaten Clara und ich immer zu Hause haben. Sie werden in unseren Rezepten sehr häufig eingesetzt, sodass sich ihre Anschaffung lohnt. Wir kaufen sie nach, bevor sie ganz aufgebraucht sind. Die unkonventionelleren Zutaten sind in Bioläden und Reformhäusern erhältlich.

Im Vorratsschrank

Öle verwenden wir sparsam. Hier ist gute Qualität wichtig, da minderwertiges Öl Transfette enthält beziehungsweise entwickeln kann. Natives Kokosöl ist hitzebeständig, darf jedoch ebenso wie anderes Öl in der Pfanne nicht qualmen, sofern keine andere Zutat gedünstet wird, die den Qualm verursacht. Kokosöl regt die Verdauung an, wandelt sich in der Regel nicht in Fettpolster um, sondern setzt Energie frei, stärkt die Gedächtnisfunktion und wirkt antibakteriell. Da wir nicht möchten, dass jedes Essen nach Kokosöl schmeckt, verwenden wir mildes Kokosfett in Bioqualität. Auf dem Etikett sollte verzeichnet sein, dass das Öl vorsichtig unter Wasserdampf erhitzt wurde, Geruch und Geschmack damit entfernt wurden. In diesem Produkt bleiben die positiven Eigenschaften erhalten. Die gesündeste Alternative zum Braten ist Ghee beziehungsweise Butterschmalz oder Avocadoöl. Zum Anrühren von Dressings oder zum vorsichtigen Dünsten empfehlen wir natives Olivenöl extra.

Salz ist nicht gleich Salz. Zum Kochen von (Pseudo-)Getreide und Pasta verwenden wir jodfreies, feinkörniges Salz. Verschiedene Salzsorten sind absolut kein Muss. Wir lieben jedoch grobkörnige Salzflocken oder auch Kräutersalz ohne Zusatz künstlicher Aromen zum Würzen und Abschmecken. Den höchsten Mineralstoffgehalt hat Karpatensalz (Steinsalz).

Pfeffer mahlen wir immer frisch. Hierbei werden die natürlichen ätherischen Öle freigesetzt, das volle Aroma wird ausgeschöpft und die Körner bleiben länger aromatisch. Cayenne ist eine Chili-Art, die aufgrund ihrer Schärfe sehr vorsichtig dosiert werden muss. Ersetzt werden kann sie durch Pfeffer.

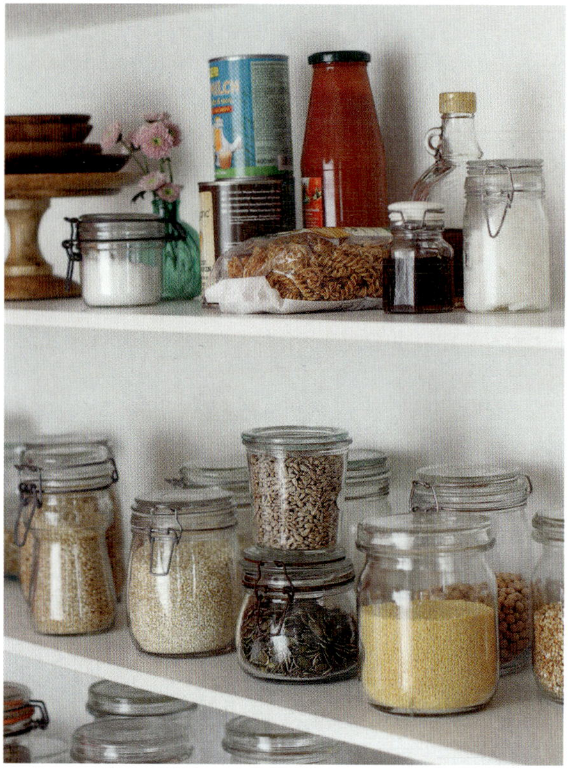

Bei **Essig** greifen wir zu Apfel- oder Weißweinessig sowie zu Aceto balsamico, in einigen Rezepten zu reduziertem Balsamico ohne Zucker. Nicht erhitzter Apfelessig unterstützt die Verdauung und reguliert den Blutzuckerspiegel, weshalb sich auch ein Esslöffel davon im Wasserglas gut macht, wenn Heißhunger aufkommt.

Tamari ist weizenfreie Sojasoße, salzarm ist sie uns am liebsten. Wer Soja nicht verträgt oder darauf verzichten möchte, kann auf Süßlupinenmiso aus dem Internethandel zurückgreifen und dieses in etwas Wasser anrühren.

Gemüsebrühe in Pulverform weist große Unterschiede auf. Konventionelle Brühe ist häufig mit Geschmacksverstärkern, künstlichen Aromen und E-Nummern versetzt. Diese nehmen Einfluss auf das Geschmacksempfinden und können auf den Körper negativ wirken, zudem sind sie häufig stark gesalzen. Wir verwenden Brühe, die außer möglichst vielen Gemüse- und Kräutersorten sowie Salz nichts weiter enthält. Man bekommt sie in gut sortierten Bioläden. Hefe muss aber nicht gemieden werden, sofern sie vertragen wird. Da pulverisierte Brühe konzentriert ist, gilt, sie sparsam zu verwenden.

Tomatenkonserven kann man nie genug vorrätig haben. Sonnengereifte sind ideal. Wir haben passierte Tomaten, ganze geschälte Tomaten und Tomatenmark vorrätig.

Pasta gibt es inzwischen aus dem Mehl der verschiedensten Getreidesorten und Hülsenfrüchte. Am beliebtesten ist bei uns Pasta aus Sommer- oder Vollkorndinkel, ebenso aus Emmer, Einkorn, Kichererbsen- oder Reisvollkornmehl, aber auch aus roten Linsen. Lasagneblätter verwenden wir aus Dinkel- oder Maismehl. Pasta aus Hülsenfrüchten, Reis und Mais ist glutenfrei.

(Pseudo-)Getreidesorten, die wir in unseren schnellen Rezepten verwenden, sind allen voran Hirse, gemeint ist Goldhirse, da sie je nach Sorte mit 10 Minuten Kochen und 5 Minuten Quellen die schnellste Kochzeit hat. Hinzu kommt Quinoa, da sie reich an Proteinen, unglaublich nährstoffreich und wohltuend und inzwischen auch aus deutschem Anbau erhältlich ist. Vollkornreis, zum Beispiel Basmati oder die Rundkorn-Variante, sind ebenso schmackhaft wie Dinkel. Außer Dinkel sind alle Sorten glutenfrei. Die Pseudogetreide Hirse und Quinoa sind ausgezeichnet verdaulich. Da Hirse viel Eisen enthält, sollte sie mit Vitamin-C-Haltigem wie Paprika, Zitrone oder Orange genossen werden. Dinkel hat die längste Kochzeit, wobei es bei uns auch Schnellkochdinkel sein darf, der geschliffen ist. Alle Sorten schmecken toll, lassen sich fantastisch kombinieren, wunderbar vorbereiten, einfrieren und in unseren Rezepten fast beliebig austauschen, weshalb wir in den Rezepten immer die rohen und ungefähr gekochten Mengen angeben.
Die Ballaststoffe im Reis entfalten besonders ihre Wirkung, wenn die Körner abgekühlt sind, was für das Konzept des Vorkochens spricht. Bitte

Vorsicht: Reis sollte hinsichtlich seines Arsengehalts nicht täglich genossen werden und Kinder unter zwei Jahren sollten wegen speziell enthaltener Bitterstoffe noch keine Quinoa zu sich nehmen. Bei Reis verringert sich der Arsengehalt außerdem, wenn er mit möglichst viel Wasser gekocht und überschüssiges Wasser abgegossen wird.

Feinblatt-Haferflocken nutzen wir für Teige wie Quiche-Mürbeteig oder Linsentaler.

Einwirk- und Garzeiten von (Pseudo-)Getreiden und Hülsenfrüchten

(Pseudo-)Getreide und Hülsenfrüchte müssen vor dem Kochen immer in einem Sieb gewaschen werden. Hirse und Quinoa heiß waschen, um Bitterstoffe zu entfernen, Linsen waschen, bis das Wasser klar ist. Alle (Pseudo-)Getreide sollten zur verbesserten Nährstoffaufnahme und Verdauung möglichst eingeweicht und anschließend nochmals gewaschen werden, zwingend nötig ist das jedoch nicht. Kichererbsen und Bohnen müssen hingegen eingeweicht werden, die Zugabe von ½ Teelöffel Natron zum Einweichwasser dient der Verdauung. Zum Kochen immer frisches Wasser verwenden: Um die Wassermenge im Verhältnis zum (Pseudo-) Getreide und zu den Hülsenfrüchten zu ermitteln, die Trockenmenge in einen Becher füllen, die Füllhöhe merken, den Becher leeren und mit je der in der folgenden Tabelle angegebenen Menge Wasser befüllen. Bei Hülsenfrüchten das Wasser erst nach dem Kochen salzen, überschüssiges Wasser abgießen.

	Einweichen	Einweichzeit	Kochzeit	Anschließende Quellzeit	Wasser
Hirse (Goldhirse)	ideal, aber nicht zwingend	2–4 Stunden	10 Minuten	5 Minuten	2,5-fache Menge
Quinoa	ideal, aber nicht zwingend	10–14 Stunden	15–20 Minuten	5 Minuten	2-fache Menge
Vollkornreis	nicht zwingend, die Kochzeit verringert sich minimal	keine	40–45 Minuten	keine	2-fache Menge
Dinkel	nicht zwingend, die Kochzeit verringert sich minimal	10–14 Stunden	30 Minuten	keine	2-fache Menge
Schnellkochdinkel	nein	keine	20 Minuten	keine	2-fache Menge
Kichererbsen	ja	12–24 Stunden	2 ½ Stunden; 15–25 Minuten im Schnellkochtopf	keine	3- bis 4-fache Menge
weiße Bohnen	ja	12–14 Stunden	1 Stunde; 10 Minuten im Schnellkochtopf	keine	3- bis 4-fache Menge
gelbe und rote Linsen	nein	keine	10–15 Minuten	keine	2-fache Menge
Belugalinsen	nein	keine	15–20 Minuten	keine	2-fache Menge

Es gibt viele gesunde **Mehlsorten**, für die ich schwärme (mehr in meinem Buch *Gesund backen*). In diesem Buch haben wir die Sortenvielfalt auf Dinkelvollkorn- und Buchweizenmehl reduziert. Dinkelvollkornmehl kann wie Weizen eingesetzt werden und schmeckt wunderbar! Buchweizenmehl ist die glutenfreie Alternative, die wir gern verwenden. Speziell als glutenfrei ausgewiesenes Buchweizenmehl schmeckt unserer Erfahrung nach besonders mild, und da Buchweizen sonst sehr kräftig schmeckt, möchten wir diesen Tipp nicht vorenthalten. Grundsätzlich ist Buchweizenmehl immer glutenfrei, Unterschiede sind lediglich durch Produktion und Transport des Mehls begründet. Buchweizen nimmt positiven Einfluss auf den Blutzuckerspiegel, ist reich an Ballaststoffen, Eisen und Mineralstoffen. Dinkel enthält Gluten, hat jedoch einen interessanteren Nährstoffanteil als Weizen. Dinkel wird bei Weizenunverträglichkeiten häufig gut vertragen.

Hülsenfrüchte sind insbesondere bei einer vegetarischen und veganen Ernährung eine sensationelle Ergänzung. Sie enthalten Eiweiß, Mineralstoffe, Spurenelemente, sättigende Ballaststoffe und verleihen Gerichten ein besonderes Aroma. Wir lagern Hülsenfrüchte getrocknet sowie gekocht in Dosen beziehungsweise Gläsern, kochen vor und frieren sie ein. Getrocknete Bohnen und Kichererbsen müssen vor dem Kochen über Nacht eingeweicht werden. Die Zugabe von Natron zum Einweichwasser verbessert die Verdauung. Noch wirkungsvoller ist es, das Wasser nach dem ersten Aufkochen abzugießen und die Hülsenfrüchte in frischem Wasser erneut aufzukochen. Kümmel oder Kreuzkümmel im Gericht unterstützt ebenfalls die Verdauungsprozesse. In einem Schnellkochtopf werden getrocknete Bohnen und Kichererbsen binnen 10 bis 20 Minuten geruchsarm gar, in einem normalen Topf müssen sie je nach Sorte etwa zwei Stunden garen. In diesem Buch verwenden wir weiße Bohnen, Kichererbsen, rote und gelbe Linsen sowie Belugalinsen.

Diese Linsensorten müssen vor dem Kochen nicht eingeweicht werden und werden deutlich schneller gar. Kichererbsen und Bohnen aus der Dose schmecken am besten, wenn sie vor der Verwendung mindestens heiß abgespült, idealerweise anschließend einmal in frischem Wasser aufgekocht werden.

Nüsse, Kerne und **Samen** sind Powerpakete, enthalten wertvolle Mineralstoffe, pflanzliches Eiweiß, unterstützen die Verdauung und sind Sattmacher. Um ihre Wirkung zu erzielen, reichen kleine Mengen. Vorsichtig ohne Öl geröstete Nüsse und Kerne sind für Gerichte oft das letzte i-Tüpfelchen! In diesem Buch kommen Mandelkerne, ganz und als Blättchen, Cashewkerne, Kürbis- und Sonnenblumenkerne, Leinsamen sowie Sesamsamen und geschälte Hanfsamen zum Einsatz. Cashewkerne, Sesam und Sonnenblumenkerne sollten dunkel aufbewahrt werden. Die Haltbarkeit verlängert sich in gekühltem Zustand. Geschrotete Leinsamen sowie geschälte Hanfsamen unbedingt im Kühlschrank oder sogar im Tiefkühler aufbewahren, da sie leicht ranzig werden und somit giftige Transfette entwickeln. Mandeln und Kürbiskerne sind dank ihrer Haut beziehungsweise Schale unempfindlicher.

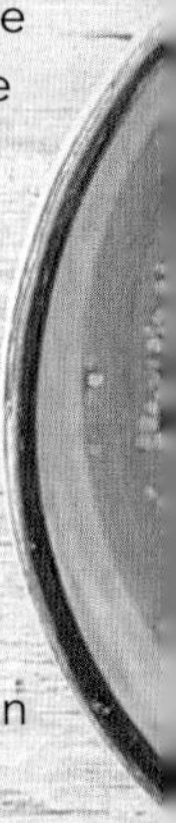

Kokosmilch weist im Handel qualitative Unterschiede auf, da konventionelle Kokosprodukte oft unter minderwertigen Bedingungen getrocknet, gebleicht und weiterverarbeitet – bei Kokosmilch wieder püriert und mit Wasser vermischt – werden. Bei Kokosprodukten kennen wir keine Kompromisse und kaufen die beste Bioqualität ohne jegliche Zusätze. Dabei darf es ruhig eine Vollfett-Kokosmilch sein, denn Kokosöl ist unglaublich gesund.

Pflanzliche Milch haben wir im Tetrapack immer mehrfach vorrätig. Ungeöffnet hält sie wie H-Milch. Zum Kochen verwenden wir am liebsten Hafer- oder Mandelmilch. Ein Esslöffel Nussmus, zum Beispiel Cashew- oder Mandelmus, aufgekocht oder püriert in

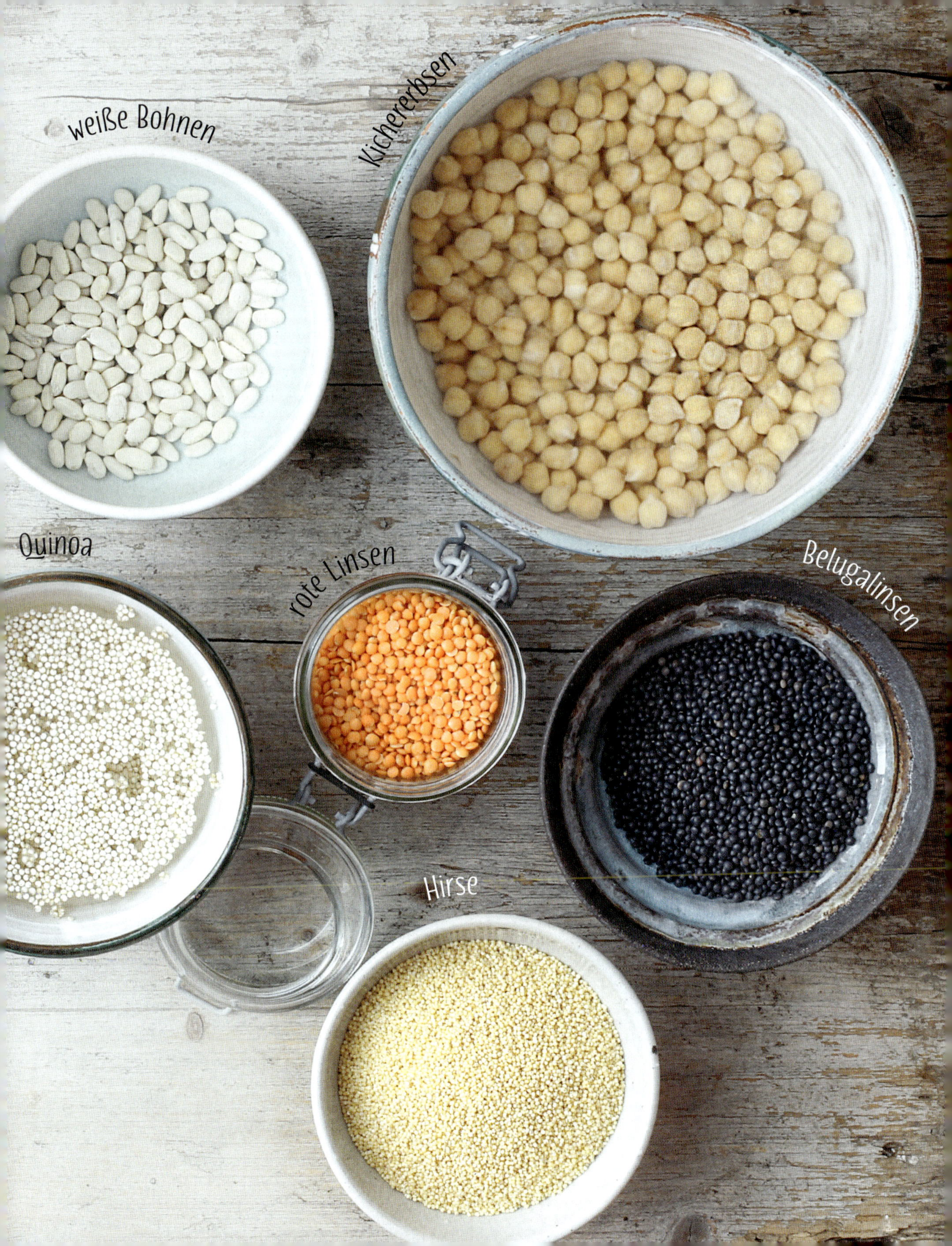
weiße Bohnen
Kichererbsen
Quinoa
rote Linsen
Belugalinsen
Hirse

200 bis 250 Millilitern Wasser, kann Nussmilch ersetzen.

Honig und *Ahornsirup* verwenden wir in Kombination mit Säuren, wobei Honig stärker süßt als Ahornsirup und im Idealfall nicht erhitzt werden sollte, da die Nährstoffe sonst verloren gehen. Bei Teelöffelmengen wie in unseren Rezepten sehen wir das jedoch nicht zu streng. Wer Ahornsirup nicht binnen eines Monats aufbraucht, sollte ihn besser im Kühlschrank verwahren. Er nimmt im Vergleich zu raffiniertem Zucker und Honig weniger Einfluss auf den Blutzuckerspiegel. Die Grade A und B schmecken am feinsten. Wer keine Fruktose verträgt, kann auf Reissirup zurückgreifen, der außerdem etwas weniger stark süßt.

Rosinen können auch salzige Gerichte spannend aromatisieren! Wir achten auf Bioqualität, da Trauben in der Regel stark gespritzt werden.

(Weinstein-)Backpulver und *Natron* sorgen für luftige Teiggerichte.

Im Tiefkühler

Neben fertigen Zubereitungen wie Dips, Suppen und den Gerichten von Seite 128 bis 139 lagern wir diverse Zutaten im Tiefkühler.

Gemüse wie Brokkoli, Erbsen, Prinzessbohnen und Blumenkohl werden unmittelbar nach der Ernte schockgefrostet und enthalten daher einen höheren Mineral- und Nährstoffgehalt als Gemüse, das zwischen Ernte und Verbrauch bereits einige Tage gelegen hat. Ein mit Gemüse gefüllter Tiefkühler ist oft unsere Rettung, wenn der Kühlschrank tatsächlich mal leer ist.

Kräuter wie Schnittlauch, Dill und glatte Petersilie lagern wir gut verschlossen. Die schockgefrorene, gehackte Variante aus dem Supermarkt ist ideal. Wer selbst einfrieren möchte, kann die gehackten Kräuter in etwas Olivenöl schwenken und in einer Eiswürfelform einfrieren.

Ingwer lässt sich gefroren nicht nur leichter schälen (mit einem Löffel) und feiner reiben, er ist so auch immer vorrätig.

Zwiebeln hacken wir in größeren Mengen und frieren sie in Gefrierbeuteln, die wir immer wiederverwenden, ein. Mit Kind im Arm oder in Eile macht Zwiebelschälen und -hacken keinen Spaß. Diese Lösung ist ziemlich praktisch, denn die Zwiebelwürfel lassen sich einzeln entnehmen und tiefgekühlt in der Pfanne mit Öl glasig andünsten.

Bananen frieren wir geschält und in Scheiben geschnitten im Gefrierbeutel ein, wenn sie langsam überreif werden. So ist nicht nur immer Banane für Smoothies im Haus, sie bringt auch genügend Kälte, um auf wässrige Eiswürfel verzichten zu können. Wer nur einen Stabmixer hat, sollte allerdings auf frische Bananen zurückgreifen.

Beerenobst frieren wir für Smoothies ein.

Zitrone verleiht vielen Gerichten das ganz besondere Etwas. Wir frieren Zitronensaft in Eiswürfelformen portioniert ein und schichten die gefrorenen Würfel anschließend in Gefrierbeutel um. So lässt sich der Saft portioniert entnehmen. Außerdem haben wir immer eine ganze Biozitrone im Tiefkühler, von der die Schale und das Fruchtfleisch im tiefgekühlten Zustand abgerieben werden können.

Getreide und *Hülsenfrüchte* lassen sich sehr gut einfrieren und hinterher bei Zimmertemperatur oder indem die Allzweckbeutel in heißes Wasser gelegt werden auftauen. Wir nutzen das gern für Quinoa, Dinkel, Belugalinsen, Kichererbsen und Bohnen. Um den Rezepten anschließend besser folgen zu können, geben wir in unseren Rezepten rohe und gekochte Mengen an.

Mandel- oder *Hafermilch* wird beim Kochen häufig nur in kleineren Mengen verwendet. In Eiswürfel-

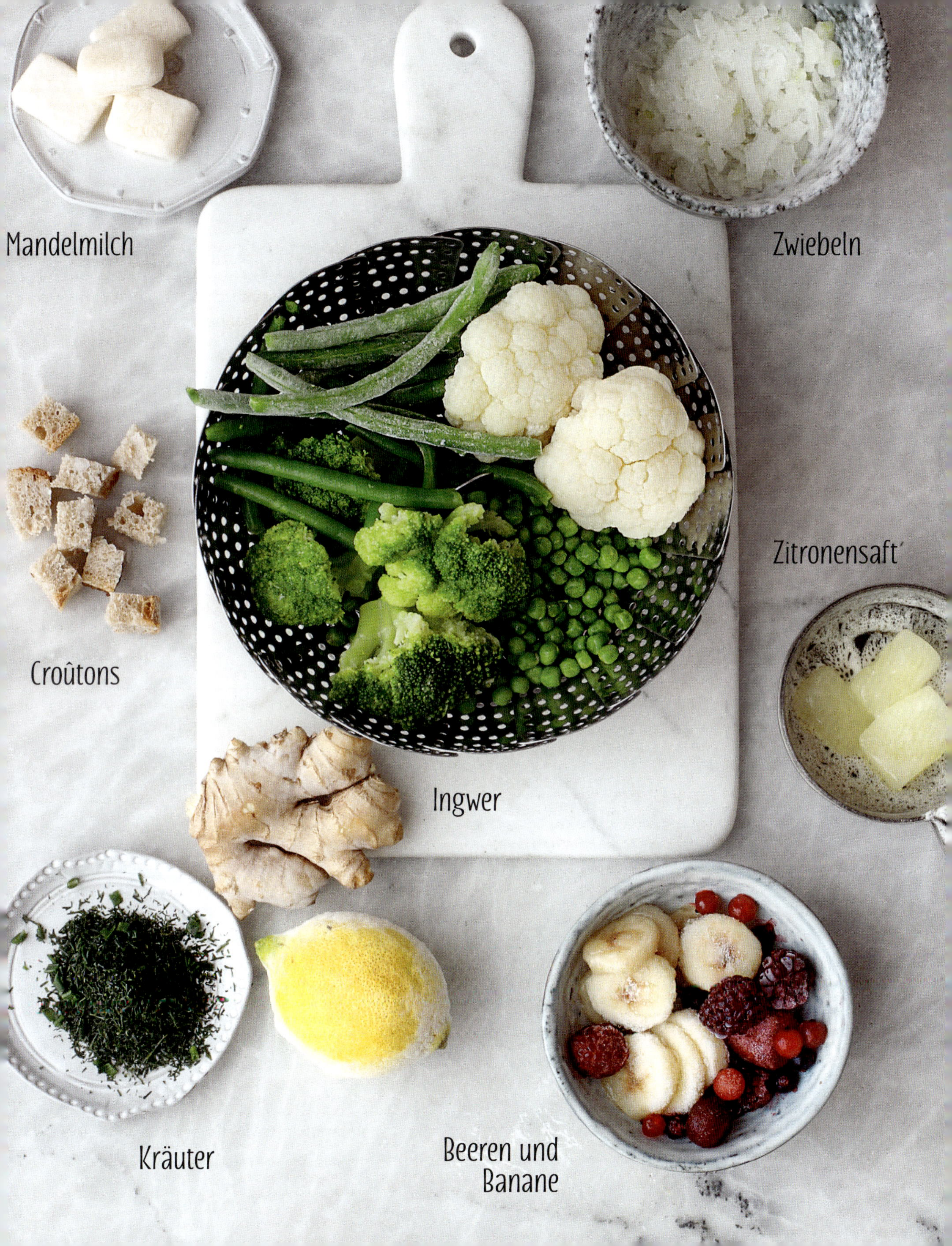
Mandelmilch
Zwiebeln
Zitronensaft
Croûtons
Ingwer
Kräuter
Beeren und
Banane

form eingefroren und in Gefrierbeutel umgefüllt haben sie uns schon so manche Zubereitung erleichtert.

Croûtons lassen sich ebenfalls in Gefrierbeutel einfrieren und portionsweise entnehmen. Dafür trockene Brotreste in Würfel schneiden und einfrieren. Die nicht aufgetauten Brotwürfel in einer Pfanne mit Öl und Kräutern rösten.

Im Kühlschrank

Manourikäse vom Schaf hält eingeschweißt abgepackt mehrere Wochen und lässt sich phänomenal variabel einsetzen. Wir haben ihn immer vorrätig. Eine Alternative ist Schafsfeta, wobei dieser im Geschmack kräftiger ist.

Schafsjoghurt (griechisch) kaufen wir aus geschmacklichen und Sättigungsgründen mit mindestens 5 Prozent Fettanteil.

Nussmus ist unheimlich cremig, lecker und sehr vielfältig einsetzbar. Clara und ich haben immer mehrere Sorten vorrätig, allen voran helles Cashew- oder möglichst europäisches Mandelmus sowie helles Tahin (Sesammus). Manchmal haben wir auch Erdnussmus im Haus. Wer gegen Nüsse allergisch ist, dem empfehlen wir das ballaststoffreiche Erdmandelmus, süßes Aprikosenkernmus (das eigentlich gar nicht süß schmeckt) oder Sonnenblumenkernmus. Die letzten beiden Sorten sind zudem die günstigsten und werden regional erzeugt. Wer einen Hochleistungsmixer hat, kann sein Mus auch selbst herstellen, indem er Nüsse oder Kerne für mehrere Minuten zerkleinert, bis Öl austritt. Geöffnetes Mus kann im Vorrats- oder im Kühlschrank aufbewahrt werden, geschützter lagert es aber im Kühlschrank. Einzig Cashewmus heben wir nicht im Kühlschrank auf, dort wird es fest. Wird das Mus stets mit einem sauberen Löffel aus dem Glas entnommen, hält sich der Rest geöffnet viele Wochen lang. Dabei sollte die natürliche Ölschicht, die sich oben absetzt, nicht abgegossen werden.

Currypasten gibt es im Bio- und im Asialaden ohne Zusätze künstlicher Aromen. Wir lieben gelbes beziehungsweise Thai-Curry. Grünes Curry ist besonders scharf. Currypasten enthalten manchmal Garnelenpaste – wer auf tierische Produkte verzichtet, sollte hierauf achten.

Frische Kräuter halten sich, sofern nicht eingepflanzt, am längsten frisch, wenn sie gewaschen und mit einem Küchenpapier locker umwickelt in einem Allzweckbeutel mit etwas Luft verschlossen werden.

Eier kaufen wir mit hohen Tierhaltungsstandards, das heißt aus Freiland und mobilen Hühnerställen. Außerdem achten wir darauf, dass die Bruderhähne mit aufgezogen werden, hierfür zahlen wir gern ein paar Cents mehr.

Oliven haben wir grün oder schwarz und entsteint immer vorrätig. Ohne bereits zugesetzter Kräuter lassen sie sich besonders vielfältig einsetzen. Da Oliven ölhaltig sind, achten wir auch hier auf eine gute Qualität.

Datteln und getrocknete, ungeschwefelte Aprikosen oder Feigen können salzigen Gerichten ein gewisses Etwas verleihen. Sie sollten keinerlei Zusätze wie Aromen oder Zucker enthalten. Einmal angebrochen, halten sie sich am besten gekühlt.

Mittelscharfer Senf ist in unseren Küchen ein häufiger Begleiter, besonders für Salatdressings. Leider haben wir noch keinen ohne den Zusatz von Zucker gefunden, in Bioqualität enthält er jedoch keine künstlichen Aromen.

Sauerkraut ist ein Allroundtalent und bietet die optimale Unterstützung für eine gesunde Darmflora und damit für das Immunsystem sowie viele weitere Prozesse im Körper. Es schmeckt kalt sensationell zu Salat oder einer Bowl. In einem Glas mit Schraubverschluss verwahrt und immer mit sauberem Besteck entnommen, hält es viele

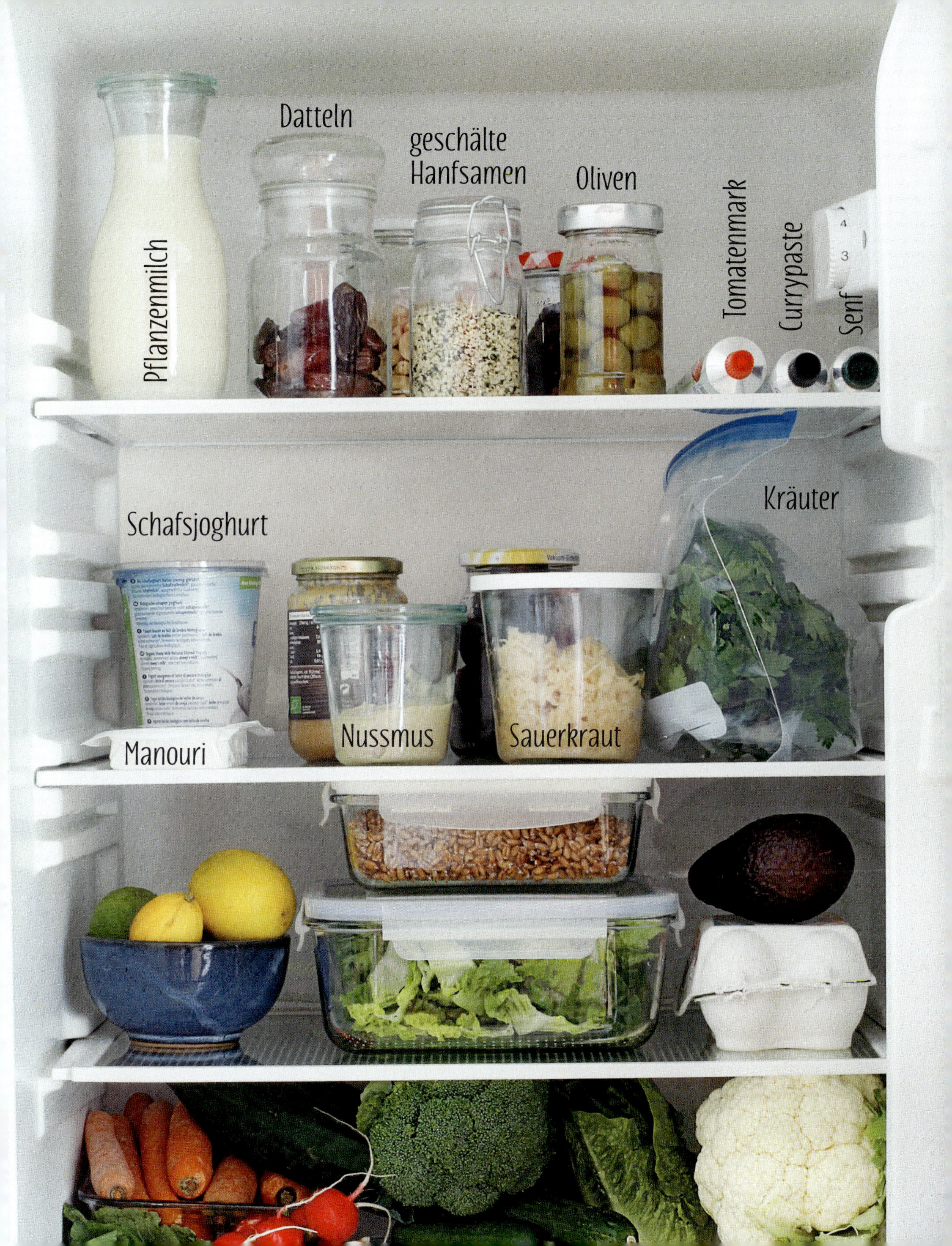
Pflanzenmilch
Datteln
geschälte
Hanfsamen
Oliven
Tomatenmark
Currypaste
Senf
Kräuter
Schafsjoghurt
Manouri
Nussmus
Sauerkraut

Monate frisch und ist so immer griffbereit. Um seine Eigenschaften zu nutzen, ist es wichtig, es nicht erhitzt, also nicht pasteurisiert, zu sich zu nehmen. So ist es in einigen Bioläden und je nach Region und Saison auf Märkten erhältlich. Eigenes Sauerkraut lässt sich schnell imitieren, indem ein kleiner Kopf Weißkraut, Rotkraut oder Chinakohl fein gehackt und mit 2 bis 3 Esslöffeln nicht erhitztem Apfelessig sowie ¼ Teelöffel Salz ausgiebig massiert wird. Luftdicht verschlossen und gekühlt bleibt das Kraut fünf Tage frisch.

Auf Qualität achten

Wenn es möglich ist, empfehlen wir, Bioqualität bei allen Zutaten vorzuziehen. Ausgenommen sind Produkte, die generell wenig oder gar nicht mit Pestiziden belastet sind, hier ist Bioware nicht notwendig. Diese sind: Avocado, Mais, Zwiebel, Blumenkohl, Süßkartoffel, Spargel und Aubergine. Wer sich dafür interessiert, welche Produkte ich genau auswähle und wo man sie beziehen kann, findet hierzu Informationen auf meinem Blog www.carrotsforclaire.com.

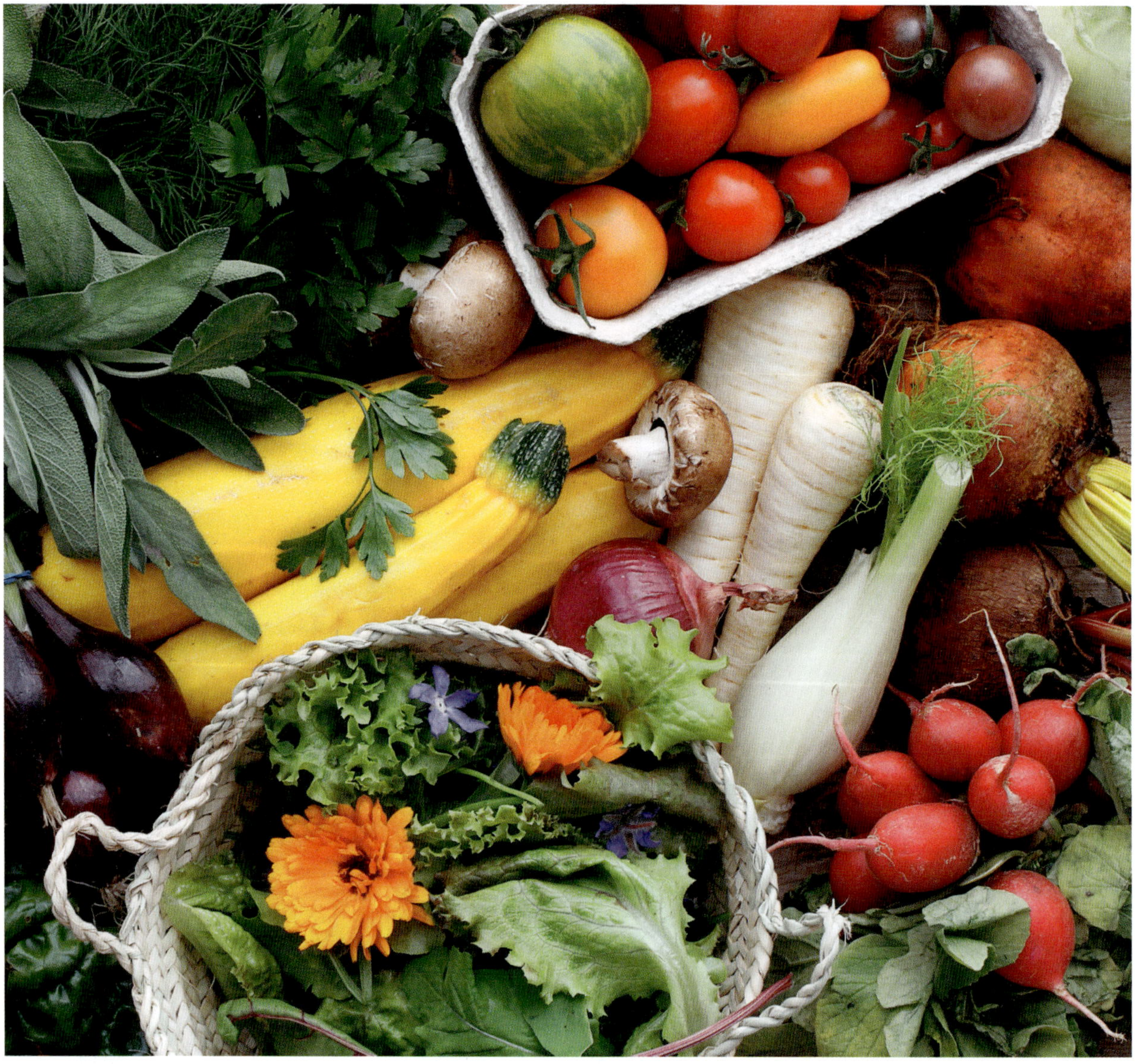

Welche Küchenhelfer wir verwenden

Wer in der Luxussituation steckt, sich einen neuen Herd anschaffen zu dürfen, dem empfehlen wir einen Induktionsherd. Keine andere Herdform reagiert so schnell und präzise, er ist zudem leicht zu reinigen. Aber natürlich muss es nicht gleich ein neuer Herd sein. Das folgende Equipment verwenden wir mitunter fast täglich.

Ein Dampfgareinsatz ist unser wichtigstes Küchentool. Gemüse wird darin sehr schnell und schonend gar und gewinnt maximal an Aromen. Kochen in Wasser ist dazu kein Vergleich! Dampfgareinsätze sind schon für wenig Geld in größeren Supermärkten, Einrichtungshäusern und Fachgeschäften erhältlich. Sie passen in jeden Topf, der lediglich etwa 2 bis 3 Zentimeter hoch mit Wasser gefüllt und mit dem Deckel geschlossen wird. Die Anschaffung eines Dampfgargeräts ist unserer Erfahrung nach nicht notwendig, es verlangsamt den Prozess mitunter sogar. Wer (noch) keinen Dampfgareinsatz besitzt, kann einen Topf nur 2 bis 3 Zentimeter hoch mit Wasser füllen und das Gemüse direkt darin mit geschlossenem Deckel garen. Bei Patties und Süßkartoffelmus funktioniert das jedoch nicht, hier wird das Gemüse zu wässrig. Dann lieber das Gemüse mit mildem Kokosfett benetzen und bei 180 °C Umluft gar backen.

Ebenso empfehlen wir eine feine Edelstahlreibe mit Handgriff. Hiermit reiben wir Ingwer, Käse in kleineren Mengen und vor allem Knoblauch in Windeseile. Bei einer Knoblauchpresse treten die ätherischen Öle des Knoblauchs aus und auch die Reinigung ist aufwendiger.

Um Gemüse interessant zu machen, bedarf es manchmal nicht mehr als einen Spiralschneider. Meine Tochter liebt es, Gemüsespaghetti aus Kohlrabi oder Gurke zu naschen, und Zucchinispaghetti, sogenannte Zoodles, schmecken roh wie gegart. Für kleine Mengen oder auch für dünne Mangostreifen verwende ich einen Julienneschneider.

Um sparsam mit Öl umgehen zu können, bedarf es beschichteter Pfannen und Töpfe. Wir empfehlen solche mit Keramikbeschichtung. Als Grundkörper der Pfannen bevorzugen wir Email und Edelstahl.

Eine Anschaffung, die unsere Küchenorganisation maßgeblich bereichert hat, sind Glasdosen verschiedener Größen, die sowohl als Auflaufform als auch mit Deckel als Tiefkühlform oder zum Mitnehmen für unterwegs dienen. Kalte sowie warme Gerichte und frischer Salat bleiben darin aufbewahrt deutlich frischer und appetitlicher als in Plastikdosen. Ebenso verwenden wir ausgediente Gläser mit Schraubverschluss, um kleinere Mengen im Kühlschrank frisch zu halten. Für das Tiefkühlen von Dips wie Hummus (Seite 156), aber auch für Ingwer- oder Zitronenstücke verwenden wir tiefkühlgeeignete Dosen mit Schraubdeckel aus der Babybrei-Abteilung.

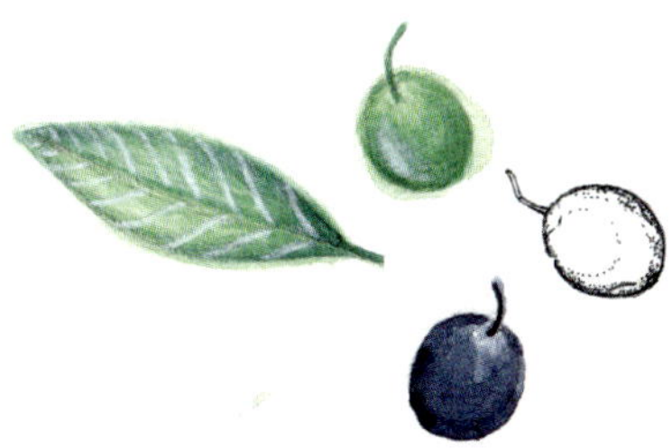

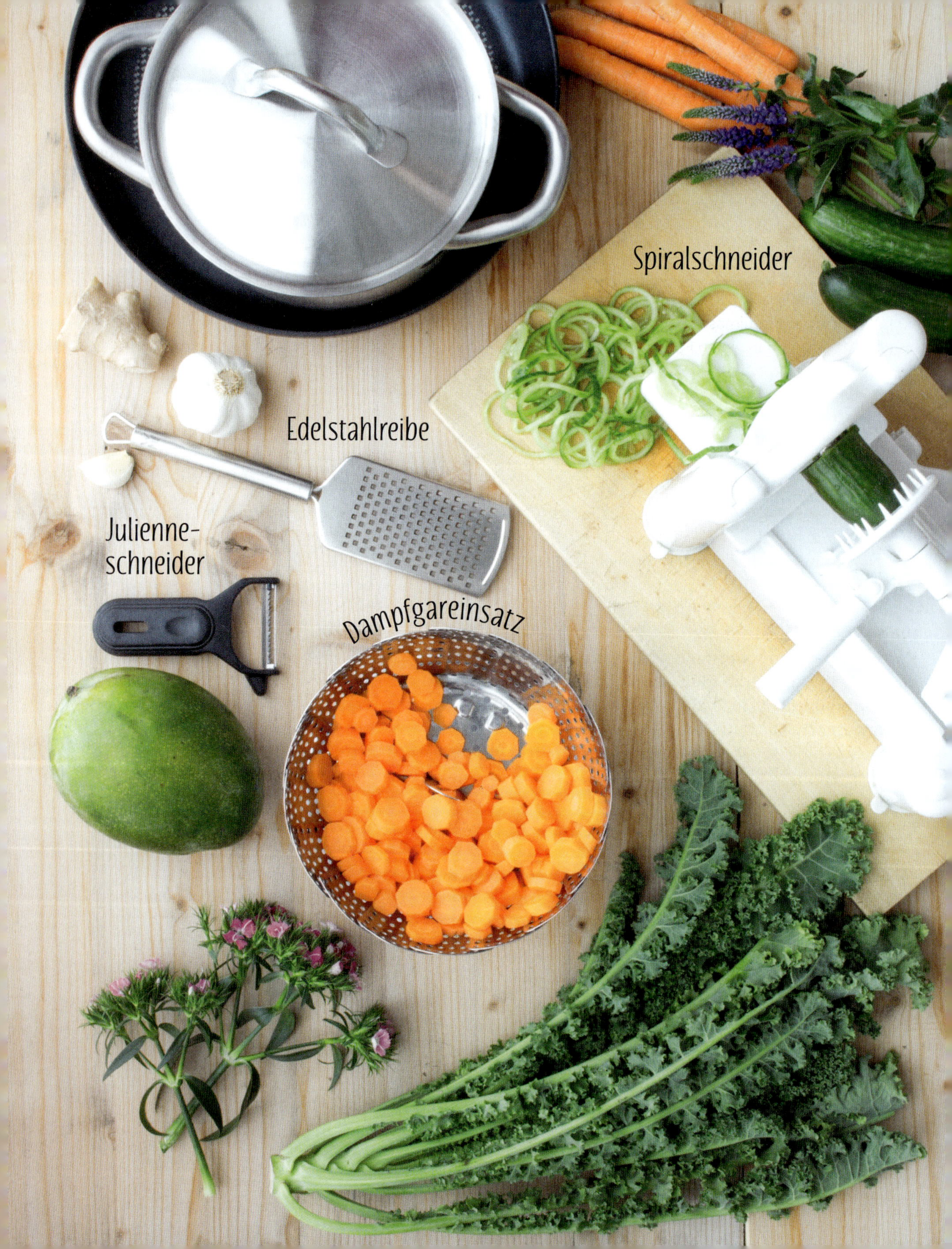
Spiralschneider
Edelstahlreibe
Julienne-
schneider
Dampfgareinsatz

Ein Food Processor beziehungsweise Hochleistungsstandmixer ist keine zwingende Anschaffung, wer jedoch einen hat, wird ihn für die gesunde Küche lieben! Wir verwenden ihn, um Hummus, Dips und Teige aus Getreide und Gemüse, beispielsweise für Bratlinge, zuzubereiten. Außerdem ist er großartig, um große Mengen an Gemüse zu schneiden. Auch Nussmus und rohe Desserts lassen sich mit einem Food Processor sensationell herstellen. Wir empfehlen, beim Kauf darauf zu achten, dass er ab 300 Watt stark und spülmaschinentauglich ist. in Stabmixer kann ihn in vielen Fällen ersetzen.

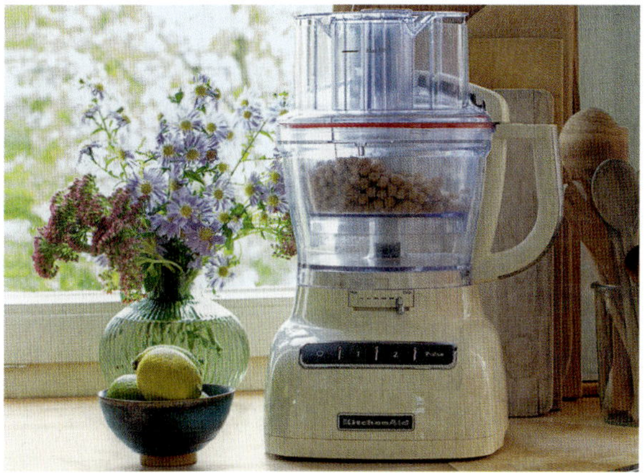

Was wir noch weitergeben möchten

Unsere Rezepte sind vegetarisch und vielfach vegan gehalten, außerdem verzichten wir auf Weizen und Kuhmilch. Vegane und glutenfreie Gerichte entstehen in unseren Küchen oft zufällig, da das Hauptaugenmerk auf (Pseudo-)Getreide, Hülsenfrüchten und Gemüse liegt. Das hat gesundheitliche Hintergründe, aber auch ethische.

Das Besondere schätzen

Zu etlichen unserer Gerichte passen ein Stück gebratenes Fleisch, Fisch oder auch Garnelen, zum Beispiel zu den asiatischen Nudel- oder Salatgerichten (Seite 62 und 148). Wer möchte, kann sie dazu einfach anbraten, mehr als Salz und Pfeffer sind außerdem bei guter Qualität nicht notwendig. Wir haben uns jedoch für ein vegetarisches Buch entschieden, da genau hier oft die Ideen fehlen, Gerichte aromatisch, sättigend und dennoch leicht zu gestalten.

Clara lebt vegetarisch, für mich sind Fleisch und Fisch etwas Besonderes, das ich meiner Familie für manche Wochenenden vorbehalte. Aus ethischen Gründen ist mir sehr wichtig, wie die Tiere gehalten wurden, doch auch, weil durch schlechte Haltung und Schlachtung verursachte Stresshormone im Fleisch enthalten bleiben. Am liebsten esse ich daher Wild. Ist explizit verzeichnet, dass Geflügel aus Freiland- beziehungsweise Waldhaltung stammt, esse ich ab und zu auch Geflügel. Ich achte auf Bioqualität, die die Verwendung von Antibiotika ausschließt. Bioqualität bedeutet jedoch nicht zwangsläufig, dass das Tier gut gehalten wurde. Fisch essen wir etwas häufiger, hier achte ich auf entsprechende Zertifizierungen der Produkte.

Wer sich bislang von viel Fleisch ernährt hat und dies aus gesundheitlichen und ethischen Gründen ändern möchte, dem empfehlen wir, darauf zu

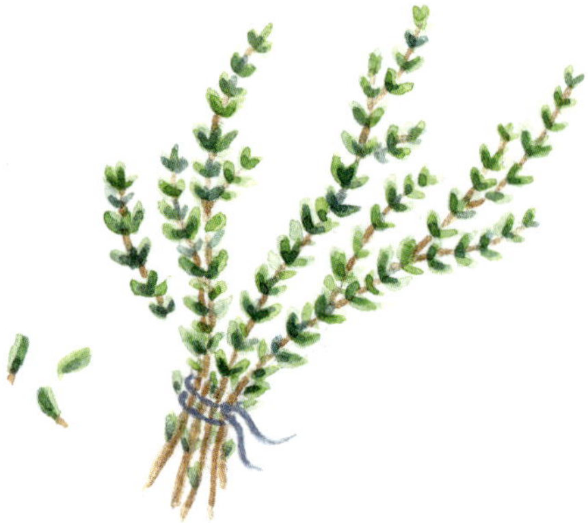

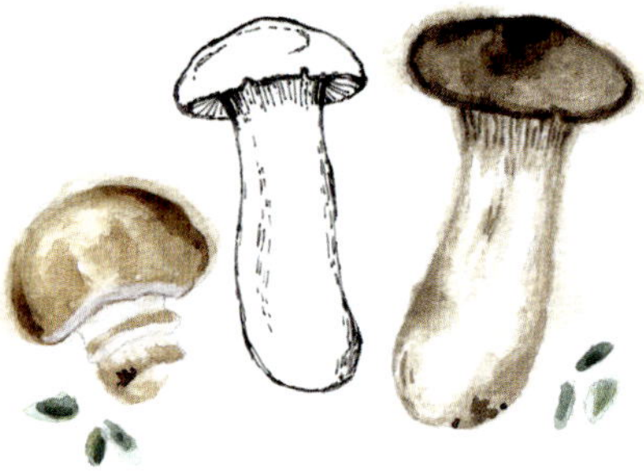

achten, häufig Brokkoli, Pilze, Feigen, Erbsen und weitere Hülsenfrüchte, Quinoa, Nüsse und Samen in die Gerichte zu integrieren. Sie alle bringen pflanzliche Proteine mit und können die Lust auf Fleisch sättigen.

Gute Nährstoffe für die Gesundheit

Nichts hat mich in meinem Leben so positiv beeinflusst wie die Geburt meiner Kinder und die Umstellung auf eine nährstoffreiche Ernährung. Diesen Faktoren verdanke ich mein heutiges Leben, das ich mir so eingerichtet habe, wie ich es liebe, und meinen Körper, mit dem ich mich endlich frei und wohlfühle. Clara und ich, wir beide meiden Weizen, Kuhmilchprodukte und raffinierten Zucker, weil sie uns und unseren Kindern nicht guttun. Meine Tochter Claire vertrug weder Weizen, Kuhmilcheiweiß noch Geschmacks- und Farbstoffe. Nachdem wir diese Zutaten beziehungsweise Zusätze einige Jahre streng gemieden haben, verträgt sie nun wieder alles. Diese Entwicklung kommt bei Unverträglichkeiten glücklicherweise öfter vor. Auch Elian verträgt keinen Weizen. Mir wiederum tun Kuhmilchprodukte nicht gut. Unsere Unverträglichkeiten sind keine Seltenheit.

In den letzten Jahren haben Nahrungsmittelunverträglichkeiten stark zugenommen. Da ich selbst keine Natur- oder Ernährungswissenschaftlerin bin, kann ich nicht von Forschungsergebnissen berichten, jedoch von einer auffälligen Tendenz der Erklärungen: Ein sehr wichtiges Instrument für unsere Gesundheit, wenn nicht das A und O, ist die Verdauung. Hier findet die Nährstoffaufnahme statt. Im Darm sitzt das Immunsystem, 80 Prozent der Serotoninproduktion – ein Hormon, das für Gelassenheit und Wohlgefühl sorgt – findet hier statt. Im Gegenzug wirken Stresshormone wie Adrenalin auf die Darmflora. Wenn unser Darm Dauerstress ausgesetzt ist, wird seine Wand undicht und es gelangen Nahrungspartikel ins Blut, die dort nicht hingehören. Der Körper reagiert mit Abwehrmechanismen, die sich in Form von Allergien und Unverträglichkeiten zeigen. Das bedeutet natürlich nicht, dass Unverträglichkeiten nur durch Stress ausgelöst werden, doch sie werden dadurch begünstigt. Allein durch die ständige Erreichbarkeit, das Nutzen des Handys in jeder freien Sekunde und dem damit verbundenem Arbeiten selbst an den Wochenenden ist unser Dauerstresspegel höher als noch vor 15 Jahren. Wann sitzen wir einfach nur da, schauen ins Leere oder beobachten den Himmel, reden mit uns selbst oder singen vor uns hin? Wenn Unverträglichkeiten oder eine Vermutung darauf vorliegen, empfehle ich, sie nicht zu ignorieren, auch wenn es so scheinen mag, als würden wir dem »Hype« der Unverträglichkeiten bloß folgen. Unverträglichkeiten können so – und mit weniger Stress – langfristig häufig in den Griff bekommen werden. Wer Allergien hat, muss gewisse Zutaten unbedingt ganz meiden.

Wie wir uns organisieren

Wir haben uns in den letzten Jahren angewöhnt, besonders (Pseudo-)Getreide und Hülsenfrüchte in doppelter oder dreifacher Menge zu kochen, sie in den nächsten Tagen weiterzuverwenden oder einzufrieren. Etwas aufwendigere Rezepte, Dips und Suppen kochen wir gern in doppelter Menge und frieren die Hälfte für einen anderen Tag ein.

Eine typische Woche bei uns

Ein- bis zweimal die Woche kochen wir Hülsenfrüchte oder (Pseudo-)Getreide vor und garen oder backen gegebenenfalls auch Gemüse für mehrere Tage. An den drei kommenden Tagen entstehen daraus mit wenigen Ergänzungen und Handgriffen unterschiedliche Gerichte (»1-mal kochen, 3 Tage essen« ab Seite 64). Am vierten Tag wählen wir womöglich ein sehr schnelles Gericht (»30-Minuten-Gerichte« ab Seite 30). Unter Umständen geht das noch schneller, wenn wir zu vorgekochten und tiefgekühlten Getreiden oder Hülsenfrüchten greifen. Am vierten Tag abends oder am fünften holen wir ein vorgekochtes Gericht aus dem Tiefkühler, lassen es bei Zimmertemperatur auftauen und schieben es nur noch zum Aufwärmen in den Ofen (»Für den Tiefkühler« ab Seite 126). Am Wochenende nehmen wir uns an einem Tag etwas mehr Zeit und kochen ein etwas aufwendigeres Gericht in doppelter Menge, wovon wir die Hälfte einfrieren (»Für den Tiefkühler« ab Seite 126). Den siebten Tag gestalten wir sehr flexibel, je nach Zeit, Lust und Unternehmung. Die Reihenfolge kann natürlich beliebig angepasst werden. Dazu gibt es meist Salat, den wir ebenfalls immer gleich für zwei oder drei Tage vorbereiten und dann ein- oder zweimal am Tag, gern auch in abgewandelter Form, essen (Seite 70).

Wer mittags oder abends gern kalt isst, findet entsprechende Rezepte im Kapitel »Für die kalte Küche« ab Seite 140. Da Clara und ich derzeit mittags allein essen, kochen wir immer gern eine Portion mehr und essen das Gericht am nächsten Tag, nach Belieben etwas adaptiert oder ergänzt, noch einmal. Reste lassen sich häufig toll zu einer Bowl wie auf Seite 84 kombinieren. Frische Kräuter und gehackte Nüsse oder Kerne dazu, und das Gericht steht einem frisch zubereiteten in kaum etwas nach.

Wochenplan für 21 Tage

Wir haben aus unseren Rezepten einen abwechslungsreichen Wochenplan für 21 Tage auf Seite 28 einmal exemplarisch zusammengestellt. Darin finden sich zahlreiche unserer Lieblingsrezepte, wie wir sie gern kombinieren. Wer den 21-Tage-Wochenplan umsetzt oder sich davon inspirieren lässt, würde uns eine große Freude bereiten, indem in den Social-Media-Kanälen Fotos hochgeladen und die folgenden Hashtags eingesetzt werden:

#21tageschnellundgesundchallenge
#schnellundgesundkochen

Es ist aufregend zu verfolgen, wie unsere Rezepte aus unserem Alltagsleben heraus in das Leben anderer finden dürfen.

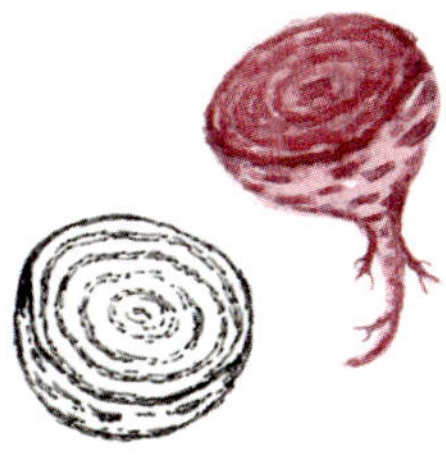

Wochenplan für 21 Tage

Woche 1	
Montag	Linsensalat (Seite 102) aus »3 Tage Linsen«
Dienstag	Linsensuppe (Seite 104) aus »3 Tage Linsen«
Mittwoch	Salatsandwiches mit Linsentalern (Seite 106) aus »3 Tage Linsen«
Donnerstag	Mango-Zoodle-Salat (Seite 148)
Freitag	Fruchtig frischer Quinoasalat (Seite 50), dabei 300 g Quinoa in dreifacher Menge Wasser kochen, für den Salat ein Drittel verwenden, den Rest verwahren
Samstag	Quinoamuffins mit Halloumi (Seite 128) vom Vortag zubereiten, die Hälfte der Muffins einfrieren, dazu Salat für mehrere Tage vorbereiten (Seite 68)
Sonntag	Schnelle Vollkornpizza Caprese (Seite 94) aus »3 Tage Dinkel mit Tomatensoße«, dazu Salat (Seite 68–71)
Woche 2	
Montag	Dinkel-Bohnen-Salat in Tomatensoße mit Oliven (Seite 96) aus »3 Tage Dinkel mit Tomatensoße«, dazu Salat (Seite 68–71)
Dienstag	Dinkel-Zucchini-Pfanne mit Datteln und Tomatensoße (Seite 98) aus »3 Tage Dinkel mit Tomatensoße«, dazu Salat nach Belieben noch einmal frisch und für mehrere Tage vorbereiten (Seite 68–71)
Mittwoch	Pastinaken-Thymian-Suppe (Seite 32) in doppelter Menge kochen, die Hälfte einfrieren
Donnerstag	Quinoa mit Pilzcremesoße (Seite 59), Quinoa und Pilze doppelt zubereiten und getrennt verwahren, dazu Salat (Seite 68–71)
Freitag	Antipasti-Hirse-Teller (Seite 42) mit Pilzen vom Vortag
Samstag	Blumenkohl-Bohnen-Curry (Seite 37) mit Quinoa von zwei Tagen zuvor
Sonntag	Gemüse-Dal (Seite 133) mit Hirse von zwei Tagen zuvor, die Hälfte des Dals einfrieren
Woche 3	
Montag	Quinoamuffins aus dem Tiefkühler, dazu Salat für mehrere Tage vorbereiten (Seite 68–71)
Dienstag	Spaghetti mit grünen Bohnen und Belugalinsen (Seite 60), Belugalinsen in doppelter Menge kochen und verwahren, dazu Salat (Seite 68–71)
Mittwoch	Belugalinsensalat mit Trauben und Paprika (Seite 49), für den grünen Salat aus dem vorbereiteten Salat bedienen
Donnerstag	Pastinaken-Thymian-Suppe (Seite 32) aus dem Tiefkühler
Freitag	Gemüsesandwich mit Rotkohl und Sauerkraut (Seite 153), dazu Salat (Seite 68–71)
Samstag	Nudeln mit schneller Asia-Soße (Seite 63)
Sonntag	Gemüse-Dal (Seite 133) aus dem Tiefkühler, dazu gegarten Blumenkohl

Die Kennzeichnung der Rezepte mit Symbolen

Folgende Symbole befinden sich unter den Rezepttiteln:

Die Uhr gibt an, wie viel Zeit insgesamt für das Zubereiten und Kochen eingeplant werden sollte.

vegan – Dieses Rezept lässt sich vegan zubereiten.

gluten frei – Bei diesem Rezept werden glutenfreie Zutaten verwendet.

Dieses Rezept eignet sich zum Einfrieren.

Dieses Rezept eignet sich zum Mitnehmen.

Um den Kochprozess nicht zu sehr mit dem Lesen der Rezepte aufzuhalten, haben wir in den Rezepten darauf verzichtet, auf das Waschen und Putzen von Obst und Gemüse einzugehen, auch wenn es natürlich geschehen muss.

Jetzt kann es losgehen! Wir wünschen viel Freude bei der Umsetzung unserer Gerichte und der Integration in den – nun hoffentlich erleichterten – Alltag!

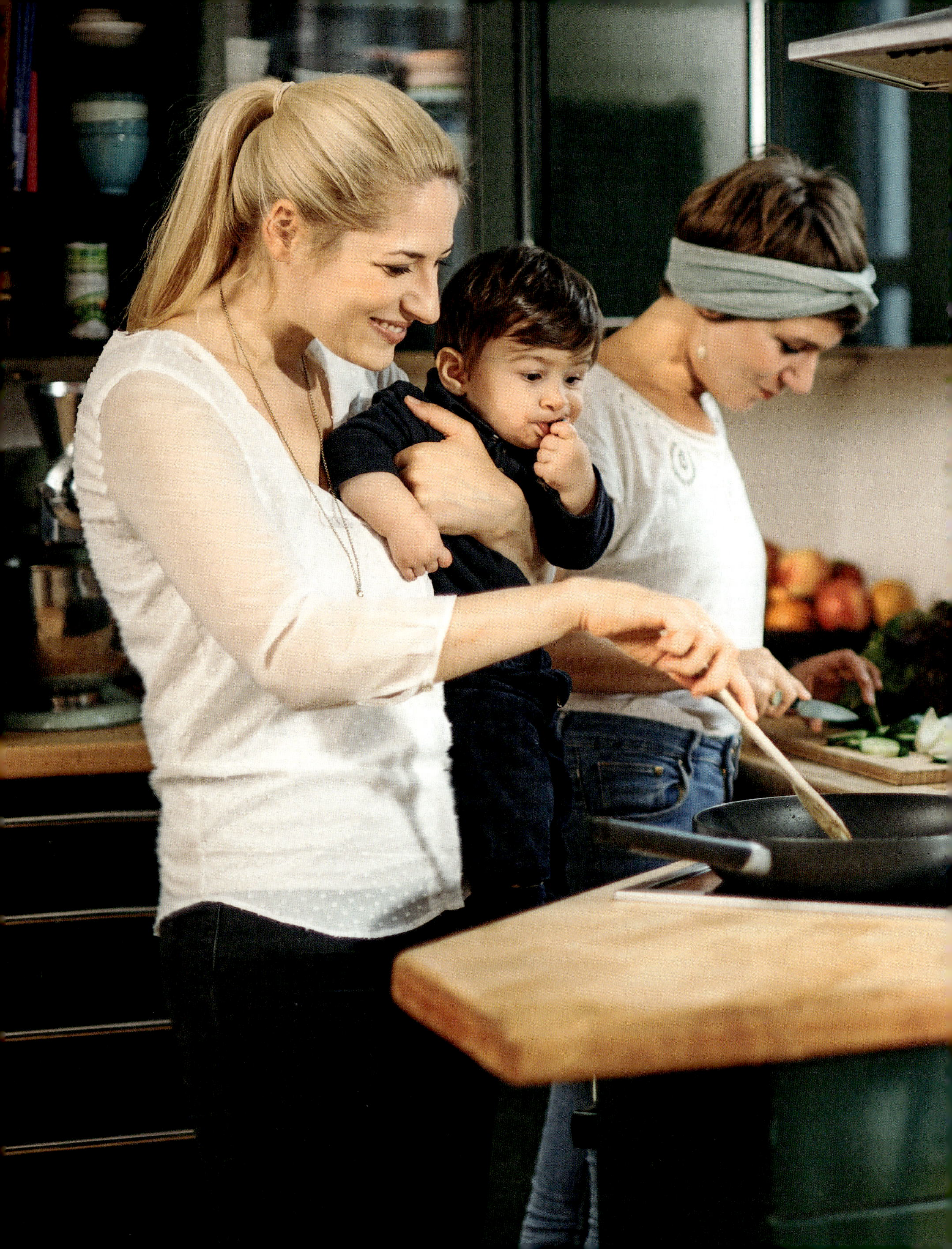

30-Minuten-Gerichte

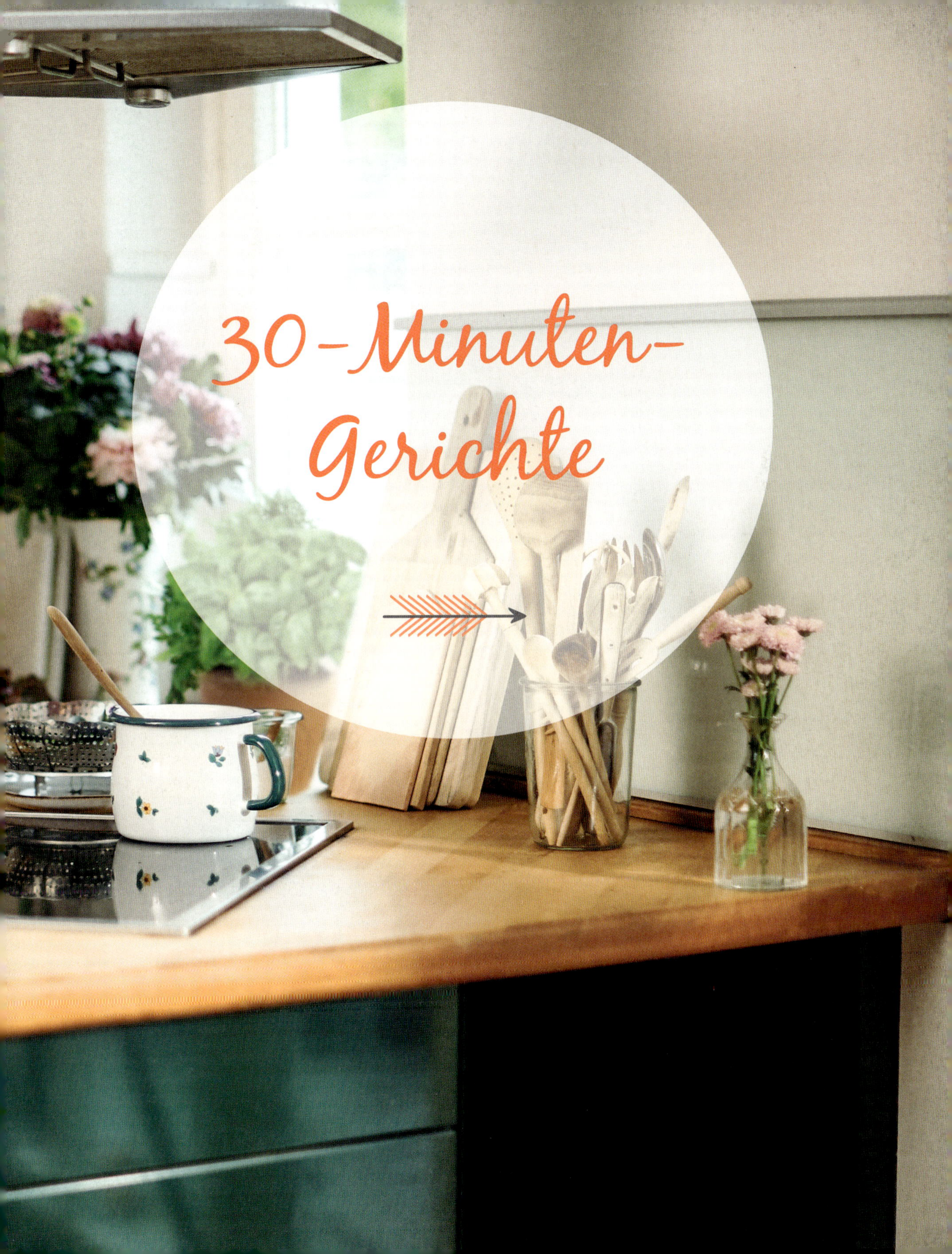

Pastinaken-Thymian-Suppe
mit Croûtons

20 Minuten | vegan | glutenfrei

Für 4 Portionen

Für die Suppe

- 2 Schalotten, alternativ 1 Zwiebel
- 700 g Pastinaken
- 2 TL mildes Kokosfett, alternativ Avocado- oder Olivenöl
- ½ TL Ahornsirup
- 4 Zweige Thymian, alternativ 1 TL getr. Thymian
- 300 ml Hafer- oder Mandelmilch
- 1 EL Cashewmus nach Belieben
- frisch gemahlener Pfeffer

Für die Croûtons

- 4 Scheiben weizenfreies Vollkornbrot
- 2 TL mildes Kokosfett, alternativ natives Olivenöl
- 1-2 TL getr. Majoran
- Salz

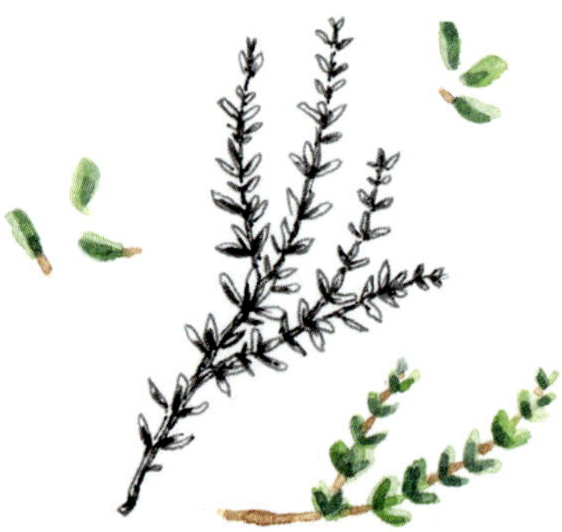

1. Für die Suppe Schalotten und Pastinaken schälen und fein würfeln. Das Kokosfett in einem Topf erhitzen und die Schalotten darin glasig andünsten. Pastinaken und Ahornsirup dazugeben und unter Rühren andünsten. Mit 500 ml Wasser ablöschen und die Suppe etwa 10 Minuten leise köcheln lassen, bis die Pastinaken weich sind.

2. Inzwischen für die Croûtons das Brot in 1 cm große Würfel schneiden. Das Fett in einer Pfanne erhitzen und die Croûtons darin mit Majoran und etwas Salz bei mittlerer Hitze knusprig rösten.

3. Die Thymianblättchen abzupfen, mit der Pflanzenmilch zur Suppe geben und noch einmal kurz aufkochen. Die Suppe mit Cashewmus verfeinern und mit dem Stabmixer pürieren. Die Suppe mit Salz und Pfeffer abschmecken, in kleine Schalen füllen und mit den Croûtons garniert servieren. Gut verschlossen und gekühlt hält sie sich mindestens 2 Tage.

TIPP

Brotcroûtons lassen sich sehr gut einfrieren (s. S. 20).

Clara: »Von der Suppe koche ich gern mehr. Sie schmeckt am nächsten Tag, wenn die Aromen durchgezogen sind, fast noch besser. Da greift auch mein Sohn öfter zu!«

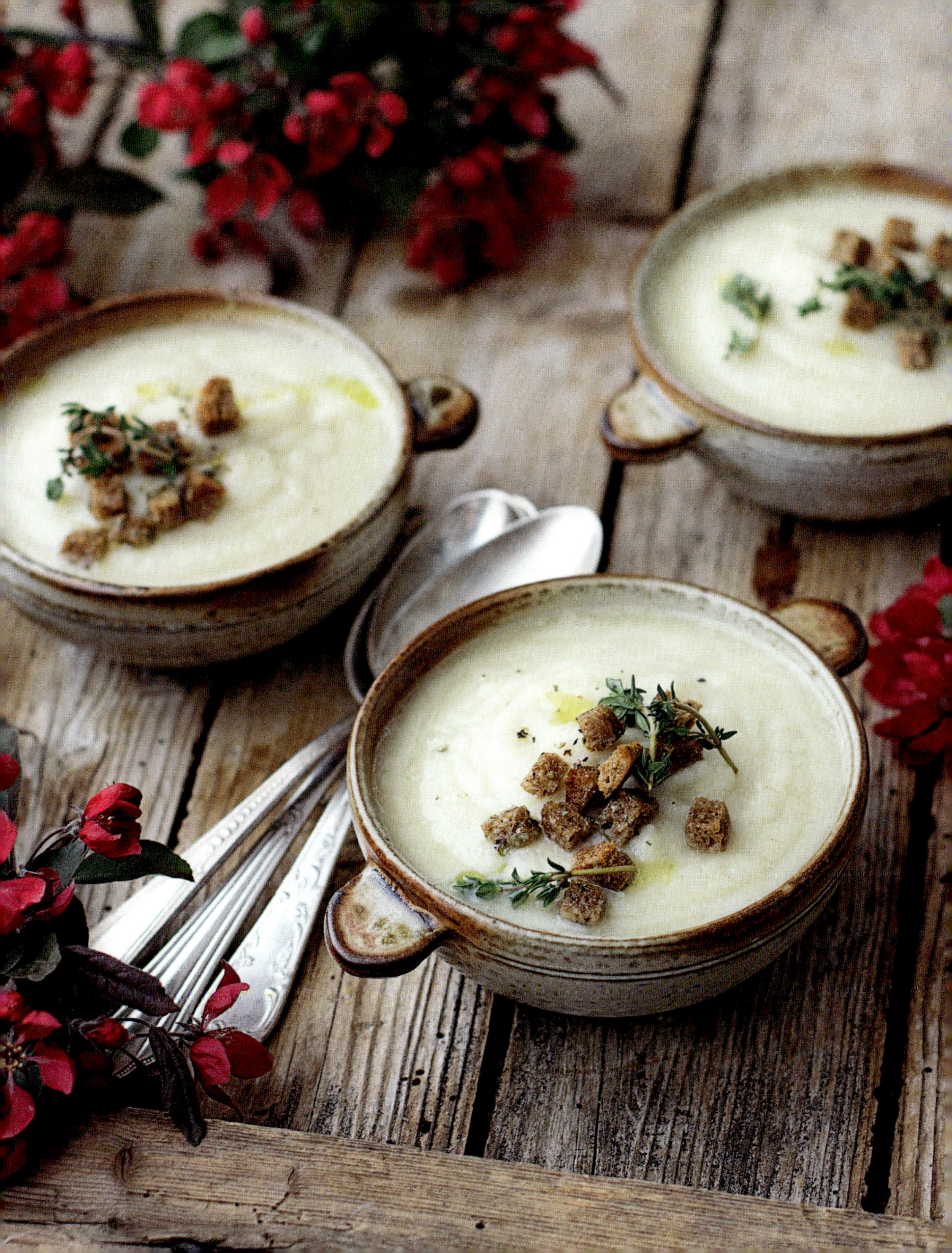

Tomaten-Fenchel-Suppe

20 Minuten · vegan · glutenfrei

Für 4 Portionen

1 Zwiebel
2 Knollen Fenchel
1 EL mildes Kokosfett, alternativ Olivenöl
2 Knoblauchzehen
1 kg passierte Tomaten (aus der Dose oder Flasche)
400 ml Pflanzenmilch (z. B. Hafer- oder Mandelmilch)
1-2 EL Ahornsirup
1 EL Cashewmus, alternativ Mandel- oder Sonnenblumenkernmus
Salz
frisch gemahlener Pfeffer
½ EL konzentrierter, zuckerfreier Aceto balsamico

1. Die Zwiebel schälen und fein würfeln. Den Fenchel halbieren, den Strunk keilförmig herausschneiden und die Knollen in feine Stücke schneiden. Das Kokosfett in einem Topf erhitzen. Zwiebel und Fenchel darin bei mittlerer Hitze andünsten. Den Knoblauch schälen, dazureiben und kurz mitdünsten.

2. Passierte Tomaten, 300 ml Wasser, Pflanzenmilch und Ahornsirup dazugeben und die Suppe 10 Minuten leise köcheln lassen.

3. Die Suppe mit Cashewmus verfeinern, mit dem Stabmixer sehr fein pürieren und mit Salz und Pfeffer abschmecken. Noch heiß in kleine Schüsseln füllen, mit Aceto balsamico beträufeln und servieren. Gut verschlossen und gekühlt hält sich die Suppe 3 Tage.

Clara: »Diese Suppe gehört zu den Lieblingssuppen meines Sohnes und entstand ein bisschen aus der Not heraus, da er so gar kein grünes Gemüse essen wollte. Der untergemogelte Fenchel verleiht der Suppe eine feine Note, ohne dass man ihn zu sehr herausschmeckt. Fenchel wirkt beruhigend, entzündungshemmend und stärkt das Immunsystem.«

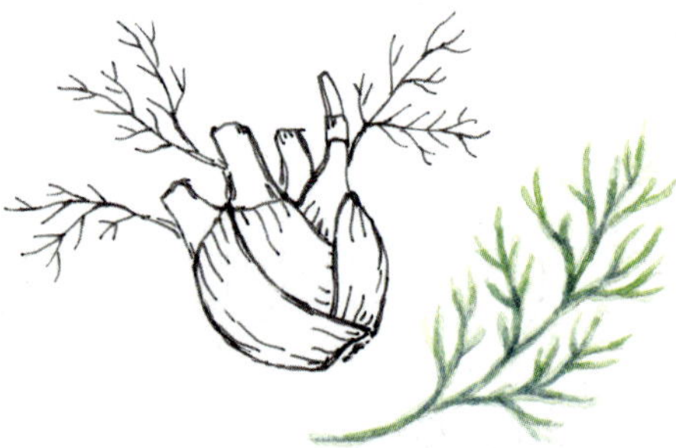

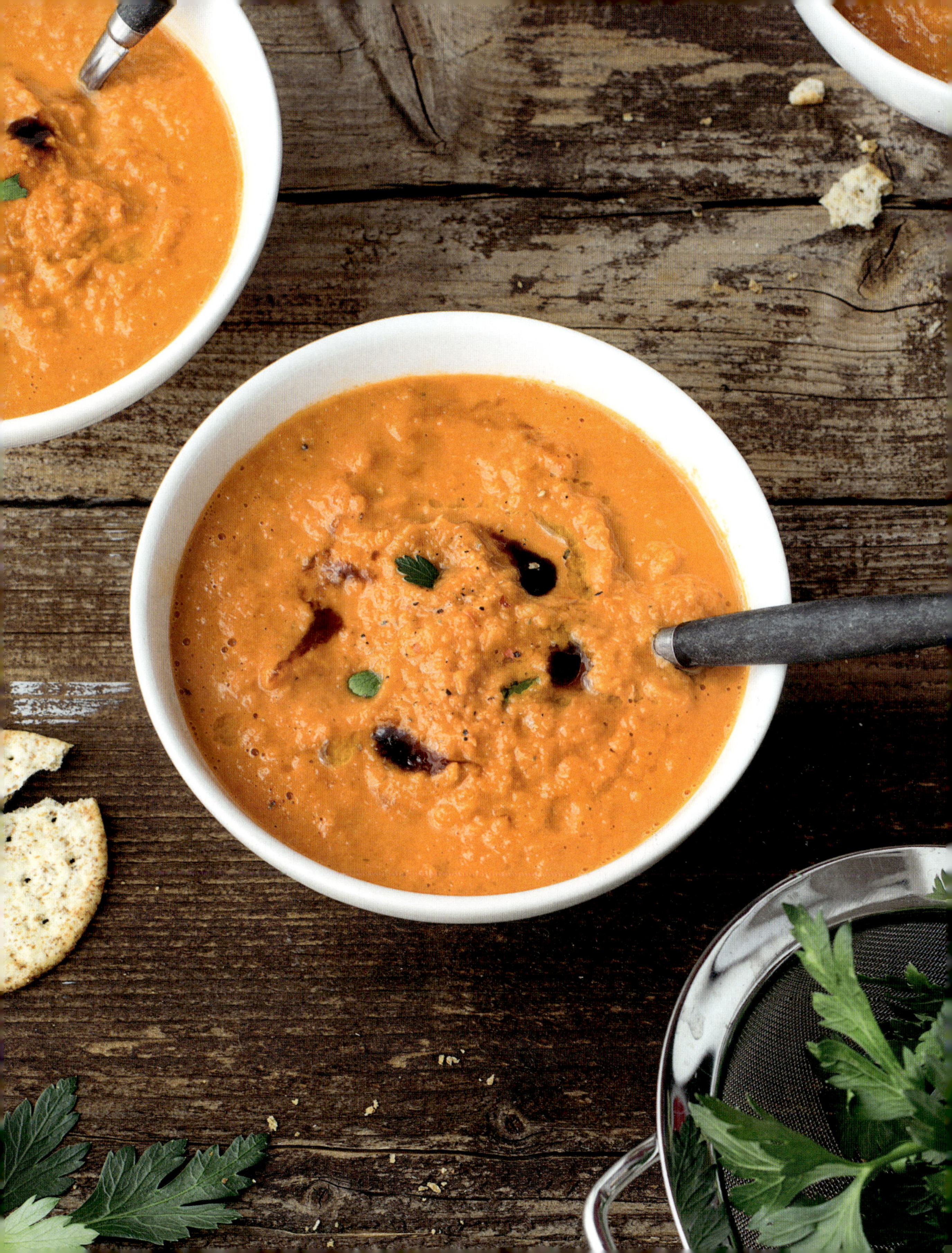

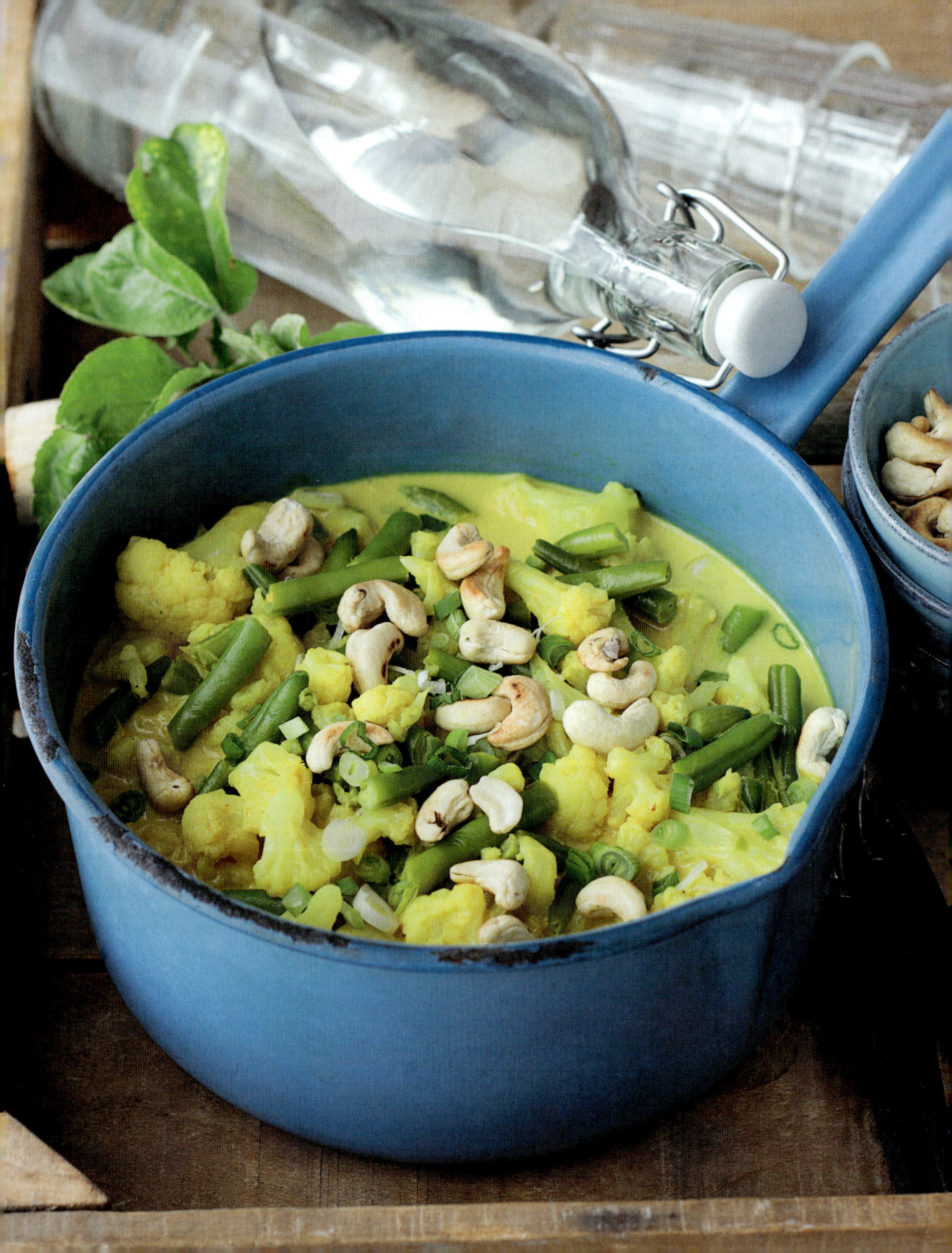

Blumenkohl-Bohnen-Curry
mit gerösteten Cashewkernen

15 Minuten · vegan · glutenfrei

Für 4 Portionen

1 große rote oder gelbe Zwiebel
1 mittelgroßer Blumenkohl, alternativ 600 g tiefgekühlt
300 g Prinzessbohnen, alternativ 300 g tiefgekühlt
1 TL mildes oder natives Kokosfett, alternativ Olivenöl oder 1 EL des festen Teils der Kokosmilch
1 Knoblauchzehe
400 ml Kokosmilch, alternativ Mandelmilch
1 EL Currypaste (s. S. 20)
1 Handvoll Cashewkerne
Salz
frisch gemahlener Pfeffer

1. Die Zwiebel schälen und fein würfeln. Den Blumenkohl in kleine Röschen teilen, die Enden der Bohnen abschneiden.

2. Das Kokosfett in einer Pfanne erhitzen und die Zwiebeln darin bei mittlerer Hitze andünsten. Den Blumenkohl dazugeben und rundherum anbraten. Wird tiefgekühlter Blumenkohl verwendet, kommt er später hinzu. Den Knoblauch schälen, dazureiben und kurz mitgaren, dann mit 200 ml Wasser ablöschen.

3. Bohnen, jetzt tiefgekühlten Blumenkohl, Kokosmilch und Currypaste dazugeben und 10 Minuten köcheln lassen.

4. In der Zwischenzeit die Cashewkerne in einer Pfanne ohne Öl goldgelb anrösten, dabei immer fleißig rühren. Die Kerne aus der Pfanne nehmen. Das Curry mit Salz und Pfeffer abschmecken, in Schalen füllen und mit den Cashewkernen bestreut servieren.

Clara: »Winterzeit ist bei mir Curryzeit – es sättigt, durchwärmt wunderbar und gibt viel Energie. Verwenden wir Tiefkühlgemüse, gelingt dieses Curry rein aus dem Bestand unseres Vorrats, das heißt, wir haben immer alles da und müssen noch nicht einmal etwas schnippeln!«

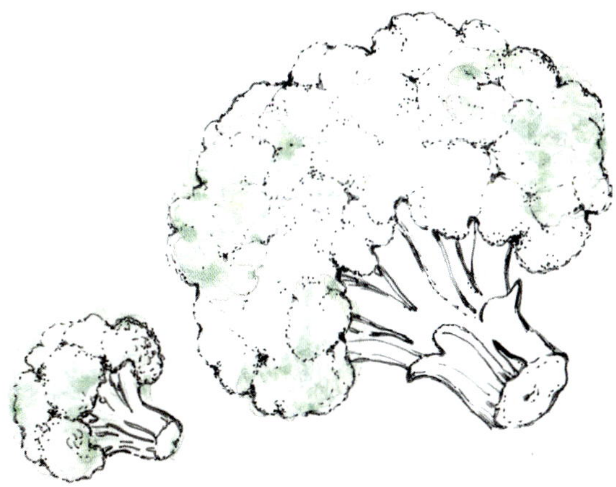

Süßkartoffelcurry

30 Minuten · vegan · glutenfrei

Für 4 Portionen
1 kleine rote oder gelbe Zwiebel
5 Möhren
1 TL mildes oder natives Kokosfett, alternativ Olivenöl oder 1 TL des festen Teils der Kokosmilch
400 ml Kokosmilch, alternativ Mandelmilch
1 große Süßkartoffel, alternativ 3-4 festkochende Kartoffeln
1 kleiner Brokkoli, alternativ 2 Handvoll tiefgekühlt
1-2 TL Currypaste (s. S. 20)
Salz

1. Die Zwiebeln schälen und fein würfeln. Die Möhren schälen und in sehr dünne Scheiben schneiden (je dünner, desto kürzer die Garzeit). Den Brokkoli in Röschen schneiden. Wer frischen Brokkoli verwendet, kann den Strunk klein schneiden und mitverwenden. Das Kokosfett in einer Pfanne erhitzen und die Zwiebeln darin glasig andünsten, dann die Möhren und den Brokkolistrunk dazugeben. Das Gemüse mit Kokosmilch ablöschen und die Currypaste einrühren. Das Curry zugedeckt etwa 5 Minuten leise köcheln lassen.

2. Unterdessen die Süßkartoffel schälen und in mundgerechte Stücke schneiden, mit den Brokkoliröschen hinzugeben und zugedeckt weitere 4–5 Minuten leise köcheln lassen. Sollte die Kokosmilch dabei zu sehr eindicken, etwas Wasser hinzugeben.

3. Das Gericht mit Salz abschmecken, fertig!

TIPP

Das Curry hält im Kühlschrank 4 Tage frisch. Wer mag, kann den Brokkoli erst final beim Aufwärmen hinzugeben, dann bleibt er knackiger.

Veronika: »Gemüse und Currypaste machen die Kokosmilch so aromatisch, dass ich mich alleine in die Soße mit Getreide auf dem Löffel reinlegen könnte! Ich setze dazu meist Quinoa, Vollkornreis, Hirse oder Dinkel auf und koche das (Pseudo-)Getreide gleichzeitig für mehrere Tage vor, wie auf Seite 14/15 beschrieben. Oder ich brauche vorgekochtes Getreide aus dem Kühlschrank auf, das ich zum Erwärmen gegen Ende der Garzeit einfach unter das Curry rühre. Und auch ohne Getreidebeilage sättigt das Curry. Dann schnappe ich mir gerne die leckere Cashew-Idee von Clara beim Blumenkohl-Bohnen-Curry.«

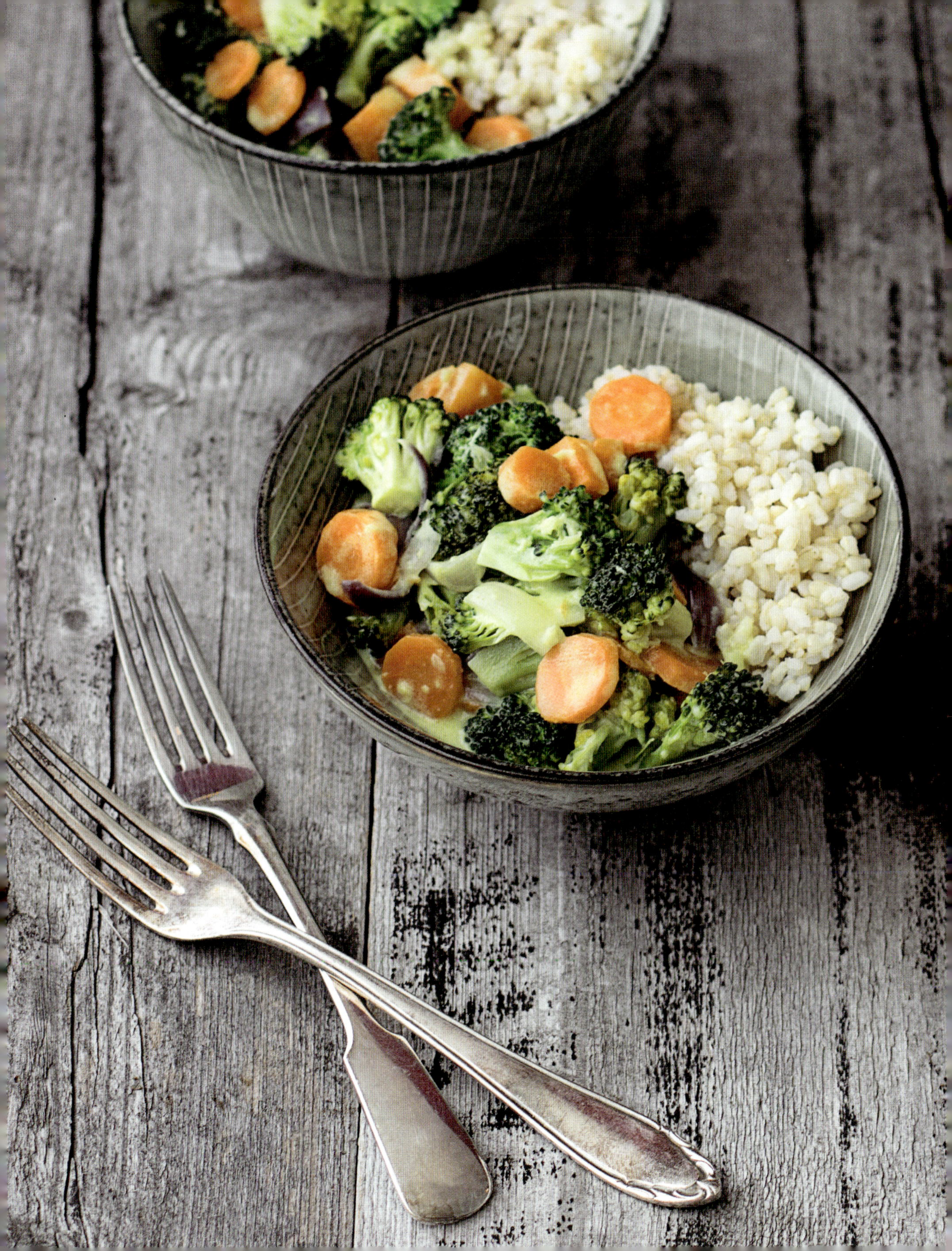

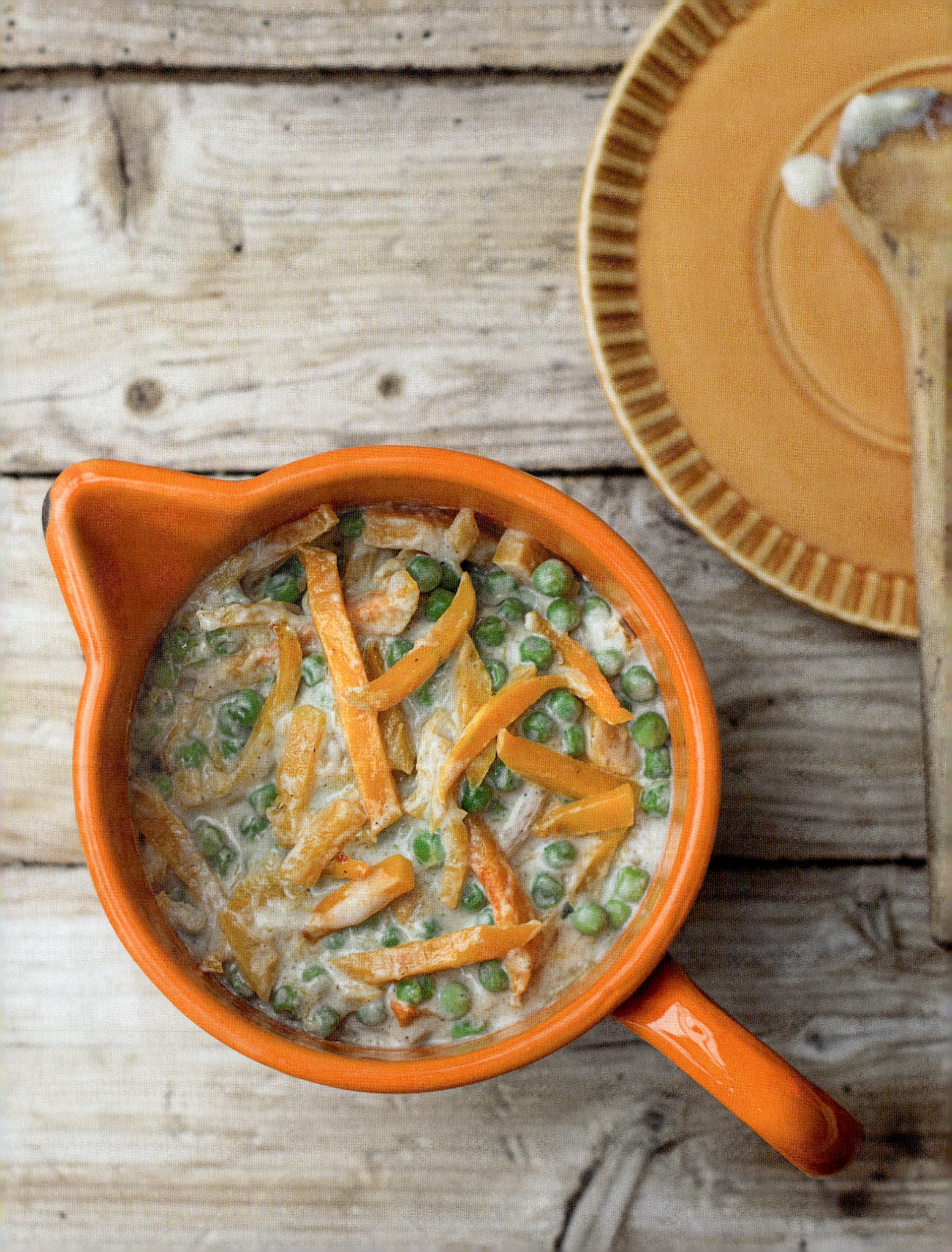

Erbsen und »Kürbischen«

20 Minuten | vegan | glutenfrei

Für 4 Portionen

1 kleiner Butternutkürbis (etwa 1 kg)
1 kleine Zwiebel
1 EL mildes Kokosfett, alternativ Avocado- oder Olivenöl
300 ml Mandelmilch, alternativ 1 ½ TL Mandel- oder Cashewmus
½–1 TL getr. Thymian, alternativ Quendel
2 Msp. Galgant (optional)
½–1 TL Gemüsebrühpulver
200 g tiefgekühlte Erbsen
1 gestr. TL Stärkemehl (aus Tapioka, Kartoffeln oder Mais)
Salz
frisch gemahlener Pfeffer

1. Den Kürbis schälen, halbieren, entkernen und das Fruchtfleisch in dünne Stifte schneiden. Die Zwiebel schälen und würfeln. Das Fett in einem beschichteten Topf erhitzen und die Zwiebeln darin glasig andünsten.

2. Mandelmilch und Kürbisstifte dazugeben und kurz aufkochen. Alternativ zuerst 250 ml Wasser anugießen und das Mandel- oder Cashewmus einrühren, bevor das Gemüse ergänzt wird. Den Kürbis je nach Größe der Stifte 5–7 Minuten garen. Die Temperatur auf mittlere Hitze reduzieren und Thymian oder Quendel, nach Belieben Galgant, Brühpulver und Erbsen dazugeben und alles 3 Minuten weitergaren.

3. Die Stärke mit 4 EL kaltem Wasser glatt rühren und unter ständigem Rühren in den Topf geben, damit nichts klumpt. Noch einmal aufkochen.

4. Das Gemüse mit Salz und Pfeffer abschmecken und servieren!

TIPP

Mit Möhren verlängert sich die Kochzeit geringfügig. Dazu passen Quinoa, Hirse, Dinkel oder Vollkornreis, außerdem Pellkartoffeln.

Veronika: »Außerhalb der Kürbissaison verwende ich in dünne Scheiben geschnittene Möhren, dann bekommt das Gericht auch den vielleicht bekannteren Namen ›Erbsen und Möhrchen‹. Quendel und Galgant lernte ich kennen, als ich mich mit der Kräuterkunde von Hildegard von Bingen auseinandersetzte. Es sind fantastische Gewürze, die in Bioläden zu finden, aber keine Notwendigkeit für dieses Gericht sind.«

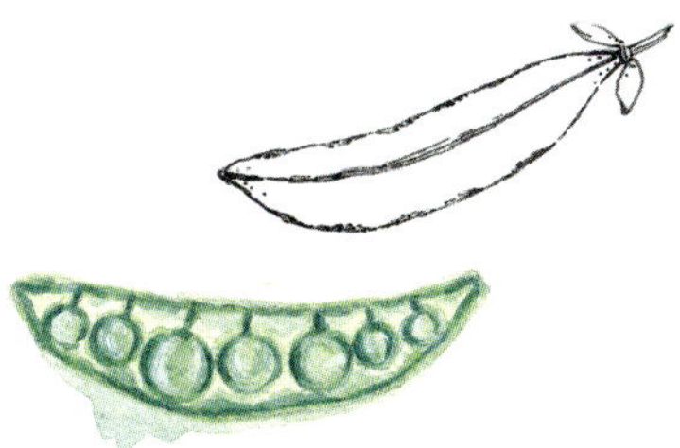

Antipasti-Hirse-Teller

20 Minuten · vegan · glutenfrei

Für 4 Portionen

Für die Hirse

- 200 g Hirse (ca. 600 g gekocht; s. Tabelle S. 15)
- 2 Schalotten, alternativ 1 kleine gelbe Zwiebel
- 1 TL mildes Kokosfett, alternativ Olivenöl
- 3 EL Mandelblättchen
- Salz

Für die Antipasti

- 2 rote oder gelbe Paprikaschoten
- 4 Aprikosen, alternativ Pfirsiche, Feigen oder Kaki
- 3 TL mildes Kokosfett, alternativ Olivenöl
- 4 Handvoll Pilze (z. B. Steinpilze, Austernpilze oder braune Champignons)
- 1 Knoblauchzehe
- Salz
- 2 TL frischer Zitronensaft
- frisch gemahlener Pfeffer
- 4 EL entsteinte Oliven
- 2 TL geschälte Hanfsamen zum Bestreuen (optional)

1. Die zuvor eingeweichte Hirse heiß waschen und abtropfen lassen. Die Schalotten schälen und fein würfeln. Das Fett in einem beschichteten Topf erhitzen und die Schalotten darin glasig andünsten. Die Mandelblättchen unter Rühren kurz mitrösten. Hirse, 700 ml Wasser und Salz zugeben. Die Hirse einmal aufkochen, dann zugedeckt 10 Minuten leise köcheln und weitere 5 Minuten quellen lassen.

2. Inzwischen die Pilze mit einer Gemüsebürste oder mit Küchenpapier trocken abreiben, je nach Größe beliebig schneiden und beiseitelegen. Die Aprikosen halbieren und entkernen. Die Paprika halbieren, entkernen und in Stücke schneiden, dann mit 1 TL Fett einreiben, leicht salzen und in einer beschichteten Pfanne rundum anbraten. Die Paprika auf einer Pfannenseite zusammenschieben, die Aprikosen mit in die Pfanne legen und von beiden Seiten kurz rösten. Die Pfanne vom Herd ziehen.

3. Den Knoblauch schälen. 1 TL Fett in einer zweiten beschichteten Pfanne erhitzen und die Pilze darin andünsten, zwischendurch leicht salzen. Wenn keine Flüssigkeit mehr austritt, die Pilze auf die Seite schieben, das restliche Fett in die Pfanne geben, die Knoblauchzehe hineinreiben, von allen Seiten andünsten und mit den Pilzen verrühren. Die Pilze mit etwas Zitronensaft und Pfeffer abschmecken.

4. Hirse, Paprika, Pilze, Aprikose und Oliven auf Tellern anrichten und nach Belieben mit geschälten Hanfsamen bestreuen.

Veronika: »Solche Teller entstehen bei mir oft zufällig, wenn ich mit einem Blick in den Kühlschrank rasch entscheiden muss, was ich koche. Die Kombination aus salzig und säuerlich-süß passt hier unheimlich gut. Außerhalb der Aprikosensaison röste ich gerne Pfirsiche oder schneide frische Feigen oder Kaki, die ich roh auf die Teller lege. Alternativ macht sich auch ein Salat mit Blaubeeren wie auf Seite 68 gut dazu.«

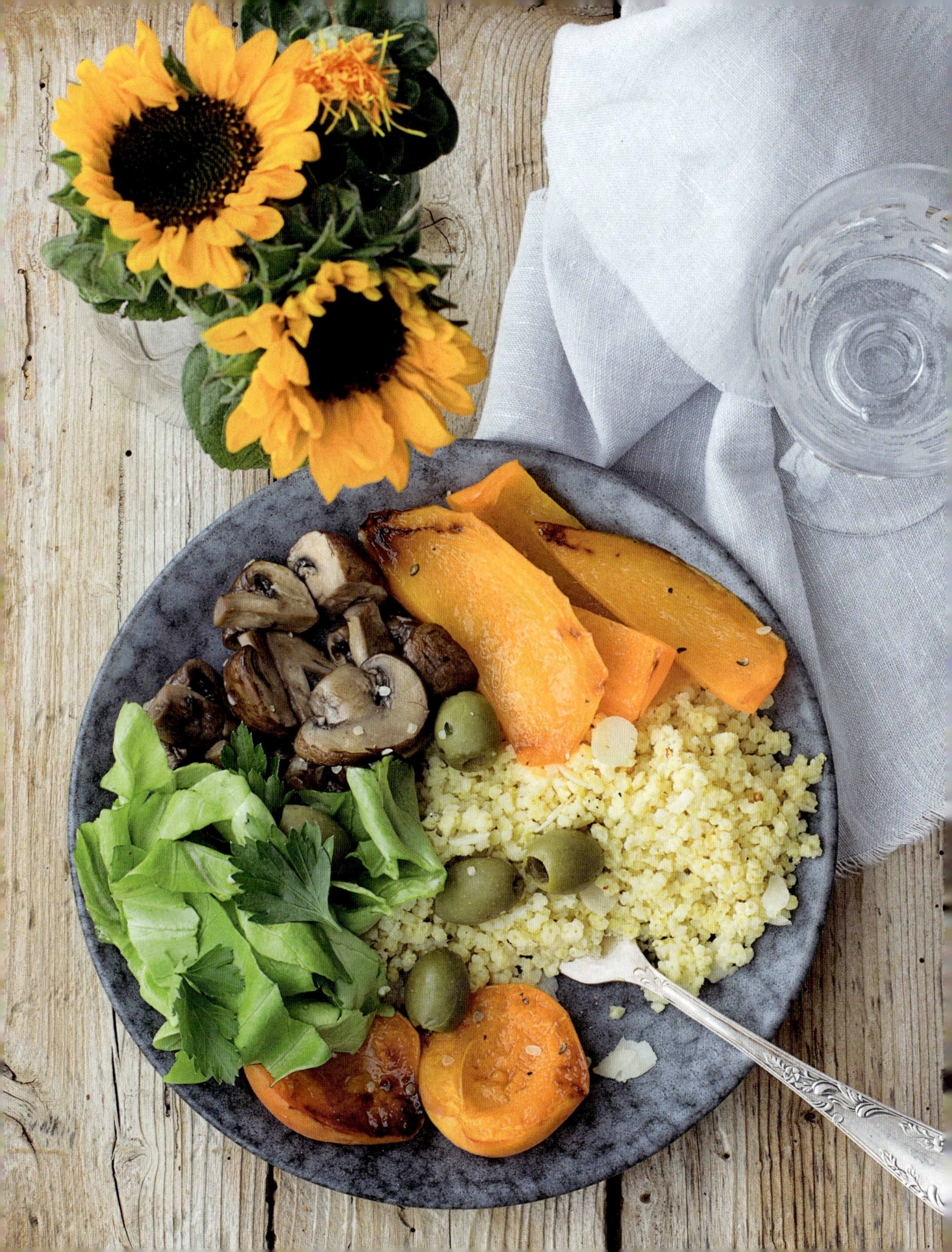

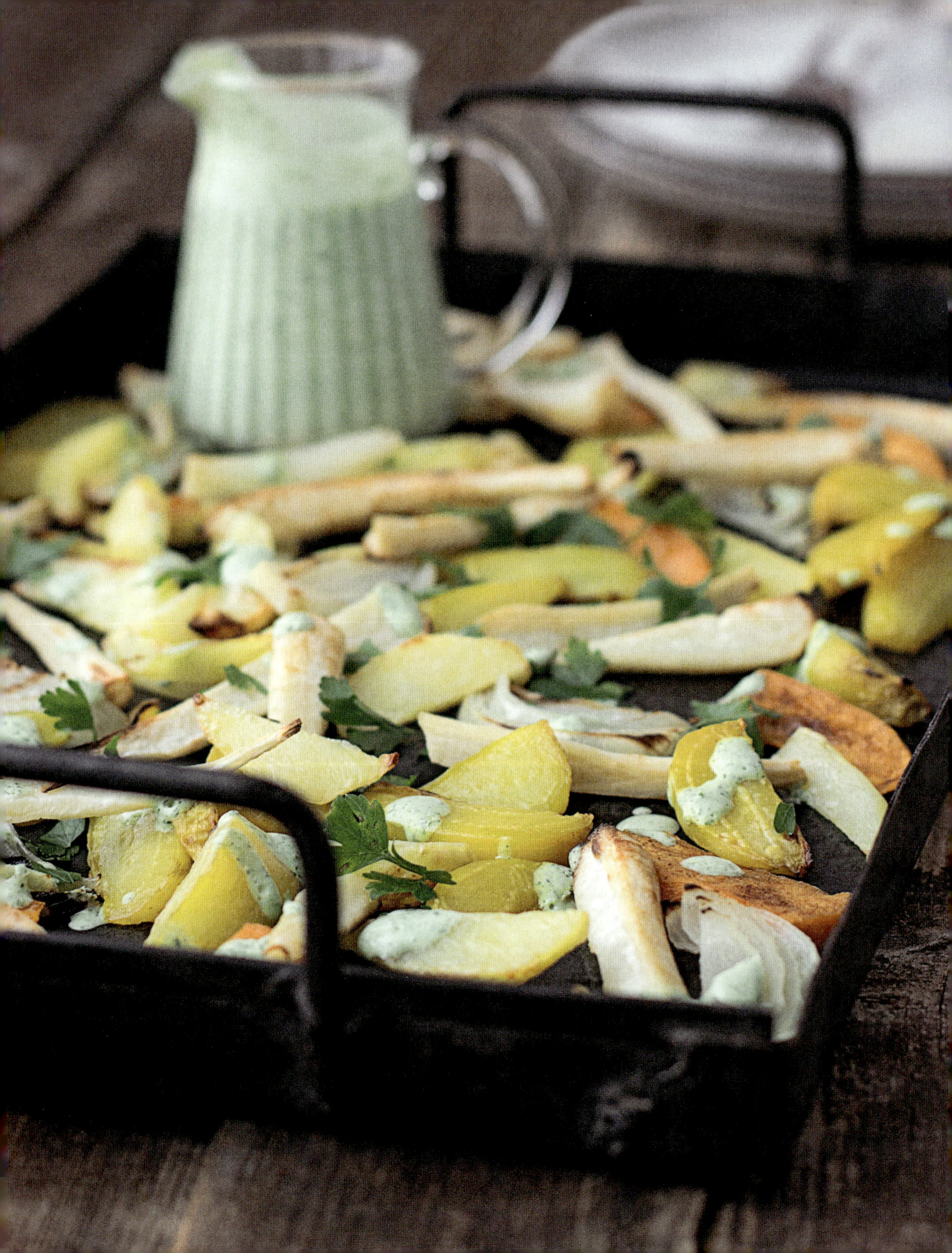

Gebackenes Gemüse
mit Kräuter-Quark-Soße

35 Minuten · glutenfrei

Für 4 Portionen

Für das Gemüse

2 Zwiebeln
4-6 Kartoffeln
2 Süßkartoffeln
4 Knollen Gelbe Bete, alternativ Rote Bete
4 Pastinaken, alternativ Petersilienwurzeln
2 EL mildes Kokosfett, alternativ Butterschmalz bzw. Ghee
Salz

Für die Soße

½ Bund Dill
½ Bund glatte Petersilie
½ Bund Schnittlauch
300 g Schafsquark, alternativ griechischer Schafsjoghurt (mind. 5 % Fett)
1 TL mittelscharfer Senf
Salz

1. Den Backofen auf 180 °C Umluft vorheizen. 2 Bleche mit Backpapier auslegen. Zwiebeln und Gemüse je nach Sorte schälen und in Stücke schneiden. Je dünner es geschnitten wird, desto kürzer ist die Backzeit. Das Kokosfett kurz im Ofen flüssig werden lassen.

2. Das Gemüse in einer großen Schüssel salzen und gründlich mit dem Öl vermengen. Die Stücke so auf den Blechen verteilen, dass sich möglichst wenige Stellen überlappen. Das Gemüse im heißen Ofen 15 Minuten backen, wenden, nochmals ausbreiten und weitere 15 Minuten backen.

3. Inzwischen die Soße herstellen. Dazu alle Zutaten im Standmixer oder mit dem Stabmixer pürieren.

4. Das Gemüse aus dem Ofen nehmen, auf Tellern anrichten und die Soße dazu reichen.

TIPP

Die Soße ist ein toller Begleiter zu vielen Gerichten aus diesem Buch, zum Beispiel zum Antipasti-Hirse-Teller, zum Belugalinsensalat oder zu den Kräuterpfannkuchen.

Veronika: »Das Gemüse backt je nach Dicke zwar mit 30 Minuten etwas länger, aber ganz von alleine. Der Aufwand ist minimal, die Geschmacksexplosion phänomenal! Ich verwende das Gemüse, das ich gerade da habe. Auch Möhren, Topinambur oder Blumenkohl lieben wir gebacken. Ich mache gerne absichtlich mehr und kombiniere es am nächsten Tag zu einer Getreide-Bowl oder mache ein noch schnelleres Süßkartoffelomelett wie das von Seite 114 damit.«

Oliven-Möhren-Fladen
mit Maisdip

25 Minuten · vegan · glutenfrei

Für 8 Stück à ca. 15 cm Ø

Für die Fladen

1-2 TL Olivenöl zum Bestreichen
300 g Dinkelvollkornmehl, alternativ glutenfrei: Buchweizenmehl
2 TL (Weinstein-)Backpulver
210 ml Wasser
200 g Feta von Schaf oder Ziege, alternativ vegan: 1 ½ EL Olivenöl
ca. 20 entsteinte Oliven
1 große Möhre
1 Schalotte (optional)
2 EL Kürbiskerne (optional)

Für den Maisdip

etwa 360 g Mais (aus der Dose oder dem Glas)
150 ml Pflanzenmilch
Salz
frisch gemahlener Pfeffer, alternativ 1 Msp. Cayennepfeffer

1. Den Ofen auf 180 °C Umluft vorheizen, 2 Backbleche mit Backpapier auslegen und hauchdünn mit Öl bepinseln. Mehl und Backpulver mischen und mit dem Wasser zu einem Teig vermengen. Er wird kleben, das ist gut so.

2. Den Feta fein zerbröseln und unter den Teig mischen. Die Oliven halbieren, die Möhre schälen und in 2 cm lange und 5 mm dünne Stifte schneiden (s. Tipp). Nach Belieben die Schalotte schälen und fein würfeln. Die Kürbiskerne grob hacken. Die vorbereiteten Zutaten unter den Teig mischen. Den Teig mit 2 Esslöffeln portionsweise auf den Backblechen zu flachen Fladen formen. Die Fladen 12–15 Minuten backen.

3. Währenddessen für den Dip Mais und Pflanzenmilch mit dem Stabmixer fein pürieren und mit Salz und Pfeffer abschmecken.

4. Die Fladen aus dem Ofen nehmen, leicht abkühlen lassen, auf Tellern anrichten und den Dip dazu reichen.

TIPP

Die Möhre zu reiben, wäre praktischer, der Teig wird dann allerdings zu freucht. Ein frischer Salat dazu macht daraus ein wunderbar rundes Gericht! Der Dip hält sich gekühlt 2 Tage frisch, die Fladen besser frisch genießen.

Clara: »Schnelle Fladen sind bei uns sehr beliebt und wunderbar zu variieren. Ich liebe sie mit Möhren, Oliven und Feta, meine Männer lieber sie mit Paprika, Mais und Zwiebeln oder mit Pecorino. In den Maisdip getunkt, der übrigens auch toll zu jeder Bowl passt, sowie zu den Kräuterpfannkuchen-Wraps auf Seite 54, schmecken sie köstlich.«

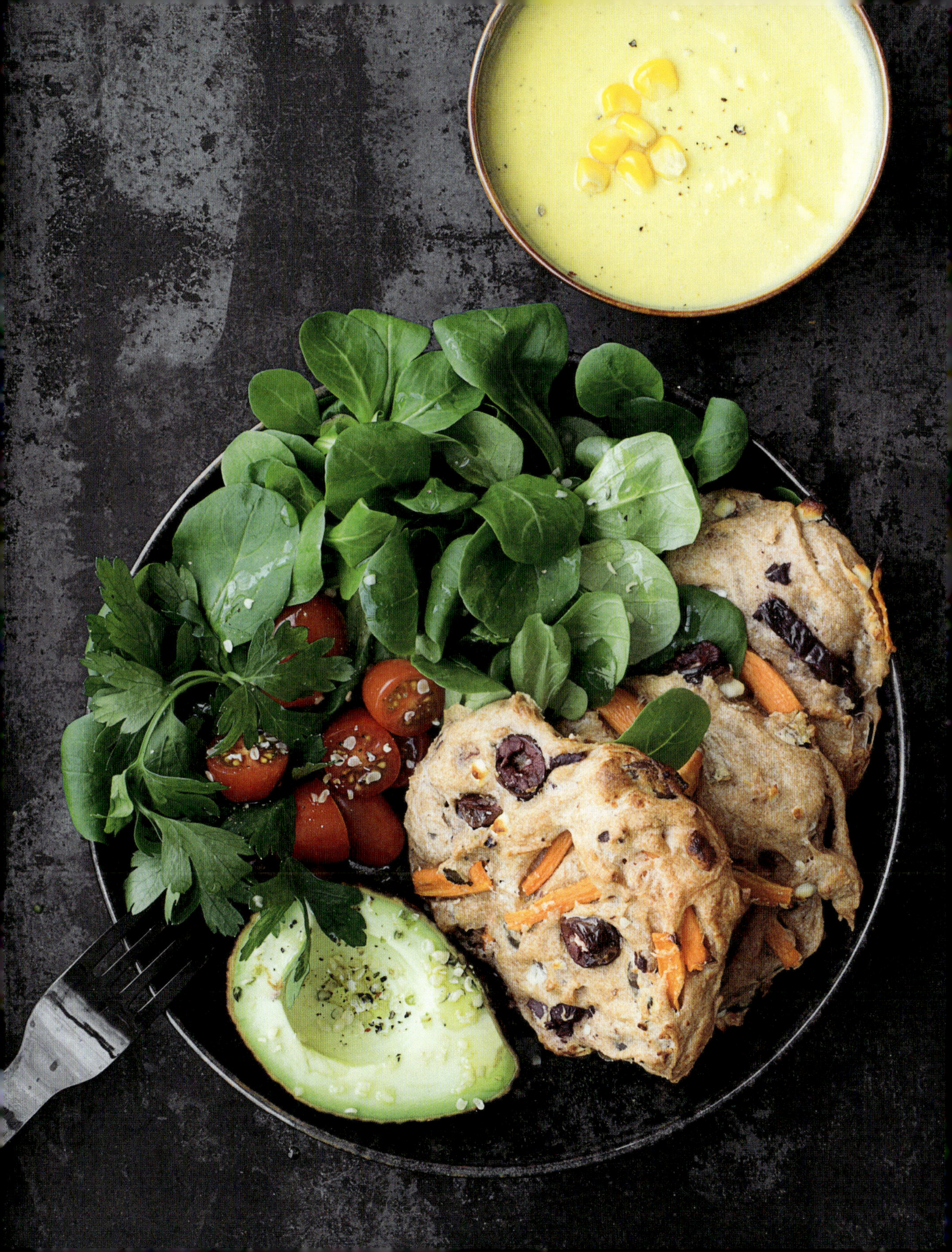

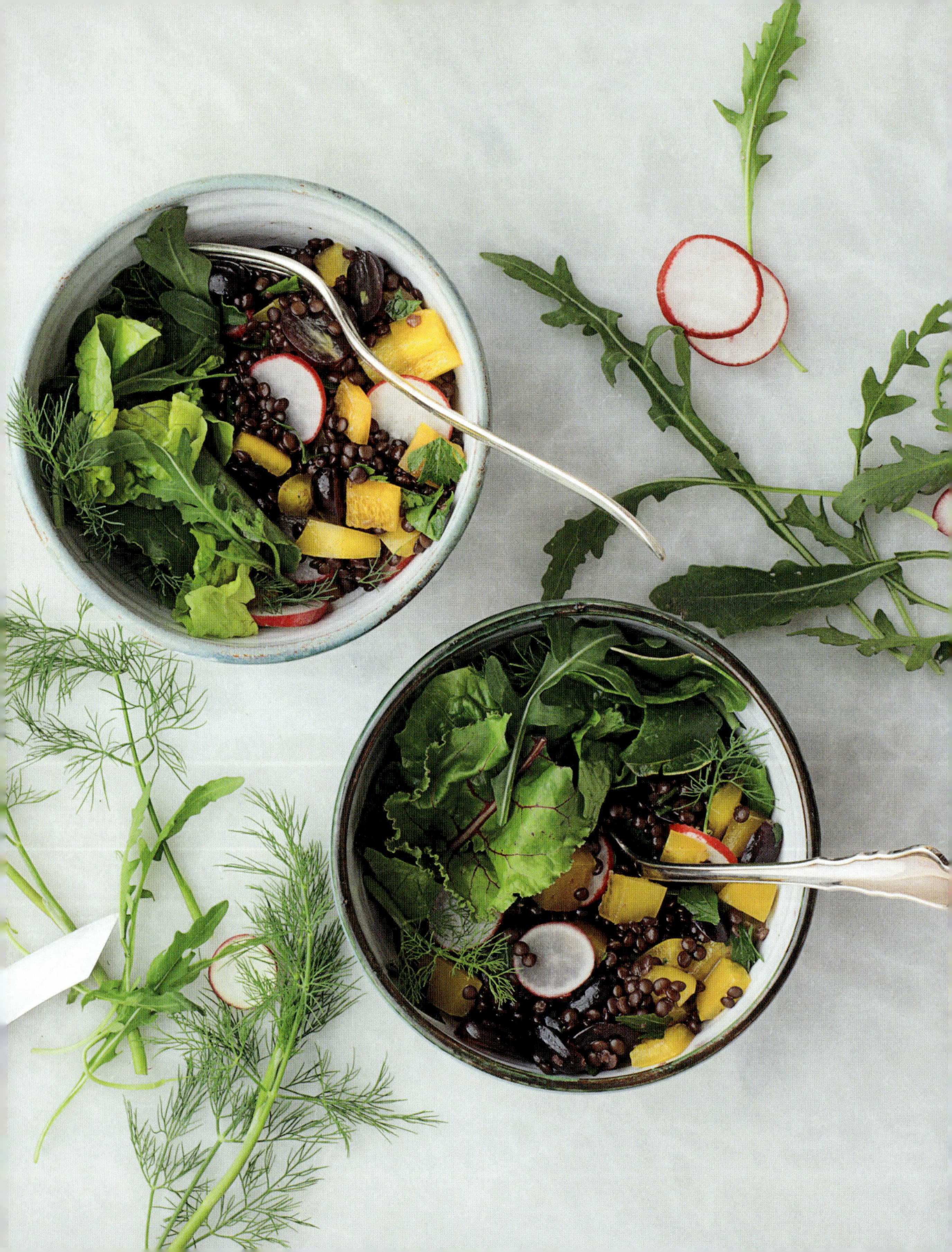

Belugalinsensalat
mit Trauben und Paprika

25 Minuten · vegan · glutenfrei

Für 4 Portionen

200 g Belugalinsen (650 g gekocht), alternativ (vor-)gekochte Bohnen
3 gelbe Paprikaschoten
3 Handvoll kernlose Weintrauben, alternativ 1 Mango, geschält und gewürfelt
1 Bund Radieschen
1 Handvoll glatte Petersilienblätter oder Dill
2 EL Olivenöl
8–10 EL frischer Zitronensaft
Salz
frisch gemahlener Pfeffer

1. Die Linsen waschen und in 550 ml ungesalzenem Wasser (entspricht der doppelten Menge) zugedeckt 15 Minuten köcheln lassen. Bei Verwendung vorgegarter Linsen oder Bohnen entfällt dieser Schritt.

2. Währenddessen die Paprika längs halbieren, entkernen und würfeln. Die Weintrauben halbieren, die Radieschen in Scheiben schneiden. Die Petersilienblätter fein hacken. Alles in einer Schüssel mit Öl und Zitronensaft mischen und mit Salz und Pfeffer würzen.

3. Die Linsen in ein Sieb abgießen, kalt abspülen, gut abtropfen lassen und mit den übrigen Zutaten mischen. Nochmals mit Zitronensaft und Salz abschmecken und genießen.

TIPP

Dazu passt ein grüner Salat, wer mag außerdem kaltes Sauerkraut.

Veronika: »Durch die Linsen ist das Gericht zum Lunch oder Abendessen wunderbar sättigend. Noch schneller geht es, wenn die Linsen schon am Vorabend oder morgens vorgekocht worden sind oder vorgekocht aus dem Tiefkühler hervorgezaubert werden und nur noch die frischen Zutaten ergänzt werden dürfen. Etwas mehr davon und er schmeckt am nächsten Tag toll als Ergänzung zum gebackenen Gemüse auf Seite 45 oder zur Süßkartoffelpattie-Bowl auf Seite 116.«

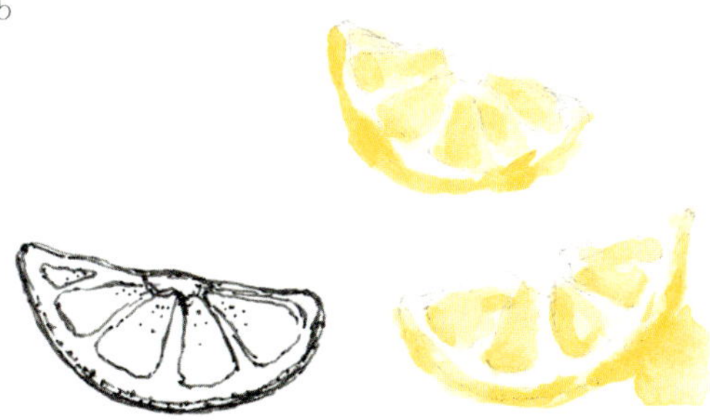

Fruchtig frischer Quinoasalat

10 Minuten · vegan · glutenfrei

Für 4 Portionen

Für den Salat

3 EL Sonnenblumenkerne
5 Radieschen
1 süß-säuerlicher Apfel (z. B. Elstar)
1 Handvoll Blaubeeren
1 Handvoll Weintrauben
2 Handvoll Salat (z. B. Rucola und Feldsalat)
1 Handvoll Sprossen (optional)
280 g gekochte Quinoa (100 g ungekocht; s. Tabelle S. 15)

Für das Dressing

Saft von 1 Orange
1 ½ EL Olivenöl
Salz
frisch gemahlener Pfeffer

1. Die Sonnenblumenkerne unter ständigem Rühren in einer Pfanne ohne Öl goldgelb anrösten. Zum Abkühlen beiseitestellen.

2. Radieschen und Apfel in feine Spalten schneiden und in einer Schüssel mit Blaubeeren, Weintrauben, Salat und Sprossen mischen. Vorgekochte beziehungsweise abgekühlte Quinoa unterheben.

3. Für das Dressing Orangensaft und Öl mischen. Mit Salz und Pfeffer abschmecken. Den Salat gründlich mit dem Dressing vermengen, anrichten und genießen.

Clara: »Dieser Salat bietet sich an, wenn bereits vorgekochte Quinoa im Kühlschrank ist oder morgens bei Zimmertemperatur aufgetaut werden kann. Wer Quinoa extra für den Salat kocht, wird etwa 10 Minuten warten müssen, bis sie abgekühlt ist. Vorgekochter Dinkel ist eine prima Alternative.«

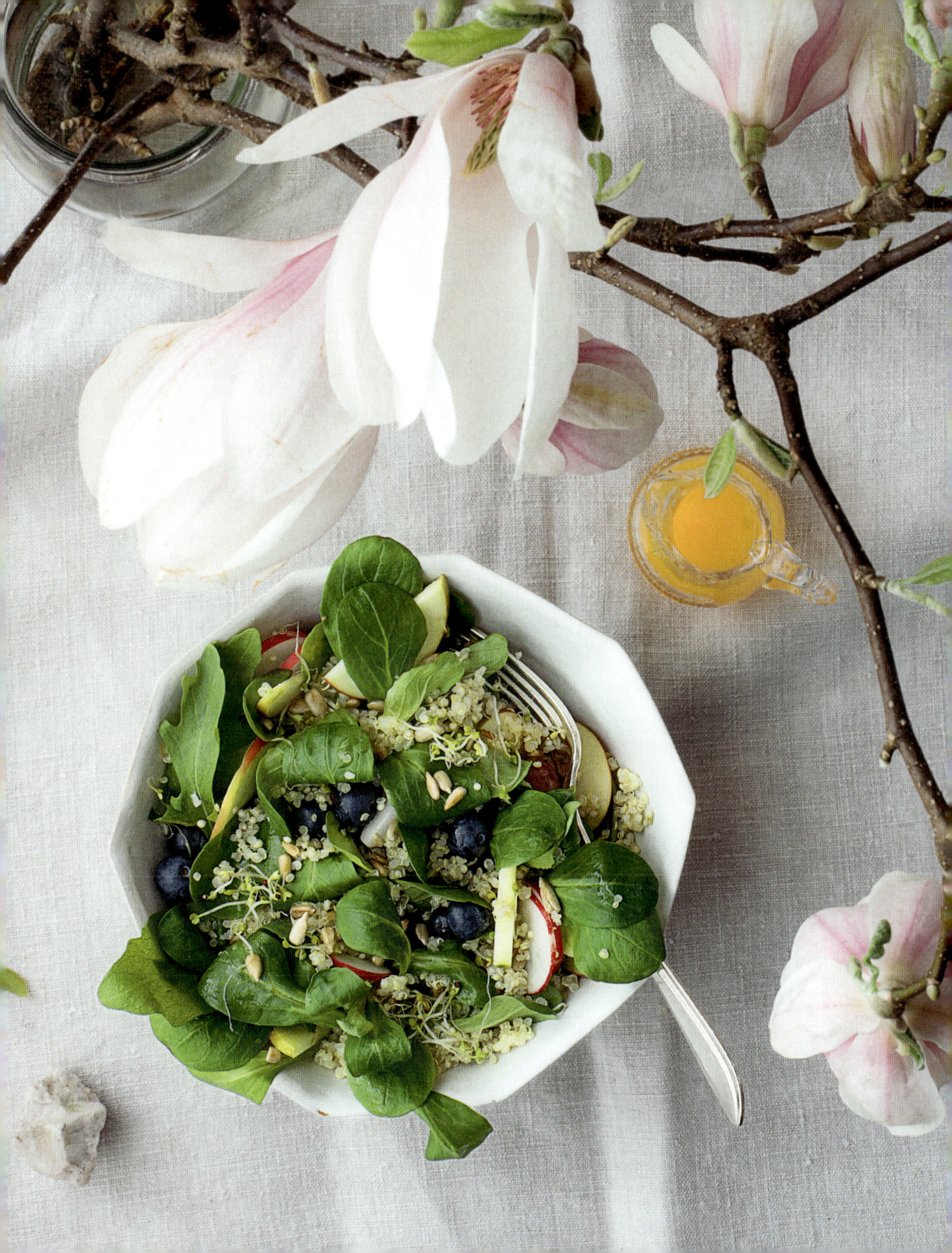

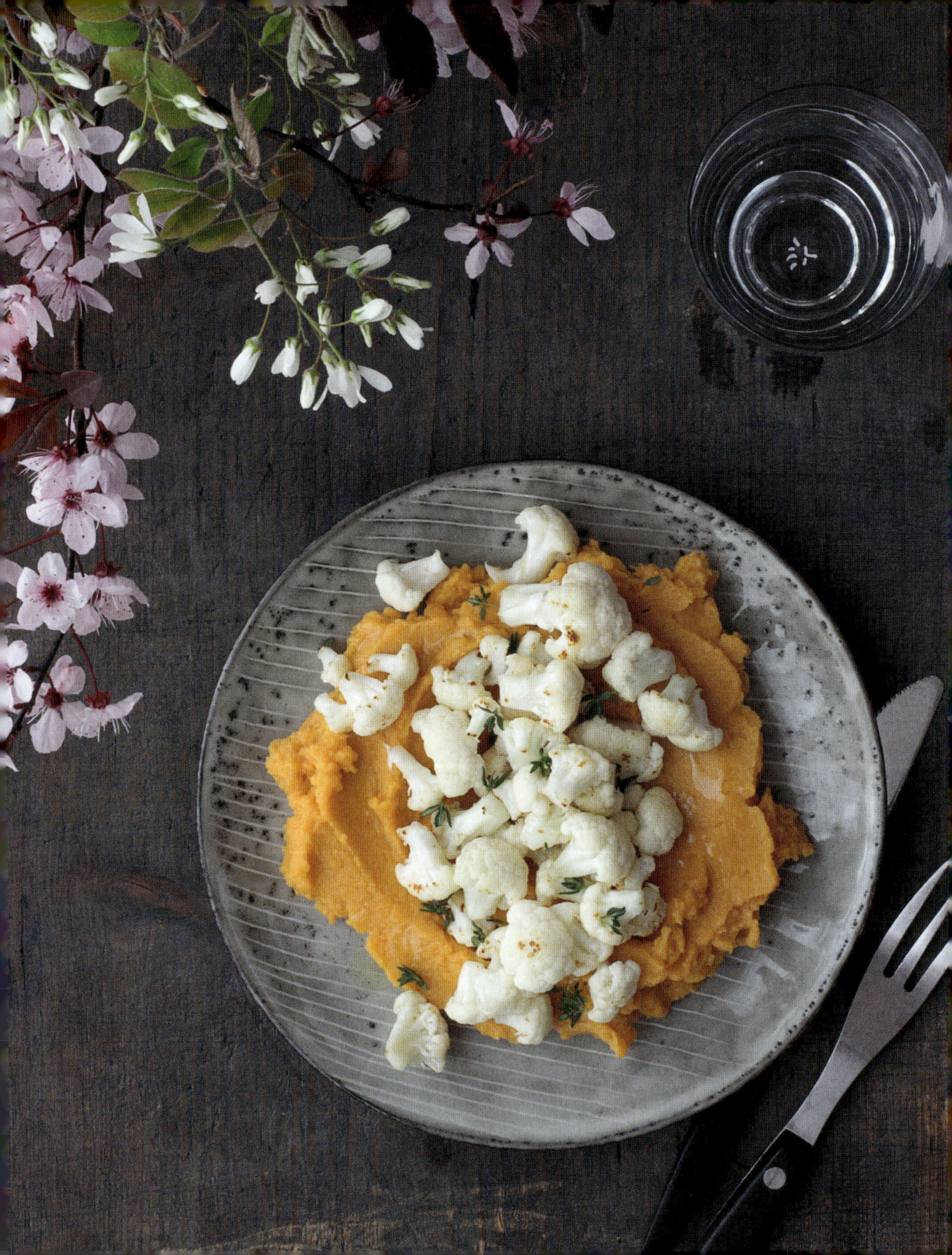

Süßkartoffelpüree
mit geröstetem Blumenkohl

20 Minuten | vegan | glutenfrei

Für 4 Portionen

Für das Püree

2 große Süßkartoffeln
ca. 200 ml Mandelmilch, alternativ 1 EL Cashew- oder Mandelmus und 200 ml Wasser
2 Msp. frisch geriebene Muskatnuss
Salz

Für den Blumenkohl

1 Blumenkohl
1 EL mildes Kokosfett, alternativ Butter
4 Zweige Thymian, alternativ ¼ TL getr. Thymian
frisch gemahlener Pfeffer

Außerdem

Dampfgareinsatz

1. Für das Püree in einem großen Topf wenig Wasser zum Kochen bringen. Die Süßkartoffeln schälen, in eher kleine Stücke schneiden – je kleiner, desto schneller gar – und im Dampfgareinsatz über dem kochenden Wasser mit geschlossenem Deckel 7–10 Minuten garen.

2. Inzwischen den Blumenkohl in Röschen schneiden. Das Fett in einer beschichteten Pfanne erhitzen und den Blumenkohl darin unter ständigem Rühren rösten. Zwischendurch salzen und den Thymian darüberzupfen. Der Kohl ist fertig, sobald er an mehreren Stellen Farbe angenommen hat. Den Blumenkohl bei niedrigster Hitze warm halten.

3. Den Dampfgareinsatz aus dem Topf heben und die Süßkartoffeln ausdampfen lassen. Den Topf leeren, die Mandelmilch darin erhitzen und mit Muskat und Salz würzen. Die Kartoffeln mit einer Gabel zerdrücken und unter die Mandelmilch rühren.

4. Das Püree auf Tellern portionieren, den Blumenkohl darauf verteilen, pfeffern und servieren.

Veronika: »Ich kann gar nicht sagen, wie sehr ich dieses Gericht mag! Süßkartoffelpüree ist so lecker und dazu auch noch schneller gemacht als Kartoffelpüree. erösteten Blumenkohl liebe ich sowieso, er schmeckt anders als gedünsteter. Für mich ist dieses Gericht simplicity at it's best!«

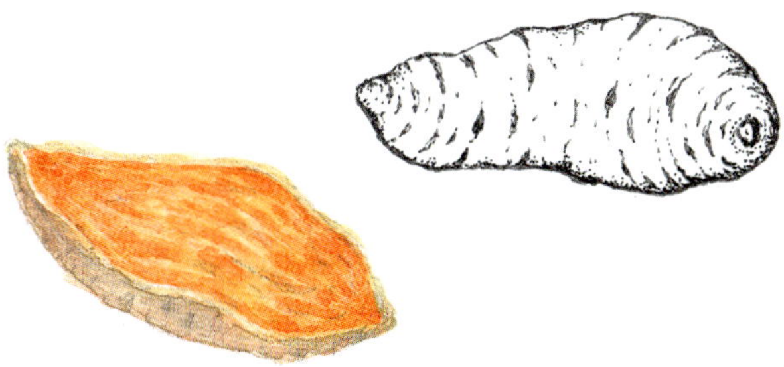

Kräuterpfannkuchen-Wraps

25 Minuten — glutenfrei

Für 4 Portionen

Für den Teig

200 g Dinkelvollkornmehl, alternativ glutenfrei: Buchweizenmehl
340 ml Pflanzenmilch (z. B. Dinkel-, Hafer- oder Mandelmilch)
1 Handvoll gemischte Kräuter (z. B. glatte Petersilie, Schnittlauch, Dill)
3 Eier
Salz
¼ TL mildes Kokosfett zum Ausbacken, alternativ ½ TL Butterschmalz bzw. Ghee

Für den Belag

¼ Kopf grüner Salat
1 Salatgurke
2 Möhren
ca. ¼ Kopf Rotkohl
2 Avocado
2 Zitronen

Für das Dressing

200 g griechischer Schafsjoghurt (mind. 5 % Fett)
½ kleine Knoblauchzehe
Tahin (Sesammus) zum Servieren (optional)

TIPP

Zum Füllen eignet sich allerhand, das im Kühlschrank vorrätig ist: Bohnen, Linsen, Schafskäse, Halloumi, Oliven, Hummus oder gebackenes Gemüse (s. S. 45).

1. Für den Teig Mehl und Pflanzenmilch mit einem Schneebesen glatt rühren. Die Kräuter fein hacken und mit den Eiern untermischen. Den Teig mit ¼ TL Salz würzen.

2. Das Fett in einer beschichteten Pfanne erhitzen. Den Teig portionsweise in die Pfanne gießen und die Pfannkuchen darin nacheinander ausbacken. Zwischendurch die Pfanne immer wieder mit einigen wenigen Tropfen Fett benetzen. Die fertigen Pfannkuchen auf einem Kuchengitter abkühlen lassen.

3. Für den Belag den Salat zupfen. Die Gurke schälen und in lange, dünne Spalten schneiden. Die Möhren schälen und raspeln. Den Rotkohl vom harten inneren Strunk befreien und in feine Streifen schneiden. Die Avocados halbieren, den Kern auslösen, das Fruchtfleisch schälen und würfeln oder in Scheiben schneiden. Die Zitronen der Länge nach vierteln. Die vorbereiteten Zutaten jeweils separat in kleine Schüsseln füllen und bereitstellen.

4. Für das Dressing den Joghurt nach Belieben salzen und den Knoblauch hineinreiben oder nach Belieben Tahin bereitstellen.

5. Die Kräuterpfannkuchen servieren, am Tisch die Wraps nach Belieben füllen, mit Zitronensaft beträufeln und genießen!

Veronika: »In irgendeiner Form essen wir fast jede Woche Wraps. Es ist ein wunderbar kommunikatives Essen, wenn sich jeder am Tisch seine eigene Kombination befüllt. Wraps aus Pfannkuchen sind meine schnellste Variante. Meine Tochter liebt Dill, andere Kräuter meidet sie eher, daher mische ich erst nur Dill in den Teig, backe ihre Pfannkuchen aus und mische dann die restlichen Kräuter unter. Natürlich können mit dem Teig auch Pfannkuchen ohne Kräuter ausgebacken und die Kräuter separat gereicht werden.«

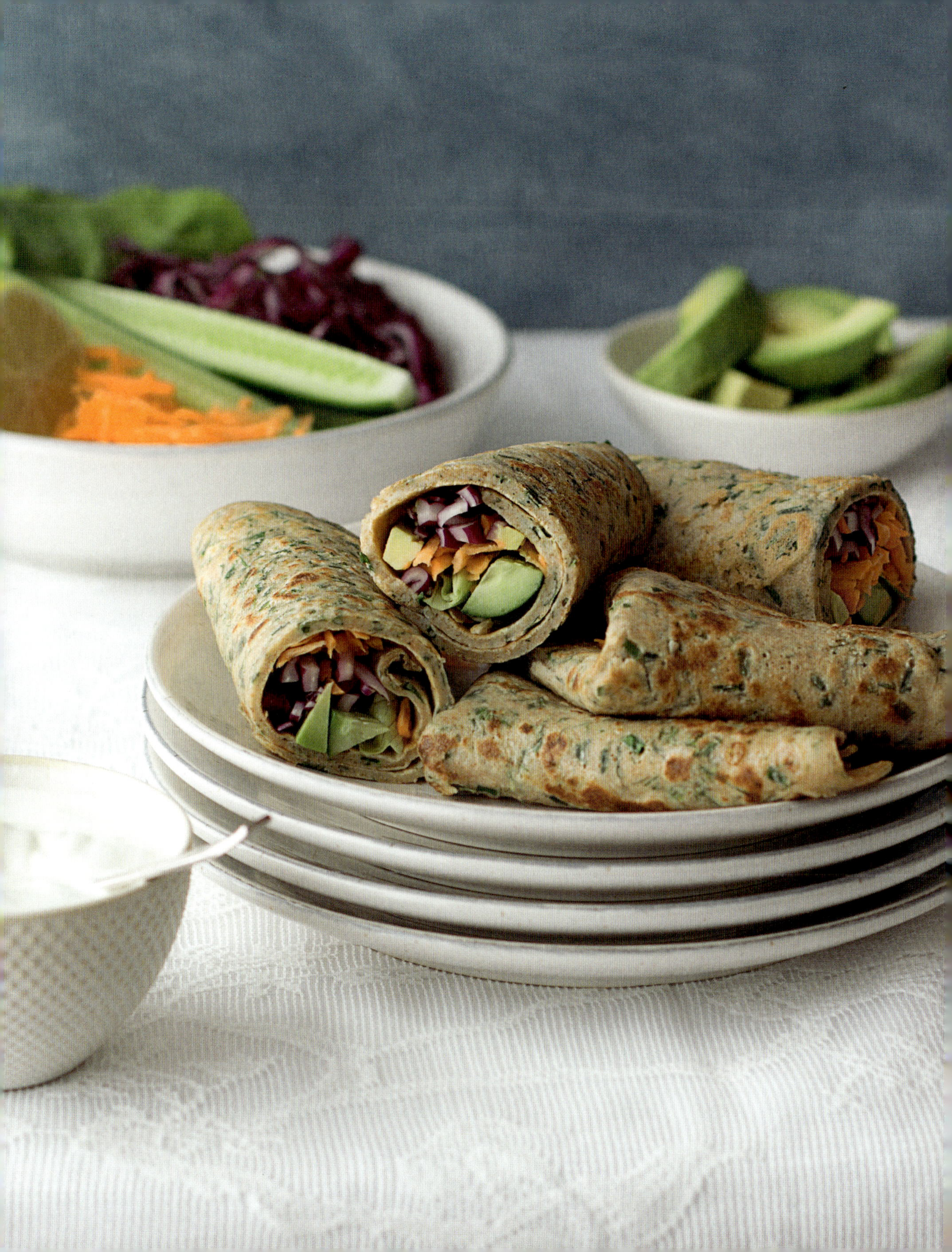

Pancakes mit Kräuterseitlingen
und Kräuter-Mandel-Soße

25 Minuten   glutenfrei

Für 4 Portionen

Für den Teig

250 g Buchweizenmehl, alternativ Dinkelvollkornmehl
1 TL (Weinstein-)Backpulver
½ TL Natron
1 EL Apfelessig, alternativ Weißweinessig
350 ml Sprudelwasser
1 TL Salz
mildes Kokosfett zum Ausbacken, alternativ Avocadoöl oder Butterschmalz bzw. Ghee

Für die Kräuterseitlinge

400 g Kräuterseitlinge
3-4 Frühlingszwiebeln
4 Stängel glatte Petersilie
1-2 TL mildes Kokosfett zum Anbraten
frischer gemahlener Pfeffer

Für die Soße

1 Bund frische Kräuter (z. B. Dill, Petersilie und Schnittlauch), alternativ 3-4 EL tiefgekühlt
400 ml Mandelmilch
200 g gemahlene Mandeln

TIPP

In eine große Pfanne passen drei Pancakes gleichzeitig.

1. Für den Teig Mehl, Backpulver, Natron und Salz mischen, dann Apfelessig und Sprudelwasser dazugeben, gut verrühren und kurz beiseitestellen.

2. Die Kräuterseitlinge mit einer Gemüsebürste oder mit Küchenpapier trocken abreiben und längs in schmale Spalten schneiden. Die Frühlingszwiebeln in Ringe schneiden, die Petersilienblätter von den Stängeln zupfen. Den Ofen zum Warmhalten der Pancakes auf etwa 80 °C Ober-/Unterhitze vorheizen.

3. Für die Soße die Kräuterblätter von den Stängeln zupfen und fein hacken. Die Mandelmilch mit den gemahlenen Mandeln und den Kräutern in einem Topf aufkochen, danach bei niedriger Hitze warm halten.

4. Zwei beschichtete Pfannen erhitzen, in der einen die Kräuterseitlinge in etwas Fett rundum bräunen und salzen. In der anderen leicht gefetteten Pfanne die Pancakes ausbacken. Mit einer Kelle Teig in die Pfanne geben (s. Tipp) und ihn etwas verteilen, nach etwa 2 Minuten wenden. Die fertigen Pancakes auf einem Teller im Ofen warm halten. Mit dem Teig so weiter verfahren, bis er aufgebraucht ist.

5. Die Kräuterseitlinge mit den Frühlingszwiebeln und der Petersilie auf den heißen Pancakes anrichten und mit der Soße servieren.

Clara: »Als dieses Foto entstand, hatten wir Claire und meinen Sohn Aeneas bei uns, die uns vergnügt Pancakes schnabulierend zusahen. Die Pancakes schmecken nämlich nicht nur warm mit Kräuterseitlingen und Mandelsoße, sondern auch kalt auf die Hand und mit etwas Apfelmus zum Dippen ganz toll.«

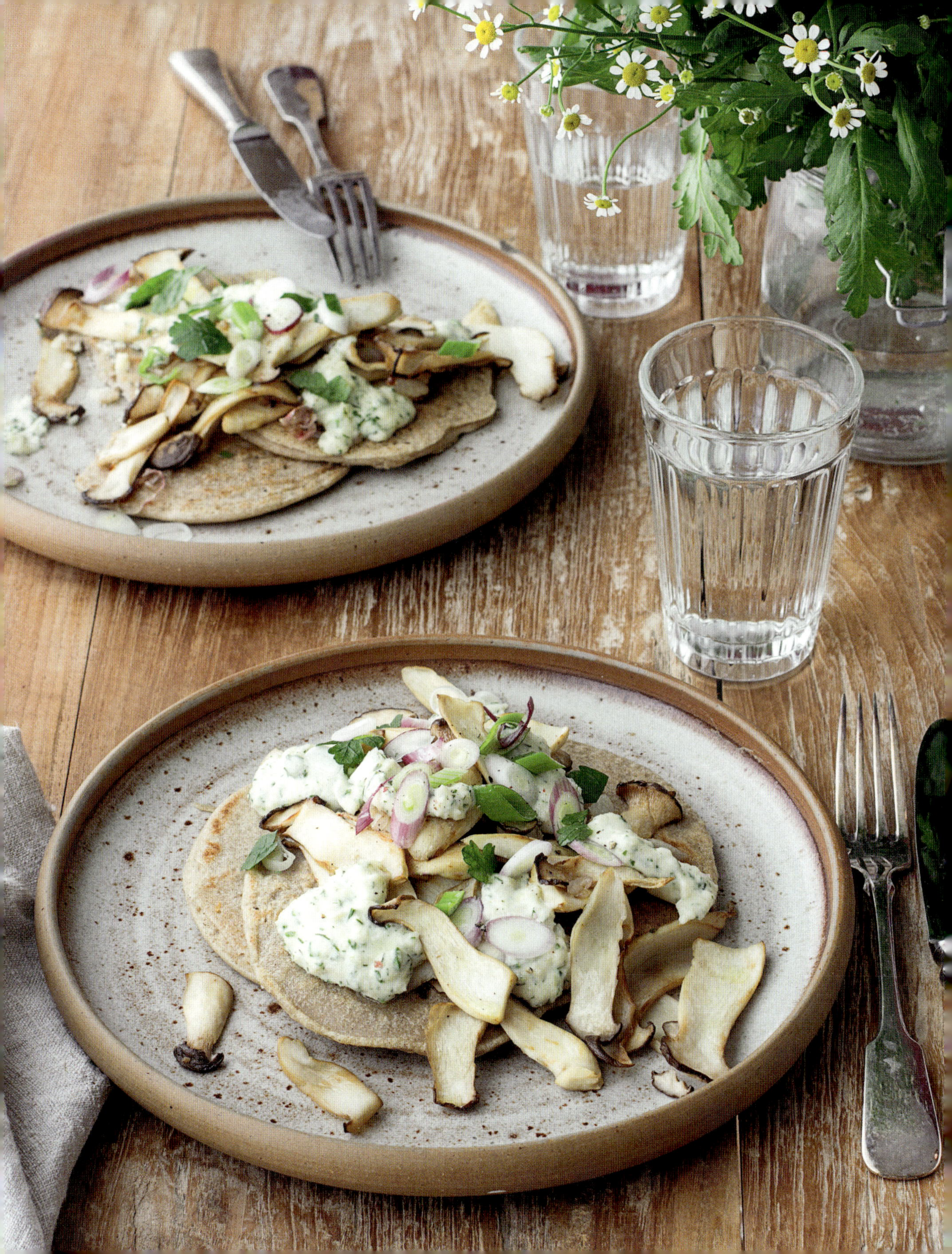

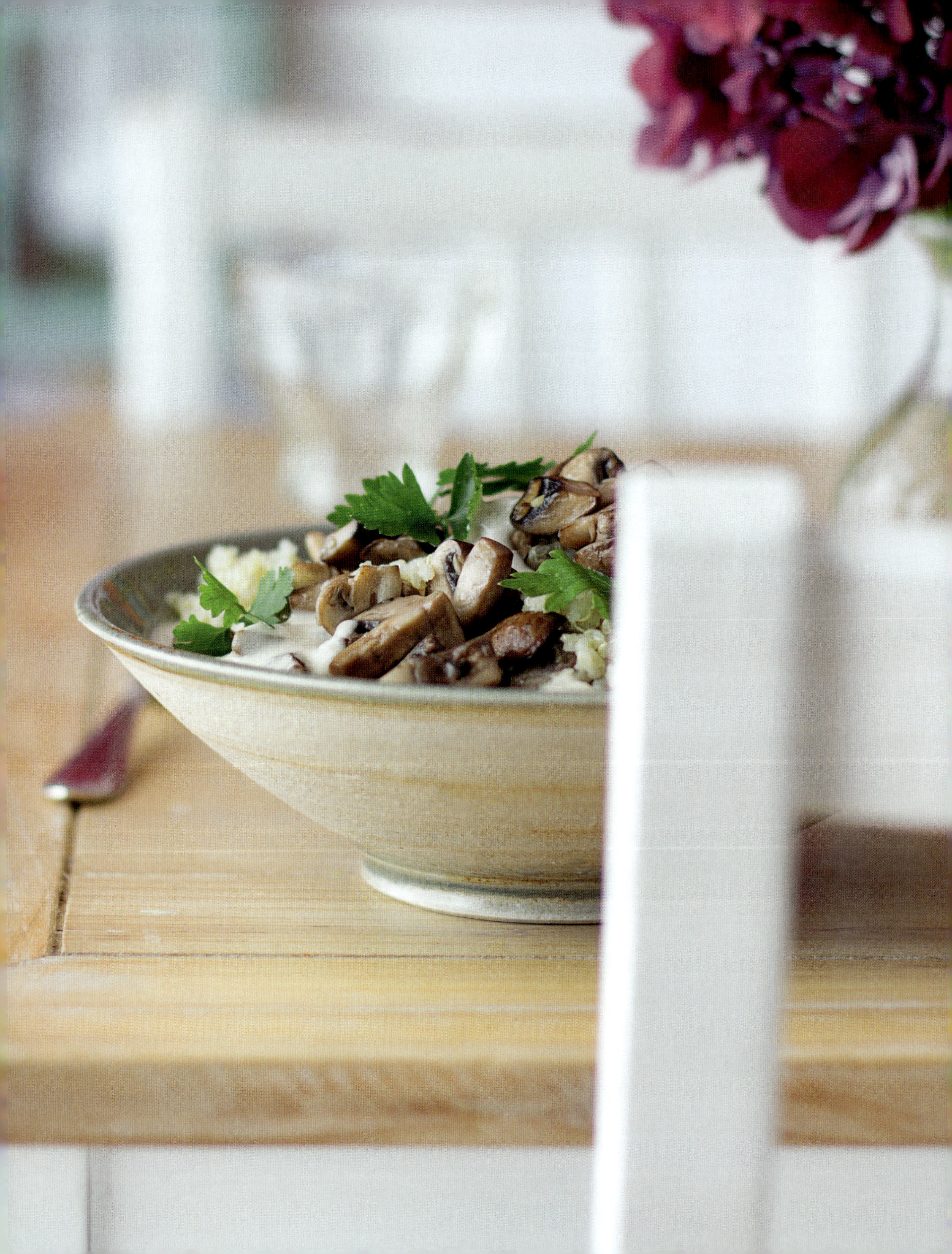

Quinoa mit Pilzcremesoße

20 Minuten vegan glutenfrei

Für 4 Portionen

Für die Quinoa

240 g Quinoa (670 g gekocht; s. Tabelle S. 15)
Salz

Für die Pilzcremesoße

4 Handvoll frische Pilze
2 Schalotten oder 1 kleine Zwiebel
1 EL mildes Kokosfett, alternativ Avocado- oder Olivenöl
1-2 Knoblauchzehen
600 ml milde Gemüsebrühe
3 EL Cashewmus
2-3 EL frischer Zitronensaft
frisch gemahlener Pfeffer
4 Stängel glatte Petersilie

1. Die Quinoa in einem Sieb heiß waschen , in einem beschichteten Topf in 500 ml leicht gesalzenem Wasser zugedeckt 15 Minuten köcheln und anschließend weitere 5 Minuten quellen lassen (Packungsanweisung beachten).

2. Währenddessen für die Pilzcremesoße die Pilze mit einer Gemüsebürste oder mit Küchenpapier trocken abreiben und nach Belieben klein schneiden. Die Schalotten würfeln. Das Fett in einem beschichteten Topf oder einer beschichteten Pfanne erhitzen und die Schalottenwürfel darin glasig andünsten. Den geschälten Knoblauch hineinreiben, die Pilze dazugeben, salzen und dünsten, bis kein Wasser mehr austritt.

3. Die Gemüsebrühe angießen und das Cashewmus einrühren, bis sich alle Klümpchen gelöst haben. Die Soße 2– 3 Minuten cremig einkochen, dann mit Zitronensaft, Salz und Pfeffer abschmecken.

4. Die Petersilie hacken und unterheben oder die Quinoa und die Pilzcremesoße auf den Tellern damit garnieren.

Veronika: »Die Cremesoße lässt sich wunderbar variabel kombinieren. Sie schmeckt zu jeder Getreidesorte, auch zu Pasta oder Kartoffeln und ebenso gut mit anderen Gemüsesorten wie gedünstetem Lauch, Möhren, Sellerie, Spargel, Erbsen oder Brokkoli oder zum Ofengemüse auf Seite 45 vom Vortag.«

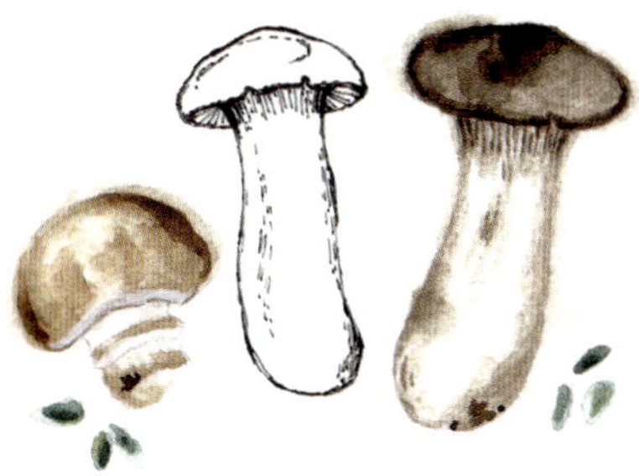

Spaghetti mit grünen
Bohnen und Belugalinsen

20 Minuten | vegan | glutenfrei

Für 4 Portionen

- 120 g Belugalinsen (400 g gekocht)
- Salz
- 400 g Spaghetti (z. B. aus Dinkel oder Emmer; alternativ glutenfrei: aus Vollkornreis oder Mais)
- 300 g tiefgekühlte Prinzessbohnen
- 1 Zwiebel
- 2 EL Olivenöl
- 2 Knoblauchzehen
- 4 Stängel Bohnenkraut, alternativ 2 TL getr. Bohnenkraut
- 120 g Büffelmozzarella (vegan: ohne)
- frisch gemahlener Pfeffer

1. Für die Linsen in einem Topf 240 ml Wasser erhitzen und die Belugalinsen darin abgedeckt 15 Minuten köcheln lassen, erst zum Schluss salzen. Inzwischen die Spaghetti in Salzwasser nach Packungsanweisung bissfest garen. Die Bohnen in den letzten 4 Minuten mitgaren.

2. Währenddessen die Zwiebel schälen und fein würfeln. Das Öl in einer beschichteten Pfanne erhitzen und die Zwiebel darin glasig andünsten. Den Knoblauch schälen, hineinreiben und mitdünsten. Das getrocknete Bohnenkraut unterrühren – frisches Bohnenkraut erst später dazugeben – und die Mischung bei sehr niedriger Hitze warm halten. Den Büffelmozzarella nach Belieben in Würfel schneiden.

3. Die Linsen in ein Sieb abgießen. Spaghetti und Bohnen ebenfalls abgießen, dabei etwas Kochwasser auffangen. Linsen und Spaghetti in der Pfanne mit der Zwiebel-Knoblauch-Mischung vermengen, nach Belieben Mozzarella und bei Verwendung das frische Bohnenkraut unterrühren. Erscheint das Gericht trocken, 1–3 EL Nudelkochwasser dazugeben.

4. Die Spaghetti mit Salz und Pfeffer abschmecken und genießen!

Veronika: »Dies ist mein absolutes Lieblingspastagericht, denn es ist nährend, sättigend und phänomenal aromatisch! Abgesehen vom Büffelmozzarella entstammen alle Zutaten aus dem Vorrat. Ich bereite immer direkt eine größere Menge Linsen zu und verwende sie an den Folgetagen für den Belugasalat auf Seite 49 oder mische sie unter einen Salat.«

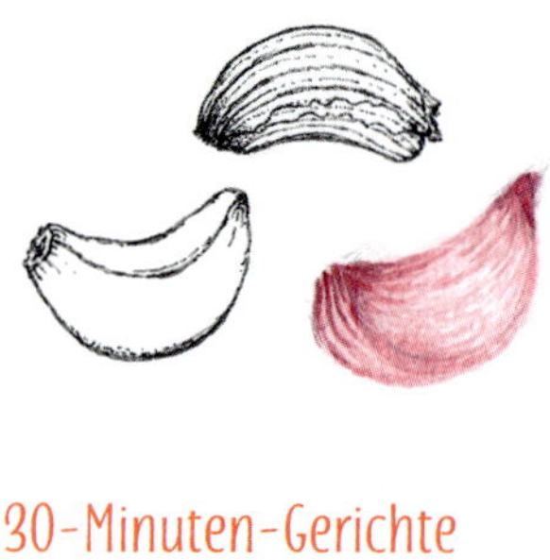

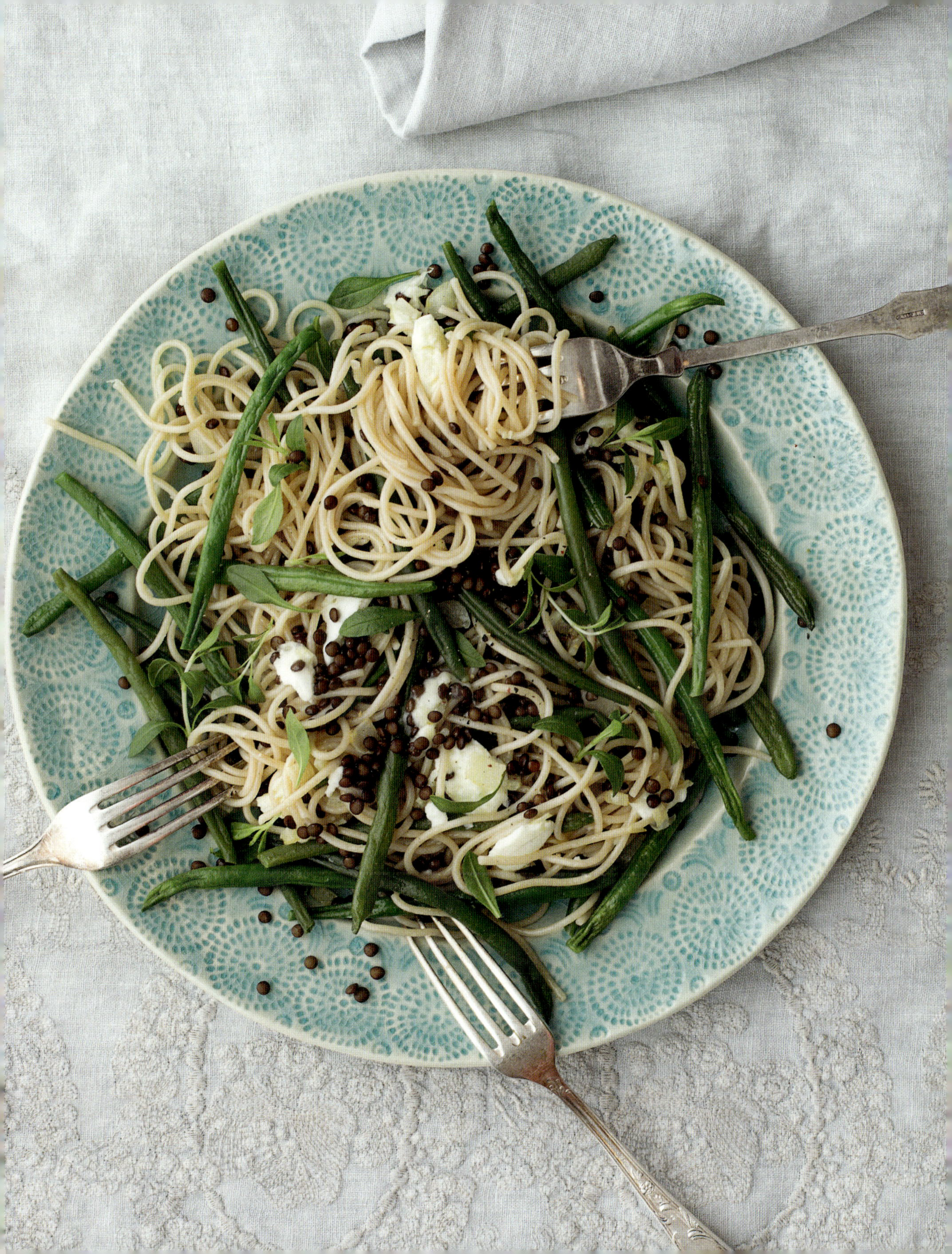

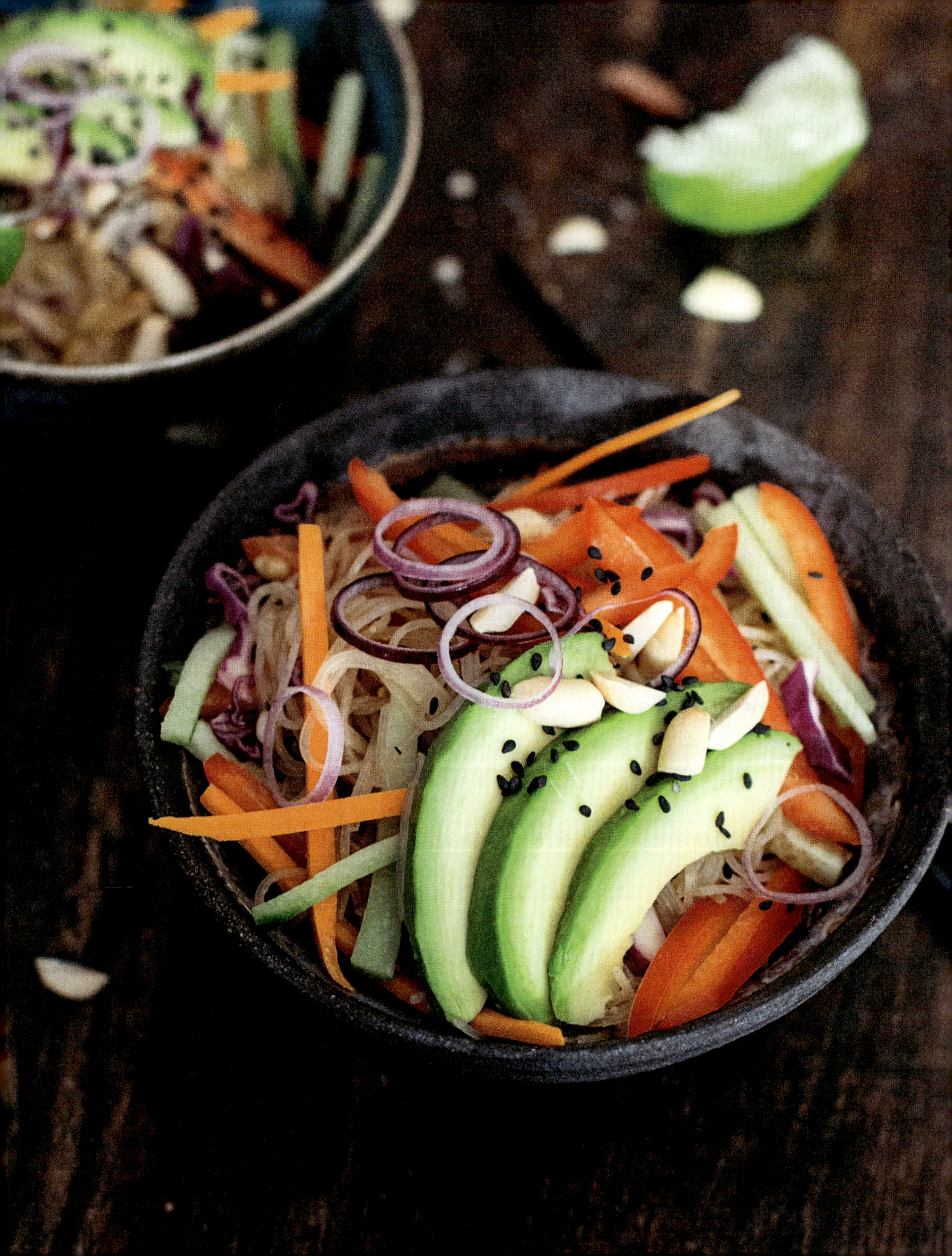

Nudeln mit schneller Asia-Soße

15 Minuten · vegan · glutenfrei

Für 4 Portionen

Für die Nudeln

200 g Glasnudeln, alternativ 1 große Zucchini oder 2 große Kohlrabi
2 Paprikaschoten
2 Möhren
2 Avocados
½ Salatgurke
1 Frühlingszwiebel
1 Handvoll Rotkohl (optional)
gehackte Erdnusskerne oder schwarze Sesamsamen zum Bestreuen (optional)

Für die Soße

3 EL Erdnussmus, alternativ Cashew- oder Mandelmus
2-3 EL Tamari (weizenfreie Sojasoße)
frischer Saft von 2 Limetten
1 EL Ahornsirup

1. Die Glasnudeln in einer Schüssel mit kochendem Wasser übergießen und 5 Minuten quellen lassen. Alternativ Zucchini oder Kohlrabi mit einem Spiralschneider zu Gemüsespaghetti verarbeiten.

2. Die Paprikaschoten halbieren, entkernen und in Streifen schneiden. Die Möhren schälen. Die Avocados halbieren, den Kern entfernen und die Hälften schälen. Möhren und Avocados mit der Gurke in Stifte schneiden. Die Frühlingszwiebel in Ringe schneiden und die Ringe voneinander trennen. Den Rotkohl dünn vom Kopf schneiden und grob hacken.

3. Für die Soße alle Zutaten verrühren. Die Nudeln in einem Sieb abtropfen lassen und mit Gemüse und Soße mischen.

4. Die Nudeln in kleine Schalen füllen und mit Nüssen oder Samen bestreut servieren.

Veronika: »Die Zutaten für diese Nudeln habe ich beinahe immer zu Hause und das Gericht geht – besonders für ein oder zwei Personen, wenn man noch weniger schneiden muss – schneller als jede Pasta. Dabei ist es ein richtiger Frischekick! Nussmus und Avocado machen satt, die Nudeln machen das Gericht zum Soulfood. Es ist eines meiner liebsten Rezepte!«

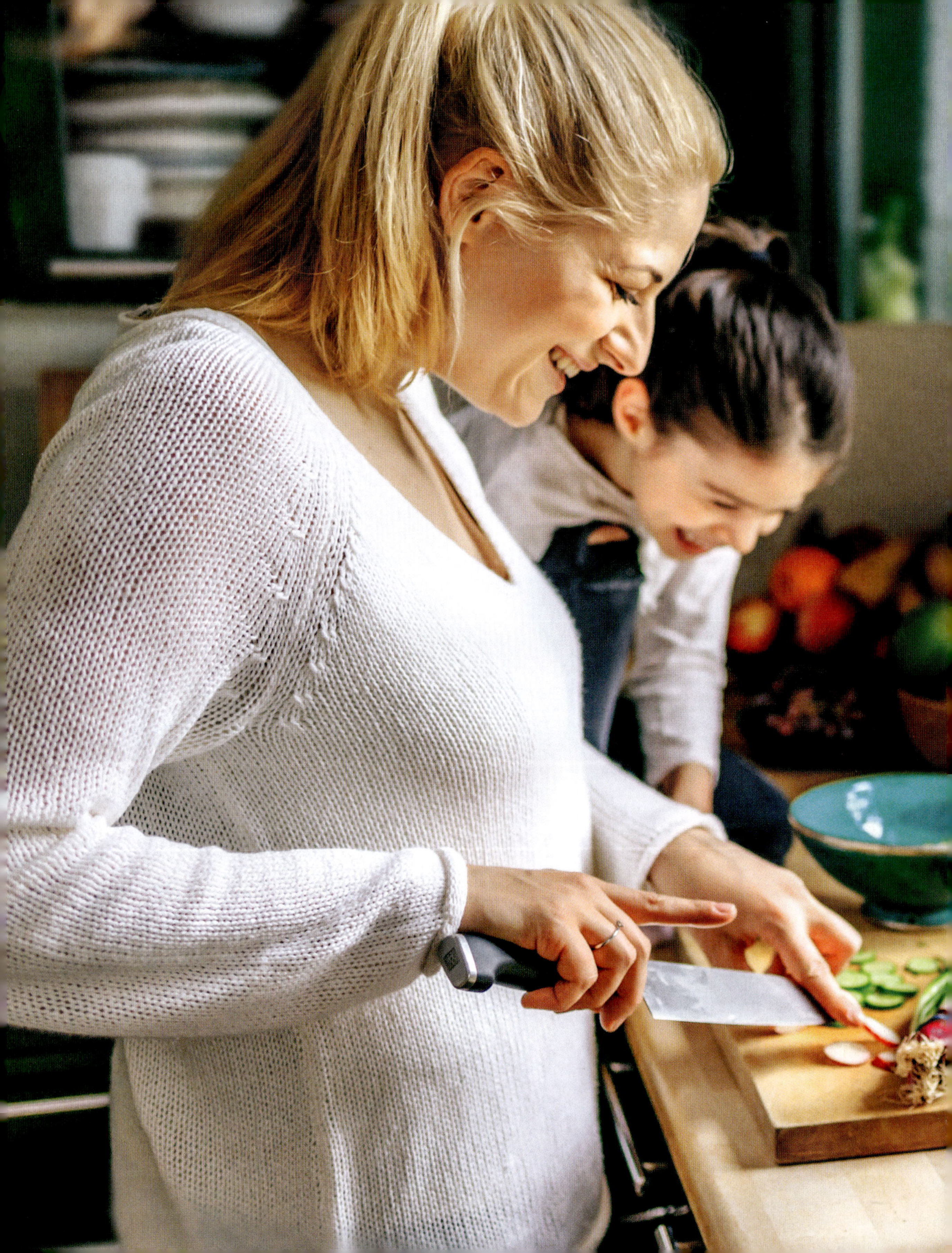

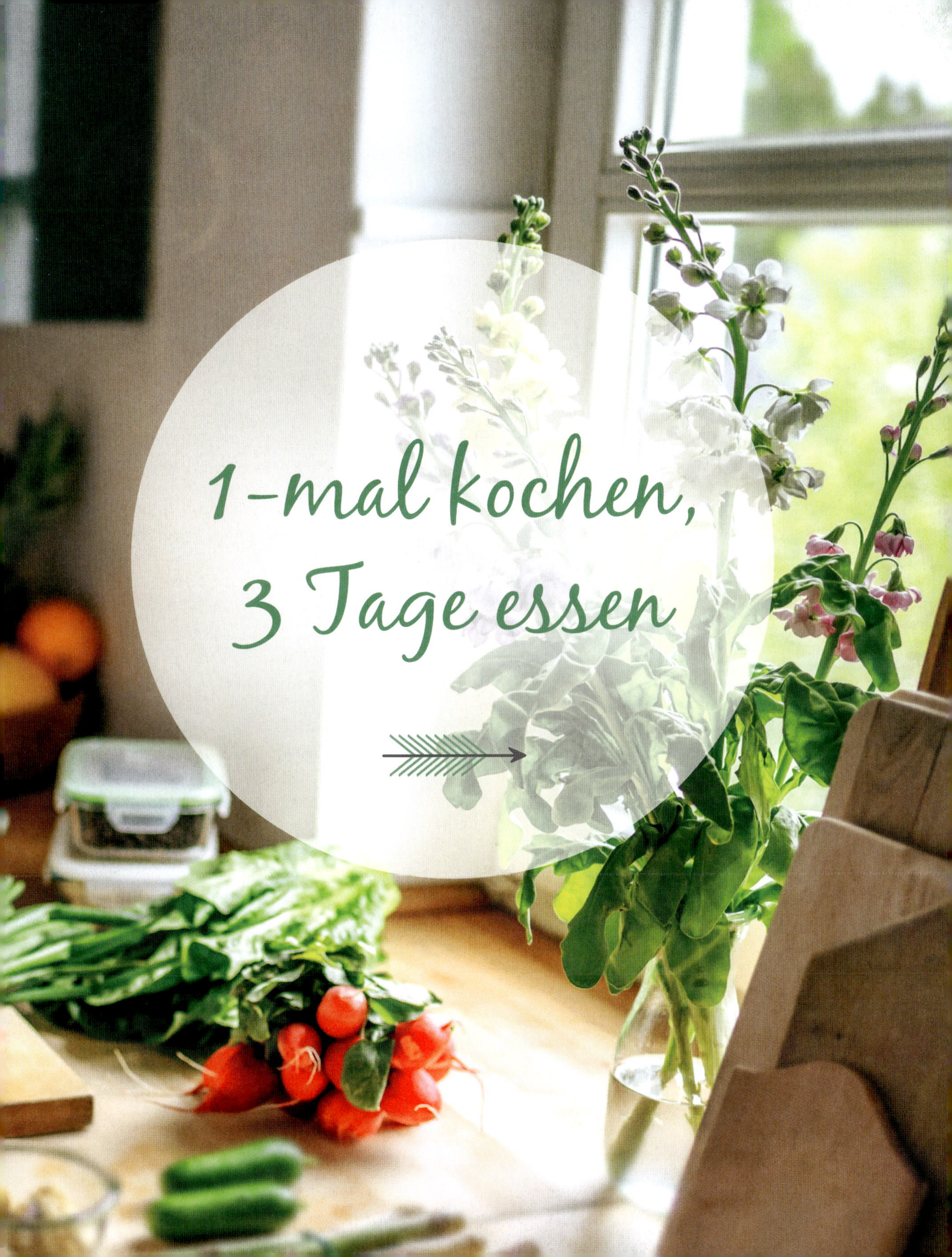
1-mal kochen,
3 Tage essen

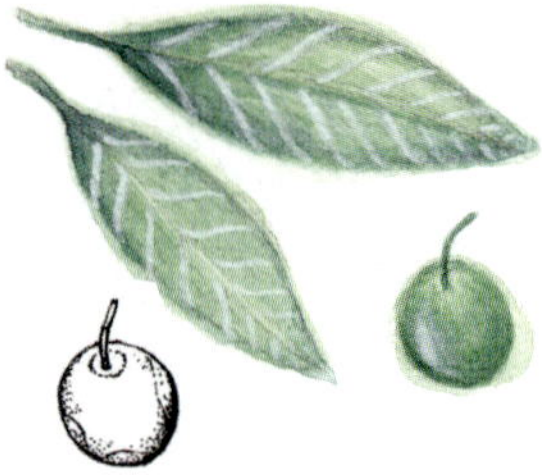

Ein wenig Organisation ist die Lösung

Mit wenigen vorbereitenden Handgriffen gelingen Mahlzeiten deutlich schneller. Der Trick besteht darin, einige Basiszutaten vorzukochen und damit an den aufeinanderfolgenden Tagen verschiedene Gerichte zu kombinieren. Durch den Vorkochprozess werden Mahlzeiten, die sonst in Eile eher bei Pasta ohne Gemüse geendet hätten, in wenigen Minuten vielfach ausgewogener.

Als meine Tochter Claire als Baby Nahrung zeitweise fast ganz verschmähte, empfahl mir unsere Kinderärztin, für sie zu besonders nährstoffreichen Zutaten zu greifen, damit auch wenig genügen würde. Ich las mich in das Thema ein und entdeckte nicht nur Zutaten wie Quinoa, Hirse und verschiedene Samen, sondern auch meine Leidenschaft für den Austausch gängiger Lebensmittel gegen besonders gesunde. Zeitgleich hatte ich mit Claire ein Baby im Arm und Kochen musste praktisch sein. So begann ich, (Pseudo-)Getreide und Hülsenfrüchte, die ich abwechselnd in unsere Mahlzeiten integrierte, gleich für mehrere Tage vorzukochen. Mittags musste ich mich nur noch entscheiden, welches Gemüse passend wäre und ob ich es backen, dampfgaren oder in Soße, mit Kokos- oder Mandelmilch, kochen würde. Meine Sorgen um Claire verflüchtigten sich, die Situation bei Tisch entspannte sich und sie begann zu essen.

Die Arbeitsersparnis habe ich seitdem beibehalten. Alle paar Tage weiche ich (Pseudo-)Getreide oder Hülsenfrüchte ein und koche sie als Basis für mehrere Tage vor. Das geschieht praktisch von allein, während ich anderen Dingen nachgehen kann. Und natürlich lässt sich auch Gemüse für mehrere Tage vorbereiten und unterschiedlich einsetzen. Auch Salat wasche und zupfe ich mittlerweile für zwei bis drei Tage vor. Mit einem so vorbereiteten Vorrat entstehen in meiner Küche täglich neue Kombinationen ohne viel Aufwand. Aufwärmen gelingt im Topf, im Ofen oder in der Pfanne und auch nahrhaft kombinierte Salate sind toll. Wer Vorgekochtes wie Getreide, Hülsenfrüchte oder Soßen nach drei Tagen doch noch nicht aufgebraucht hat, kann ohne Hemmung einfrieren.

Clara geht es ähnlich. Auch sie nutzt die Möglichkeiten des Vorkochens und setzt die Zutaten anschließend kreativ und variabel ein. An einem Tag gleich für mehrere Tage vorzusorgen, empfinden wir nicht nur als praktisch, sondern auch als entlastend und den Vorgang als anregend produktiv. Es ist sinnvoll, Zutaten und Zubereitungen zu koppeln und unterschiedlich zu kombinieren. Einige unserer liebsten Kombinationen haben wir auf den folgenden Seiten festgehalten. Einmal kochen, drei Tage essen kann bedeuten, sich beispielsweise an einem Sonntagabend in die Küche zu stellen und die Gerichte für drei Tage vorzubereiten. Wir kochen eher selten alles in einem Rutsch vor, sondern bereiten an einem Tag die Basiszutaten und das erste Gericht zu und kochen an den zwei darauffolgenden Tagen mit wenigen weiteren Handgriffen jeweils ein anderes frisches Gericht. Die Handhabung ist weitgehend variabel. Da uns wichtig ist, dass die Rezepte auch einzeln nachgekocht werden können, sind sie in diesem Kapitel sowohl nach Tagen sortiert als auch jeweils im Anschluss einzeln zu finden.

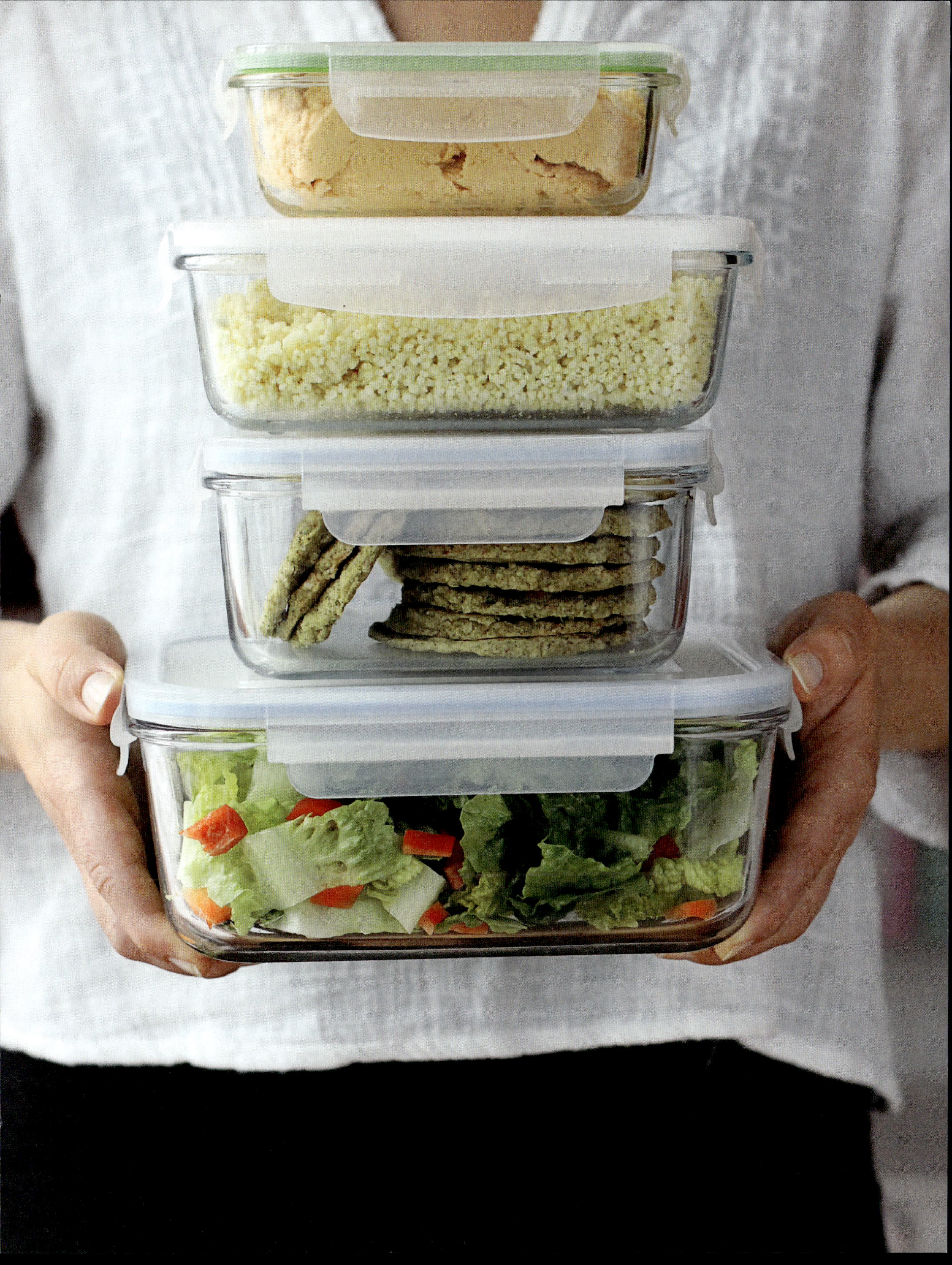

3 Tage Salat

vegan glutenfrei

Für je 1–2 Portionen
Einkaufsliste für 3 Tage

Frische Zutaten
3 Salatherzen, alternativ Chicorée oder ein anderer knackiger Salat
½ Salatgurke
1 rote Paprikaschote
1 große Möhre
½ kleine gelbe oder grüne Zucchini
1 kleine Handvoll kleine Tomaten oder ⅓ Knolle Fenchel
1 kleine Handvoll Blaubeeren, Apfel, Birne oder Trauben
1 Orange oder Feige
1 EL Kresse oder Sprossen
1 Frühlingszwiebel
2 Stängel glatte Petersilie
3 Stängel Dill

Zutaten aus dem Vorrat
Sonnenblumenkerne
Kürbiskerne
geschälte Hanfsamen

Die Basis für 3 Tage

5 Minuten

3 knackige Salatherzen, Chicoree oder ein anderer knackiger Salat
1 große Möhre
½ Salatgurke
1 rote Paprikaschote

1. Die Salatherzen vom Strunk befreien, die Blätter in mundgerechte, nicht zu kleine Stücke schneiden, waschen, trocken schleudern oder schütteln und in eine große Glasdose geben. Dabei ist es wichtig, nur wirklich frische Salatblätter aufzuheben.

2. Die Möhre schälen und mit der Salatgurke in Scheiben schneiden. Die Paprika längs halbieren, entkernen und die Hälften in Würfel schneiden. Das Gemüse mit in die Dose geben, mit einem Deckel luftdicht verschließen und bis zu 3 Tage im Kühlschrank aufbewahren.

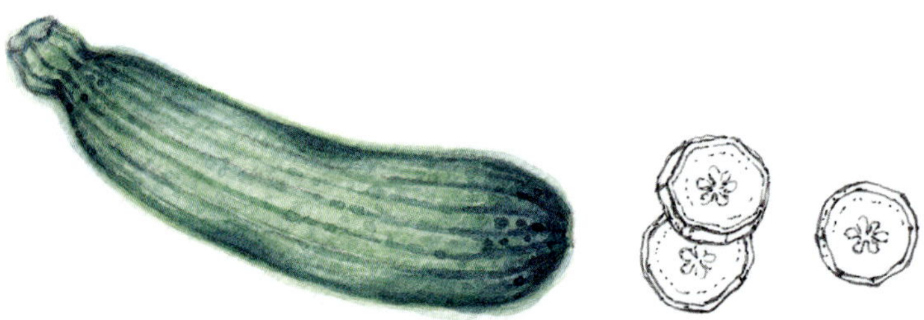

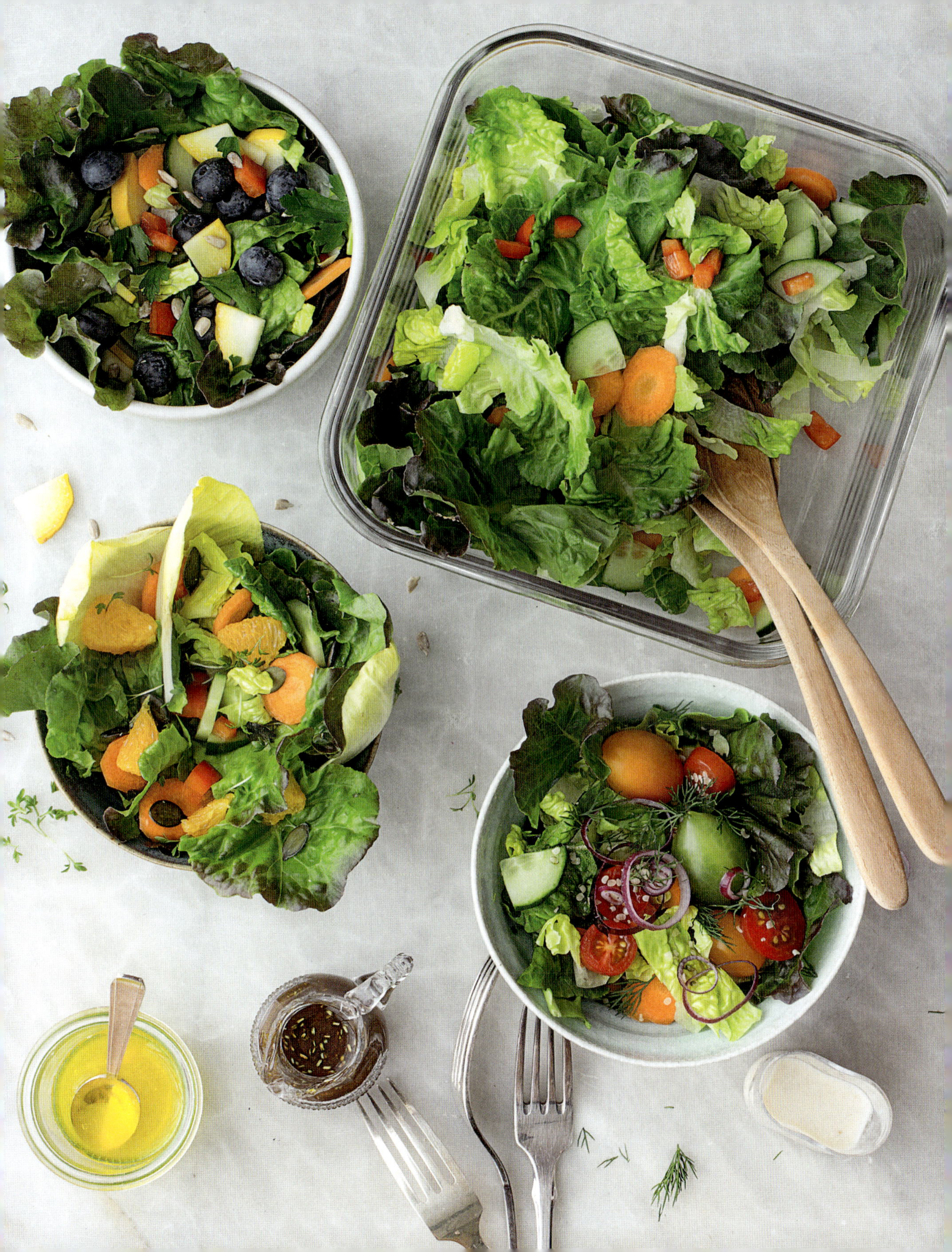

3 Tage Salat

Tag 1

Salat mit Blaubeeren und Zucchini

Seite 69 oben

5 Minuten

Für 1–2 Portionen

1 kleine Handvoll Blaubeeren oder Trauben, alternativ Apfel- oder Birnenspalten
½ kleine gelbe oder grüne Zucchini
2 Stängel glatte Petersilie
1 EL Sonnenblumenkerne
1 große Handvoll vorbereiteter Salat

Die Zucchini längs halbieren und in schmale Scheiben schneiden. Die Petersilienblätter abzupfen und mit den Sonnenblumenkernen und einem Dressing nach Wahl unter den Salat mischen.

Tag 2

Salat mit Orange und Kürbiskernen

Seite 69 Mitte

5 Minuten

Für 1–2 Portionen

1 Orange oder Feige
1 EL Kresse oder Sprossen
1 EL Kürbiskerne
1 große Handvoll vorbereiteter Salat

Die Orange schälen und filetieren. Die Filets mit Kresse oder Sprossen, Kürbiskernen und einem Dressing nach Wahl unter den Salat mischen.

Tag 3

Salat mit Tomaten und Hanfsamen

Seite 69 unten

5 Minuten

Für 1–2 Portionen

1 Handvoll kleine Tomaten oder ⅓ Knolle Fenchel
⅓ Frühlingszwiebel
3 Stängel Dill
1 EL geschälte Hanfsamen
1 große Handvoll vorbereiteter Salat

Die Tomaten nach Belieben halbieren, den Fenchel in dünne Streifen schneiden. Die Frühlingszwiebel in feine Ringe schneiden. Die Dillspitzen abzupfen. Die Zutaten mit den geschälten Hanfsamen und einem Dressing nach Wahl unter den Salat mischen.

3 Dressings

5 Minuten

Sesamdressing

Für je 3–4 Portionen
4 EL frischer Zitronensaft
1 ½ EL Tahin, alternativ Sonnenblumenkernmus
1 EL Ahornsirup
Salz

Die Zutaten mit 2 Prisen Salz und etwa 3 EL Wasser klumpenfrei verrühren.

Kürbiskerndressing

1 EL Olivenöl
2 EL Kürbiskernöl
1 ½ EL konzentrierter, zuckerfreier Aceto balsamico
1 TL mittelscharfer Senf
1 TL Honig
2 Prisen Salz
frisch gemahlener Pfeffer

Die Zutaten mit 2 Prisen Salz verquirlen und mit Pfeffer abschmecken – fertig!

Zitronen-Senf-Dressing

2 EL frischer Zitronensaft, alternativ Apfel- oder weißer Balsamicoessig
½ EL Olivenöl
1 EL Ahornsirup
½ EL mittelscharfer Senf
Salz

Die Zutaten mit 2 Prisen Salz verquirlen – fertig!

Veronika: »Seit mein Sohn auf der Welt ist, wasche und schneide ich Salat immer gleich für 2–3 Tage, um ihn anschließend in einer großen Glasdose mit Deckel aufzubewahren. Als Richtwert gilt: je grüner oder bitterer, desto gesünder. Seitdem greife ich mit 1- bis 2-mal am Tag deutlich häufiger zu Salat als Beilage als zuvor! Brauche ich ein Blitz-Mittagessen, mische ich vorgekochten Dinkel, Quinoa oder Belugalinsen unter, manchmal auch einen Schafsfeta oder -Manouri. Auch Dressings lassen sich für mehrere Mahlzeiten vorbereiten.«

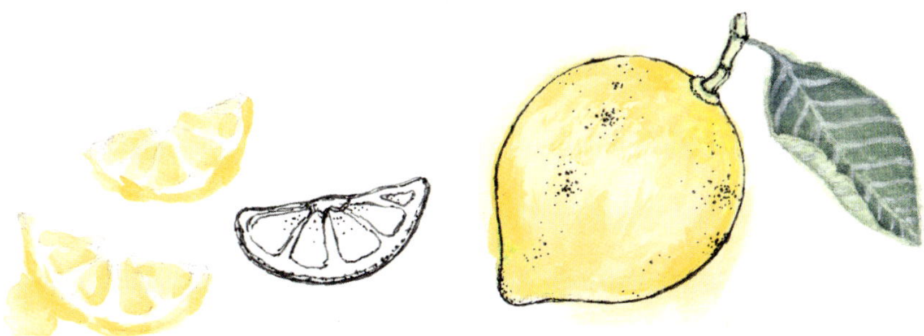

3 Tage Hirse

Für je 4 Portionen
Einkaufsliste für 3 Tage

Frische Zutaten
300 g Ziegenkäserolle
250 g griechischer Schafsjoghurt (mind. 5 % Fett; optional)
500 g Brokkoli, alternativ tiefgekühlt
3 Knollen Fenchel
6 große Tomaten
4 Birnen
3 Frühlingszwiebeln
frischer Saft von 1 ½ Zitronen

Zutaten aus dem Vorrat
900 g Hirse (s. Tabelle S. 15)
150 g Mandelkerne, alternativ Cashewkerne
50 g ungeschwefelte getr. Aprikosen, alternativ Datteln oder Rosinen
3 Schalotten, alternativ 1 Zwiebel
1 Knoblauchzehe
Gemüsebrühpulver
mildes Kokosfett
Olivenöl
weißer Balsamicoessig, alternativ Apfelessig
Salz
frisch gemahlener Pfeffer

Außerdem
Dampfgareinsatz

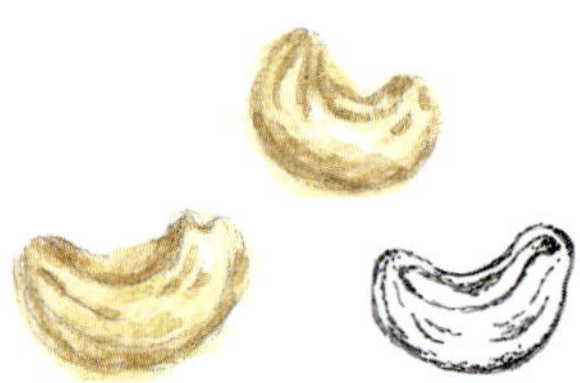

Die Basis für 3 Tage

45 Minuten

1. 900 g Hirse waschen. 3 Schalotten schälen und in feine Würfel schneiden. 2 TL Kokosfett in einem großen Topf erhitzen und die Schalotten darin glasig andünsten. 1 Knoblauchzehe schälen, dazureiben und kurz mitdünsten. Die Hirse dazugeben, unter Rühren 30 Sekunden mitdünsten, mit 1,8 l Wasser (entspricht der doppelten Menge) ablöschen, etwa 3 TL Gemüsebrühpulver einrühren und alles aufkochen. Die Hirse zugedeckt erst 10 Minuten leise köcheln lassen, dann den Topf vom Herd ziehen und das Getreide weitere 5 Minuten quellen lassen.

2. In einem großen Topf wenig Wasser zum Kochen bringen. 500 g Brokkoli in kleine Röschen teilen und im Dampfgareinsatz über dem kochenden Wasser mit geschlossenem Deckel 7–10 Minuten, je nachdem ob frisch oder tiefgekühlt, bissfest garen.

3. 150 g Mandelkerne grob hacken und in einer Pfanne ohne Fett unter ständigem Rühren goldgelb anrösten. 2 Birnen und 1 Fenchelknolle vom Kerngehäuse beziehungsweise harten Strunk befreien und in mundgerechte Streifen schneiden. Mit dem Saft von ½ Zitrone beträufeln und in einer verschließbaren Schüssel im Kühlschrank verwahren.

4. Separat Hirse und Mandeln in je 3 Portionen und Brokkoli in 2 Portionen teilen. Für den Auflauf je 1 Teil Mandeln und Hirse verwenden. Restliche Hirse und Brokkoli im Kühlschrank für die kommenden Tage verwahren. Die restlichen Mandeln ebenfalls beiseitestellen.

Tag 1

Birnen-Fenchel-Auflauf mit Ziegenkäse und Hirse

Seite 74

25 Minuten | glutenfrei

1. Für den Auflauf den Backofen auf 200 °C Umluft vorheizen. 2 Knollen Fenchel halbieren, den Strunk herausschneiden und das Fenchelgrün beiseitelegen. 2 Birnen vierteln, entkernen und mit Fenchel und 300 g Ziegenkäse in ½–1 cm dicke Scheiben schneiden. Die Scheiben abwechselnd in eine Auflaufform schichten. Den Auflauf im heißen Ofen auf mittlerer Schiene 15–20 Minuten backen.

2. Das Fenchelgrün grob hacken, mit 1 Portion Mandeln über dem Auflauf verteilen und mit 1 Portion Hirse servieren.

Tag 2

Hirse-Fenchel-Salat

Seite 76

5 Minuten | vegan | glutenfrei

1. In einer Schüssel je 1 Portion Hirse, geröstete Mandeln und Brokkoli mit dem Fenchel-Birnen-Mix mischen. 50 g getrocknete Aprikosen in Würfel schneiden und untermischen.

2. Den Hirse-Fenchel-Salat mit dem Saft von 1 Zitrone, Salz und Pfeffer abschmecken und servieren.

Tag 3

Hirse-Patties mit Tomatensalat

Seite 78

25 Minuten | vegan | glutenfrei

1. Den Backofen auf 200 °C Umluft vorheizen und 2 Bleche mit Backpapier auslegen. Das Backpapier dünn mit flüssigem Kokosfett bepinseln.

2. Die verbliebene Portion Brokkoli, die restliche Portion Hirse und die übrigen gerösteten Mandeln in einem leistungsstarken Standmixer oder in der Küchenmaschine zu einer homogenen Masse verarbeiten. Alternativ die Zutaten fein hacken und gründlich mischen. Die Masse sollte würzig schmecken, daher nach Belieben mit etwas geschältem, frisch geriebenem Knoblauch, Salz und Pfeffer abschmecken.

3. Aus der Masse mit angefeuchteten Händen oder Küchenhandschuhen esslöffelgroße Kugeln formen und auf dem Blech zu Patties (ca. 9 cm Ø) flach drücken. Nach Belieben die Oberseite mit weiterem Öl dünn bepinseln, damit die Patties knusprig werden. Die Patties im heißen Ofen auf mittlerer Schiene 15–20 Minuten backen, bis sie leicht Farbe annehmen.

4. Inzwischen für den Salat 6 große Tomaten ohne Stielansatz in Viertel schneiden, 3 Frühlingszwiebeln hacken, beides mit 2 EL Olivenöl und 1–2 EL Balsamicoessig verrühren und mit Salz und Pfeffer würzen. Die Patties mit dem Salat und nach Belieben mit Schafsjoghurt anrichten.

Birnen-Fenchel-Auflauf
mit Ziegenkäse und Hirse

25 Minuten — glutenfrei

Für 4 Portionen

2 Knollen Fenchel
2-3 Birnen
300 g Ziegenkäserolle
300 g Hirse (ca. 900 g gekocht; s. Tabelle S. 15)
1 Schalotte
1 TL mildes Kokosfett, alternativ Olivenöl
½ Knoblauchzehe
1-2 TL Gemüsebrühpulver
50 g Mandelkerne, alternativ Cashewkerne

1. Den Backofen auf 200 °C Umluft vorheizen. Den Fenchel halbieren, den Strunk herausschneiden und das Fenchelgrün beiseitelegen. Die Birnen vierteln, entkernen und mit Fenchel und Ziegenkäse in ½–1 cm dicke Scheiben schneiden. Die Scheiben abwechselnd in eine Auflaufform schichten. Den Auflauf im heißen Ofen auf mittlerer Schiene 15–20 Minuten backen.

2. Inzwischen die Hirse waschen, die Schalotte schälen und in feine Würfel schneiden. Das Kokosfett in einem Topf erhitzen und die Schalotten darin glasig andünsten. Die Knoblauchzehe schälen, dazureiben und kurz mitdünsten. Die Hirse dazugeben und unter Rühren 30 Sekunden mitdünsten. 600 ml Wasser (entspricht der doppelten Menge) angießen, das Gemüsebrühpulver einrühren und alles aufkochen. Die Hirse zugedeckt erst 10 Minuten leise köcheln lassen, dann den Topf vom Herd ziehen und das Getreide weitere 5 Minuten quellen lassen.

3. Die Mandeln grob hacken und in einer Pfanne ohne Fett unter ständigem Rühren goldgelb anrösten. Das Fenchelgrün grob hacken, mit den Mandeln über dem Auflauf verteilen und zusammen mit der Hirse servieren.

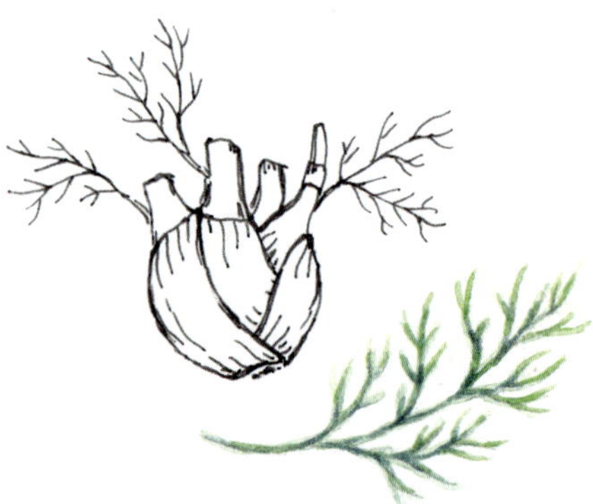

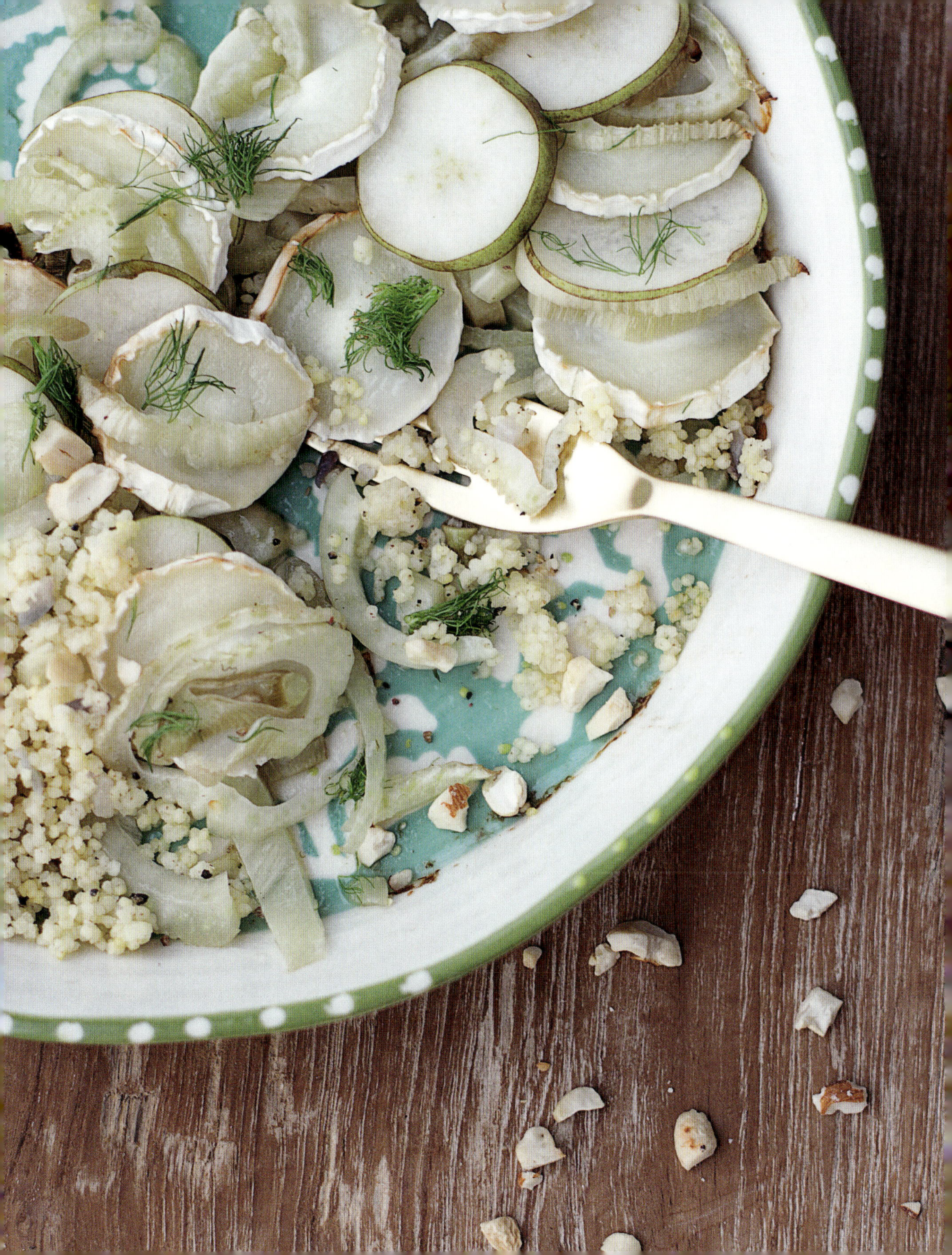

Hirse-Fenchel-Salat

20 Minuten · vegan · glutenfrei

Für 4 Portionen

300 g Hirse (ca. 900 g gekocht; s. Tabelle S. 15)
1 Schalotte
1 TL mildes Kokosfett, alternativ Olivenöl
½ Knoblauchzehe
1-2 TL Gemüsebrühpulver
250 g Brokkoli, alternativ tiefgekühlt
1-2 Knollen Fenchel
2 Birnen
50 g Mandelkerne, alternativ Cashewkerne
50 g ungeschwefelte getr. Aprikosen, alternativ Datteln oder Rosinen
frischer Saft von ½-1 Zitrone
Salz
frisch gemahlener Pfeffer

Außerdem

Dampfgareinsatz

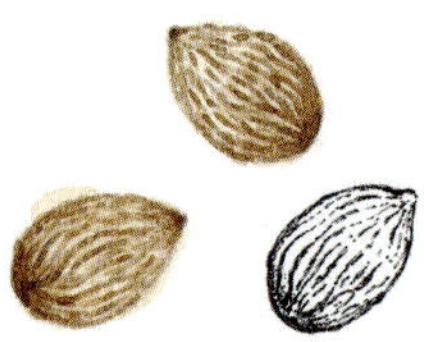

1. Die Hirse waschen, die Schalotte schälen und in feine Würfel schneiden. Das Kokosfett in einem Topf erhitzen und die Schalotten darin glasig andünsten. Die Knoblauchzehe schälen, dazureiben und kurz mitdünsten. Die Hirse dazugeben und unter Rühren 30 Sekunden mitdünsten. 600 ml Wasser (entspricht der doppelten Menge) angießen, das Gemüsebrühpulver einrühren und alles aufkochen. Die Hirse zugedeckt erst 10 Minuten leise köcheln lassen, dann den Topf vom Herd ziehen und das Getreide weitere 5 Minuten quellen lassen.

2. Inzwischen in einem großen Topf wenig Wasser zum Kochen bringen. Den Brokkoli in kleine Röschen teilen und im Dampfgareinsatz über dem kochenden Wasser mit geschlossenem Deckel 7–10 Minuten, je nachdem ob frisch oder tiefgekühlt, bissfest garen.

3. Den Fenchel halbieren und den Strunk herausschneiden. Die Birnen vierteln, entkernen und mit dem Fenchel in mundgerechte Streifen schneiden. Beides in einer Schüssel mit Zitronensaft beträufeln. Die Mandeln grob hacken und in einer Pfanne ohne Fett unter ständigem Rühren goldgelb anrösten.

4. Die Aprikosen in Würfel schneiden und mit den Mandeln unter den Salat mischen.

5. Hirse und Brokkoli nach Belieben leicht abkühlen lassen und unter den Salat heben und nach Geschmack mit weiterem Zitronensaft, Salz und Pfeffer würzen. Der Salat schmeckt warm wie kalt. Abgekühlt und luftdicht verschlossen bleibt er im Kühlschrank 2 Tage frisch.

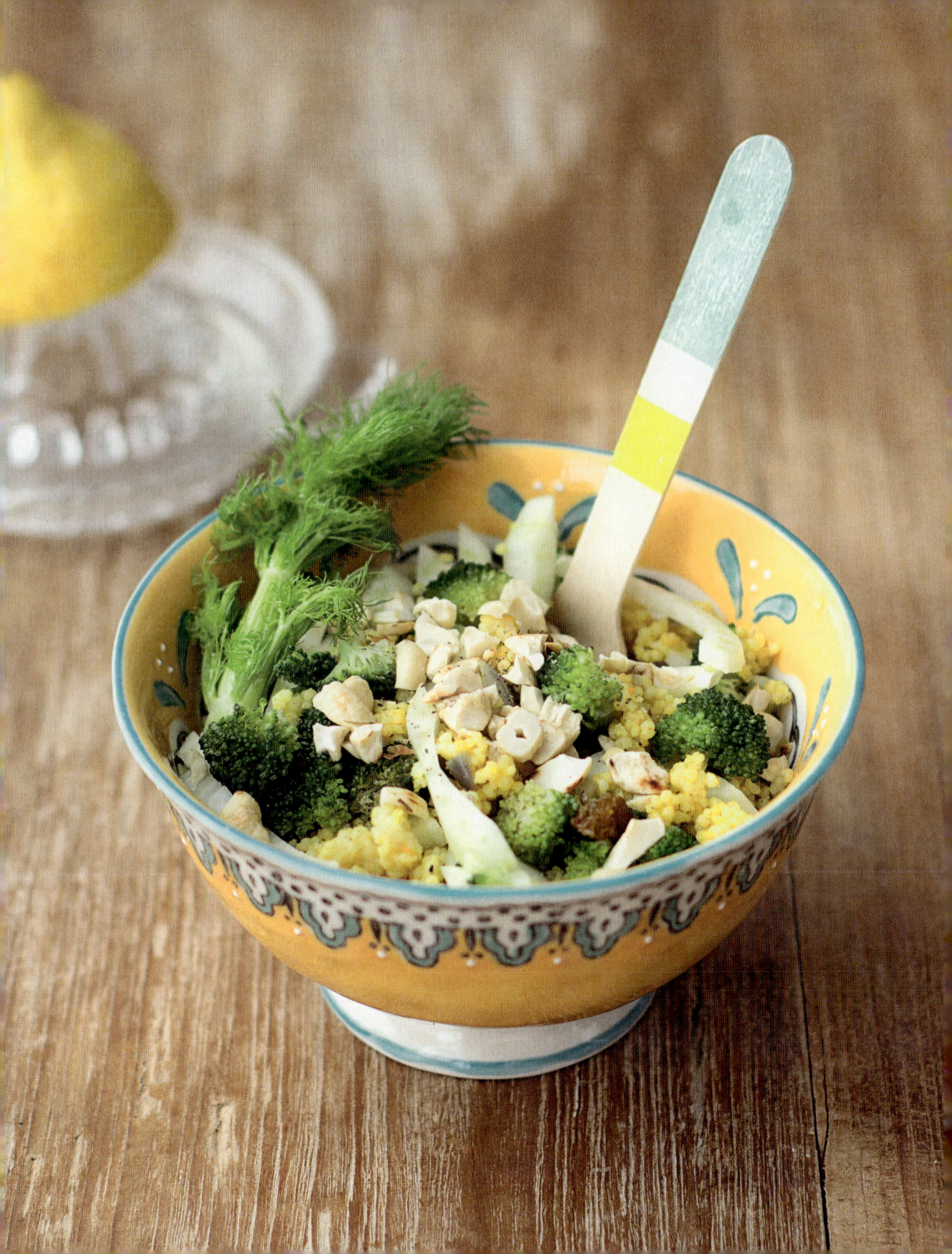

Hirse-Patties
mit Tomatensalat

35 Minuten · vegan · glutenfrei

Für 16 Patties

300 g Hirse (ca. 900 g gekocht; s. Tabelle S. 15)
1 Schalotte
1 TL mildes Kokosfett, alternativ Olivenöl
½ Knoblauchzehe
1-2 TL Gemüsebrühpulver
250 g Brokkoli, alternativ tiefgekühlt
50 g Mandelkerne, alternativ Cashewkerne
3 Frühlingszwiebeln
6 große Tomaten
2 EL Olivenöl
1-2 EL weißer Balsamicoessig, alternativ Apfelessig
Salz
frisch gemahlener Pfeffer
250 g griechischer Schafsjoghurt (mind. 5 % Fett; optional)

Außerdem

Dampfgareinsatz

TIPP

Die Patties lassen sich getrennt im Gefrierbeutel einfrieren und im Toaster auftauen. Sie schmecken dann sogar noch knuspriger!

1. Die Hirse waschen, die Schalotte schälen und in feine Würfel schneiden. Das Kokosfett in einem Topf erhitzen und die Schalotten darin glasig andünsten. Die Knoblauchzehe schälen, dazureiben und kurz mitdünsten. Die Hirse dazugeben und unter Rühren 30 Sekunden mitdünsten. Mit 600 ml Wasser (entspricht der doppelten Menge) ablöschen, das Gemüsebrühpulver einrühren und alles aufkochen. Die Hirse zugedeckt erst 10 Minuten leise köcheln lassen, dann den Topf vom Herd ziehen und das Getreide weitere 5 Minuten quellen lassen.

2. Inzwischen in einem großen Topf wenig Wasser zum Kochen bringen. Den Brokkoli in kleine Röschen teilen und im Dampfgareinsatz über dem kochenden Wasser mit geschlossenem Deckel 7–10 Minuten, je nachdem ob frisch oder tiefgekühlt, bissfest garen. Die Mandeln grob hacken und in einer Pfanne ohne Fett unter ständigem Rühren goldgelb anrösten.

3. Für die Patties Brokkoli, Hirse und Mandeln in einem leistungsstarken Standmixer oder in der Küchenmaschine zu einer homogenen Masse verarbeiten. Alternativ die Zutaten fein hacken und gründlich mischen. Die Masse sollte würzig schmecken, daher gegebenenfalls mit etwas geschältem, frisch geriebenem Knoblauch, Salz und Pfeffer abschmecken.

4. Aus der Masse mit angefeuchteten Händen oder Küchenhandschuhen esslöffelgroße Kugeln formen und auf dem Blech zu Patties (ca. 9 cm Ø) flach drücken. Nach Belieben die Oberseite mit weiterem Öl dünn bepinseln, damit die Patties knusprig werden. Die Patties im heißen Ofen auf mittlerer Schiene 15–20 Minuten backen, bis sie leicht Farbe annehmen.

5. Inzwischen für den Salat die Tomaten ohne Stielansatz in Viertel schneiden, die Frühlingszwiebeln hacken, beides mit Olivenöl und Balsamicoessig verrühren und mit Salz und Pfeffer würzen. Die Patties mit dem Salat und nach Belieben mit Schafsjoghurt anrichten.

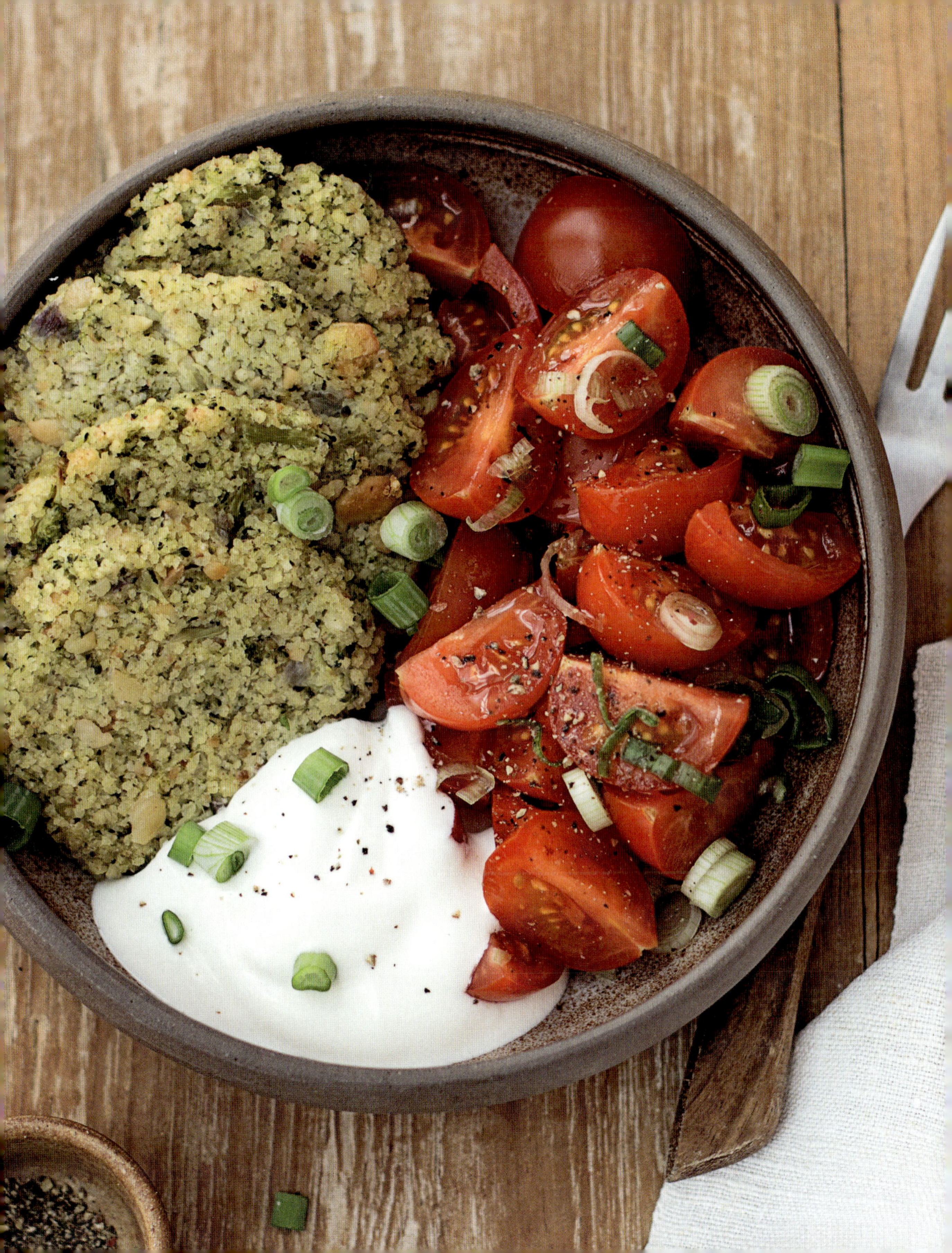

3 Tage Quinoa

Für je 4 Portionen
Einkaufsliste für 3 Tage

Frische Zutaten
2 kg Möhren
1 Blumenkohl
1 Gurke
4 Tomaten
1 Bund Petersilie
½ Bund Radieschen (optional)
frischer Saft von 2 Zitronen
450 g griechischer Schafsjoghurt (mind. 5 % Fett; optional), alternativ vegan: 1–2 EL Tahin (Sesammus)

Zutaten aus dem Vorrat
1 kg Quinoa (s. Tabelle S. 15)
1 Zwiebel
6 EL Berberitzen, alternativ 4 EL Rosinen
6 EL Mandelkerne
4 TL Sesamsamen (optional)
1 EL Cashewmus, alternativ 100 ml Mandelmilch
Ahornsirup
mildes Kokosfett, alternativ nicht vegan: Butterschmalz bzw. Ghee
Bourbonvanillepulver
Korianderpulver
Paprikapulver
Ceylonzimtpulver
Kurkumapulver
Cayennepfeffer und Knoblauchpulver (optional)
frisch geriebene Muskatnuss
Salz

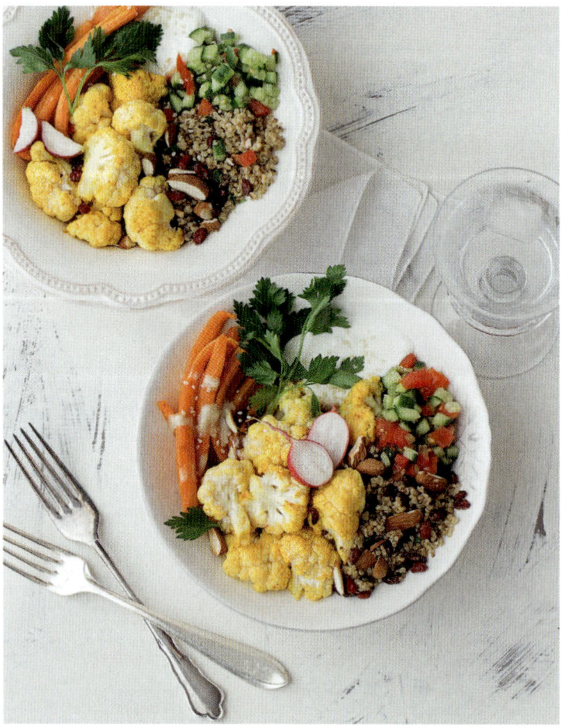

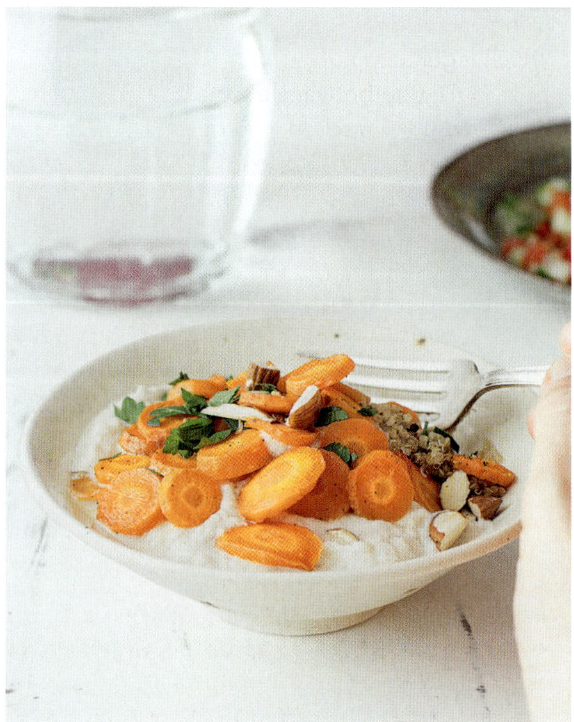

Die Basis für 3 Tage

60 Minuten

1. 1 kg Quinoa in einem Sieb heiß abspülen, in einem großen beschichteten Topf in 2 l leicht gesalzenem Wasser (entspricht der 3-fachen Menge) bei mittlerer Hitze aufkochen und zugedeckt 15 Minuten (oder nach Packungsanweisung) leise köcheln lassen. Den Topf vom Herd nehmen und die Quinoa weitere 5 Minuten ausquellen lassen. Etwa 850 g für die Bowl beiseitestellen. Den Rest nach dem Abkühlen für die nächsten Tage abgedeckt im Kühlschrank aufbewahren.

2. Inzwischen den Backofen auf 180 °C Umluft vorheizen. 2 kg Möhren von den Enden befreien und nach Belieben schälen. Ein Drittel der Möhren in schmale Längsstreifen schneiden. Die restlichen Möhren in dünne Scheiben schneiden. Möhrenstifte und -scheiben getrennt voneinander auf ein mit Backpapier belegtes Blech legen und mit 1 EL flüssigem Kokosfett, Salz, ¼ TL Bourbonvanillepulver sowie 1 EL Ahornsirup vermischen. Die Möhren auf mittlerer Schiene je nach Größe etwa 25 Minuten backen. Zwischendurch wenden, damit die Enden nicht verbrennen.

3. Parallel 1 Blumenkohl in Röschen teilen. 1 Zwiebel schälen und in Spalten schneiden. Blumenkohl und Zwiebelspalten getrennt voneinander auf einem zweiten mit Backpapier belegten Blech verteilen und mit 1 EL flüssigem mildem Kokosfett und Salz mischen. Die Hälfte der Blumenkohlröschen gleichmäßig mit 1 TL Ahornsirup sowie je ¼ TL Paprika-, Kurkuma- und Zimtpulver mischen und nach Belieben mit je 1 Msp. Cayennepfeffer und Knoblauchpulver würzen. 6 EL Mandelkerne grob hacken und auf einer Seite des Backblechs verteilen. Blumenkohl, Zwiebeln und Mandeln im Ofen 10 Minuten backen.

4. In einem beschichteten Topf 1 TL Kokosfett erhitzen, 6 EL Berberitzen einrühren, mit je ½ TL Zimt- und Korianderpulver sowie 2 EL Ahornsirup würzen und unter ständigem Rühren bei niedriger Hitze 2 Minuten erwärmen. Die Berberitzen in ein Glas mit Schraubverschluss umfüllen und vor dem Verschließen abkühlen lassen.

5. Das Gemüse aus dem Ofen nehmen und abkühlen lassen. Für die Bowl Möhrenstifte, aromatisierte Blumenkohlröschen und ⅓ der gerösteten Mandeln beiseitestellen. Die restlichen gebackenen Zutaten getrennt voneinander und abgedeckt im Kühlschrank verwahren.

TIPP

Vor der Verarbeitung die Quinoa nach Möglichkeit 12 Stunden – oder über Nacht – in einer Schüssel mit Wasser bedecken und einweichen.

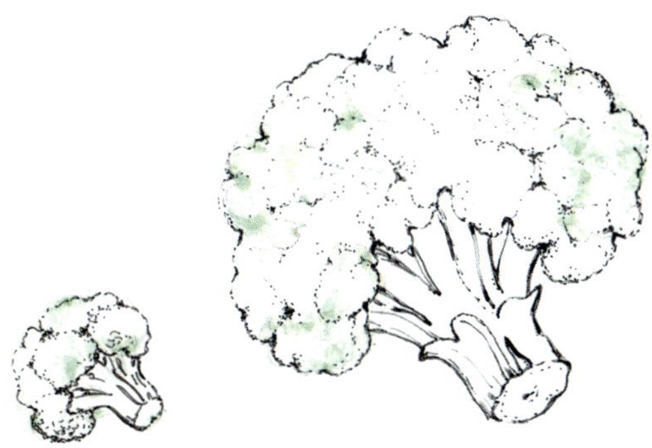

3 Tage Quinoa

Tag 1

Quinoa-Mezze-Bowl

Seite 84

10 Minuten vegan glutenfrei

1. 1 Gurke und 4 Tomaten in kleine Würfel schneiden und mit Salz und dem Saft von 1 Zitrone vermischen.

2. Die Hälfte der gewürzten Berberitzen mit etwa 850 g gekochter Quinoa mischen und auf 4 Bowls verteilen. Möhrenstifte und aromatisierte Blumenkohlröschen sowie den Tomaten-Gurken-Salat daraufschichten. ⅓ der gerösteten Mandeln auf den Bowls verteilen.

3. Zum Servieren die Bowls nach Belieben mit 4 TL Sesamsamen, 4 Stängeln Petersilie und ½ Bund halbierten oder geviertelten Radieschen garnieren. Dazu 250 g Schafsjoghurt oder als vegane Variante 1–2 EL Tahin reichen.

TIPP

Wer die Komponenten am Vortag vorbereitet, die Bowl dennoch warm genießen möchte, kann Quinoa mit Berberitzen in einer Pfanne sowie Möhren und Blumenkohl im Ofen bei 180 °C Umluft 5 Minuten erwärmen.

Tag 2

Quinoa mit Blumenkohlpüree und Vanillemöhren

Seite 86

10 Minuten vegan glutenfrei

1. Den restlichen Blumenkohl mit 1 EL Cashewmus, der Hälfte der gebackenen Zwiebel, 1 EL frischem Zitronensaft und frisch gemahlenem Pfeffer mit dem Stabmixer fein pürieren. Das Püree in einem Topf unter Rühren erhitzen und mit 2 Prisen Muskat würzen. Etwa 850 g gekochte Quinoa in einer Pfanne in 1 TL erwärmtem Kokosfett schwenken. In einer weiteren Pfanne die Hälfte der restlichen gebackenen Möhren in 3 EL Wasser erhitzen, bis das Wasser verdampft ist.

2. Zum Servieren Quinoa, Blumenkohlpüree und Möhren in Schalen anrichten. 4 Stängel Petersilie hacken und mit der Hälfte der restlichen Mandeln darüberstreuen. Dazu passt ein grüner Salat oder ein Gurken-Tomaten-Salat wie am Vortag.

Tag 3

Orientalischer Quinoa-Möhren-Salat mit Berberitze

Seite 88

5 Minuten vegan glutenfrei

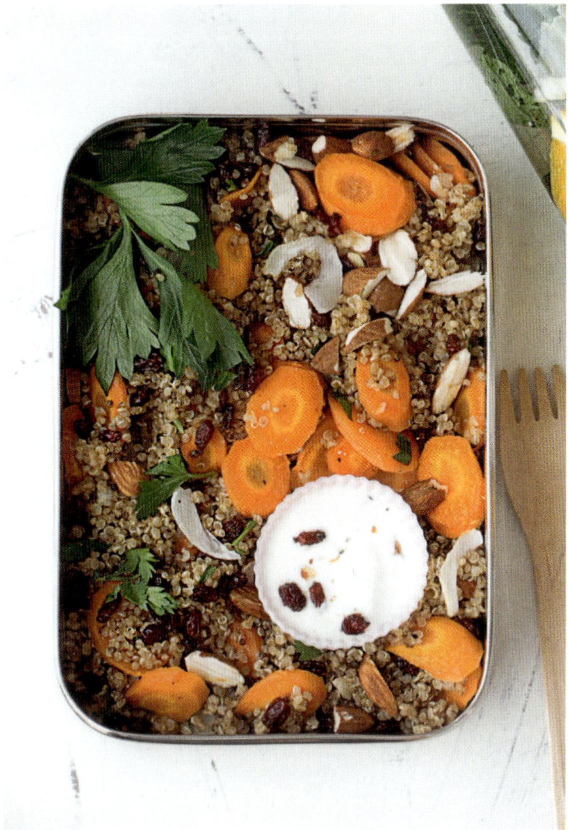

1. Restliche Quinoa, übrige Berberitzen sowie verbliebene gebackenen Möhren in einer Schüssel mischen.

2. Den Salat mit dem Saft von ½ Zitrone vermengen und mit frisch gemahlenem Pfeffer würzen. Nach Belieben mit mehr Zitronensaft abschmecken. Die restliche Petersilie und die übrigen gebackenen Zwiebelstücke fein hacken. Den Salat mit der Petersilie, den Zwiebeln und verbliebenen Mandeln bestreut servieren. Wer möchte, reicht dazu einen Klecks Schafsjoghurt.

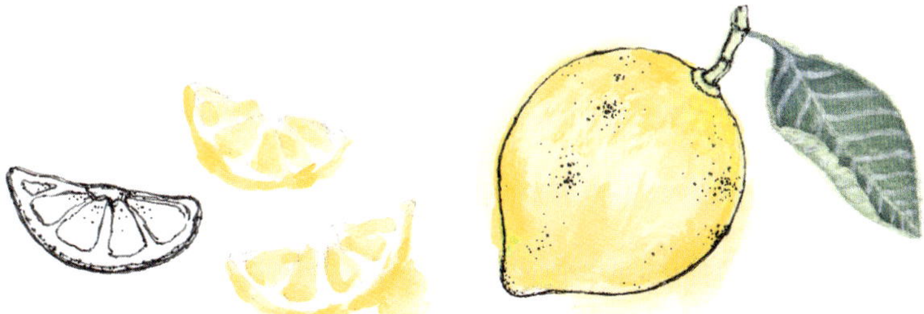

Quinoa-Mezze-Bowl

40 Minuten · vegan · glutenfrei

Für 4 Portionen

- 2 ½ TL mildes Kokosfett, alternativ nicht vegan: Butterschmalz bzw. Ghee
- 3 EL Berberitzen, alternativ 2 EL Rosinen
- 3 TL Ahornsirup
- 1 Msp. Korianderpulver
- ½ TL Ceylonzimtpulver
- 300 g Quinoa (ca. 850 g gekocht; s. Tabelle S. 15)
- Salz
- 650 g Möhren
- 2 Msp. Bourbonvanillepulver
- ½ Blumenkohl
- 2 EL Mandelkerne
- je ¼ TL Paprika- und Kurkumapulver
- je 1 Msp. Cayennepfeffer und Knoblauchpulver (optional)
- 1 Gurke
- 4 Tomaten
- frischer Saft von 1 Zitrone
- 4 TL Sesamsamen (optional)
- 4 Stängel Petersilie (optional)
- ½ Bund Radieschen (optional)
- 250 g Schafsjoghurt (optional), alternativ vegan: 1–2 EL Tahin

1. ½ TL Kokosfett in einem beschichteten Topf erhitzen, die Berberitzen mit 1 TL Ahornsirup, ¼ TL Zimt- und 1 Msp. Korianderpulver würzen und unter ständigem Rühren bei niedriger Hitze 2 Minuten erwärmen, dann aus dem Topf nehmen und beiseitelegen. Die Quinoa in einem Sieb heiß abspülen und in 600 ml leicht gesalzenem Wasser im selben Topf bei mittlerer Hitze aufkochen und zugedeckt 15 Minuten (oder nach Packungsanweisung) leise köcheln lassen. Vom Herd nehmen und die Quinoa weitere 5 Minuten ausquellen lassen, anschließend die Berberitzen unterrühren.

2. Inzwischen den Backofen auf 180 °C Umluft vorheizen. Die Möhren von den Enden befreien, nach Belieben schälen und in dünne Längsstreifen schneiden. Die Möhrenstifte auf einem mit Backpapier belegten Blech verteilen und mit 1 TL flüssigem Kokosfett, 1 TL Ahornsirup, Salz und Bourbonvanillepulver vermischen. Die Stifte je nach Größe etwa 25 Minuten backen. Zwischendurch wenden, damit dünne Enden nicht verbrennen.

3. Parallel den Blumenkohl in Röschen teilen, die Mandeln grob hacken und beides getrennt voneinander auf einem mit Backpapier belegten Blech verteilen. Den Blumenkohl mit 1 TL flüssigem Kokosfett sowie mit Salz, Paprika- und Kurkumapulver, 1 TL Ahornsirup und ¼ TL Zimtpulver mischen. Nach Belieben mit Cayennepfeffer und Knoblauchpulver würzen. Blumenkohl und Mandeln im heißen Ofen 10 Minuten mitbacken.

4. Währenddessen Gurke und Tomaten ohne Stielansatz in kleine Würfel schneiden und mit Salz und Zitronensaft mischen.

5. Zum Servieren die Quinoa auf 4 Bowls verteilen. Möhren und Blumenkohl sowie Tomaten-Gurken-Salat aufschichten. Die gerösteten Mandeln darüberstreuen und nach Belieben mit Sesamsamen, Petersilie und halbierten oder geviertelten Radieschen garnieren. Dazu Schafsjoghurt oder Tahin reichen.

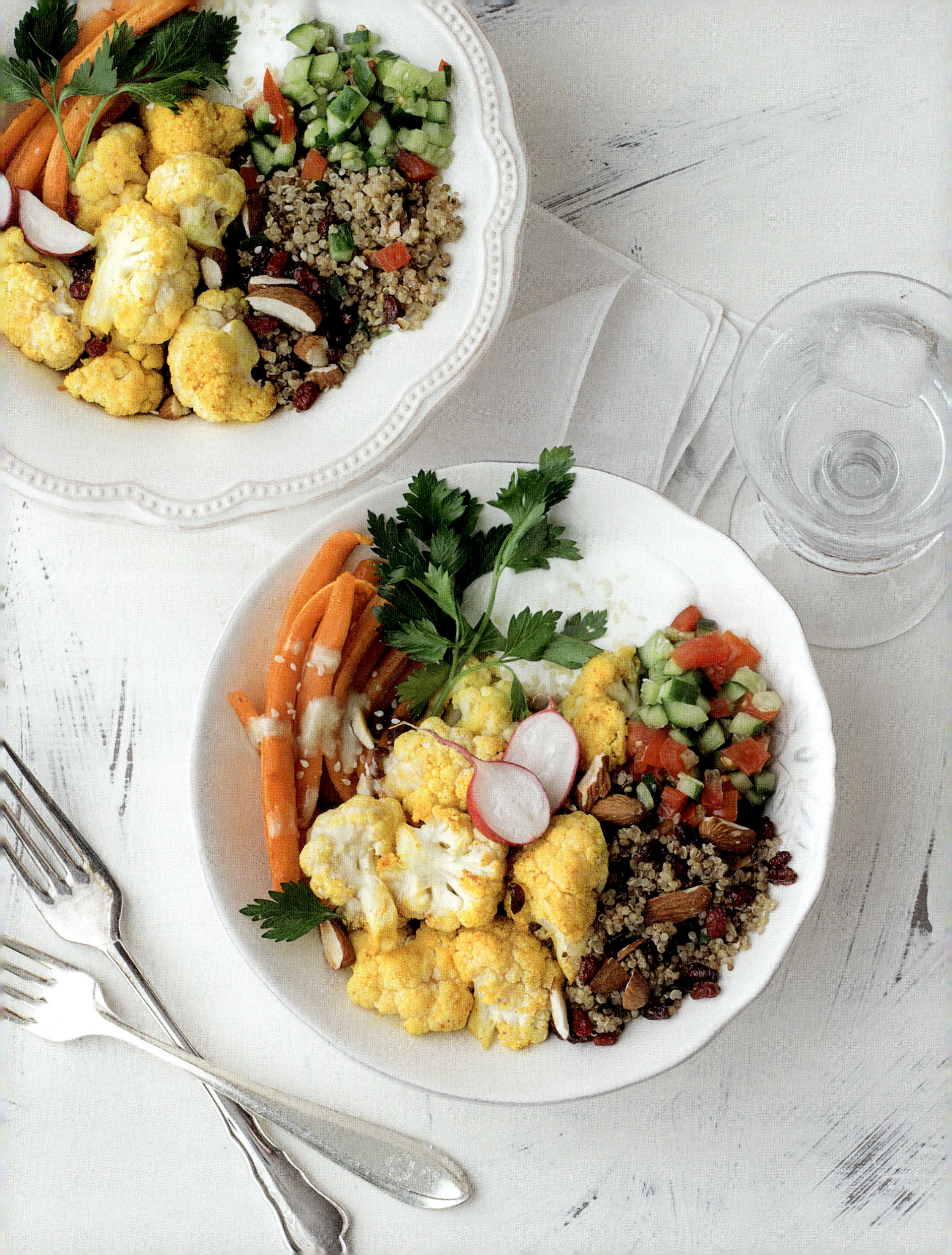

Quinoa mit Blumenkohlpüree
und Vanillemöhren

30 Minuten | vegan | glutenfrei

Für 4 Portionen

300 g Quinoa (ca. 850 g gekocht; s. Tabelle S. 15)
Salz
ca. 650 g Möhren
2 TL mildes Kokosfett, alternativ nicht vegan: Butterschmalz bzw. Ghee
2 Msp. Bourbonvanillepulver
2 ½ EL Ahornsirup
½ Blumenkohl
2 EL Mandelkerne
1 Schalotte
1 EL Cashewmus, alternativ 100 ml Mandelmilch
1 EL frischer Zitronensaft
2 Prisen frisch geriebene Muskatnuss
frisch gemahlener Pfeffer
4 Stängel Petersilie

1. Die Quinoa in einem Sieb heiß abspülen, in einem beschichteten Topf mit 900 ml leicht gesalzenem Wasser bei mittlerer Hitze aufkochen und zugedeckt 20 Minuten (oder nach Packungsanweisung) leise köcheln lassen. Vom Herd nehmen und die Quinoa weitere 5 Minuten ausquellen lassen.

2. Inzwischen den Ofen auf 180 °C Umluft vorheizen. Die Möhren von den Enden befreien, nach Belieben schälen und in dünne Scheiben schneiden. Die Möhren auf einem mit Backpapier belegten Blech verteilen und mit 1 TL flüssigem Kokosfett, Salz, Bourbonvanillepulver sowie ½ EL Ahornsirup mischen. Im heißen Ofen je nach Dicke etwa 25 Minuten backen, zwischendurch einmal wenden.

3. Parallel den Blumenkohl in Röschen teilen, die Mandeln grob hacken und die Schalotte in Spalten schneiden. Getrennt voneinander auf einem mit Backpapier belegten Blech verteilen. Blumenkohl und Schalotte mit 1 TL flüssigem Kokosfett und Salz mischen und mit den Mandeln im heißen Ofen 10 Minuten mitbacken.

4. Blumenkohl und Schalotte mit Cashewmus und Zitronensaft mischen und mit dem Stabmixer fein pürieren. Das Püree mit frisch gemahlenem Pfeffer und Muskat würzen.

5. Zum Servieren Quinoa, Blumenkohlpüree und Möhren in Schalen anrichten. Die Petersilienblätter abzupfen, fein hacken und mit den Mandeln darüberstreuen. Dazu passt ein grüner Salat oder ein Gurken-Tomaten-Salat (s. S. 82).

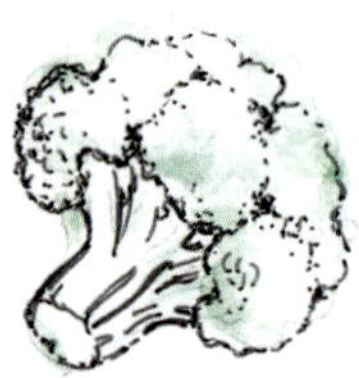

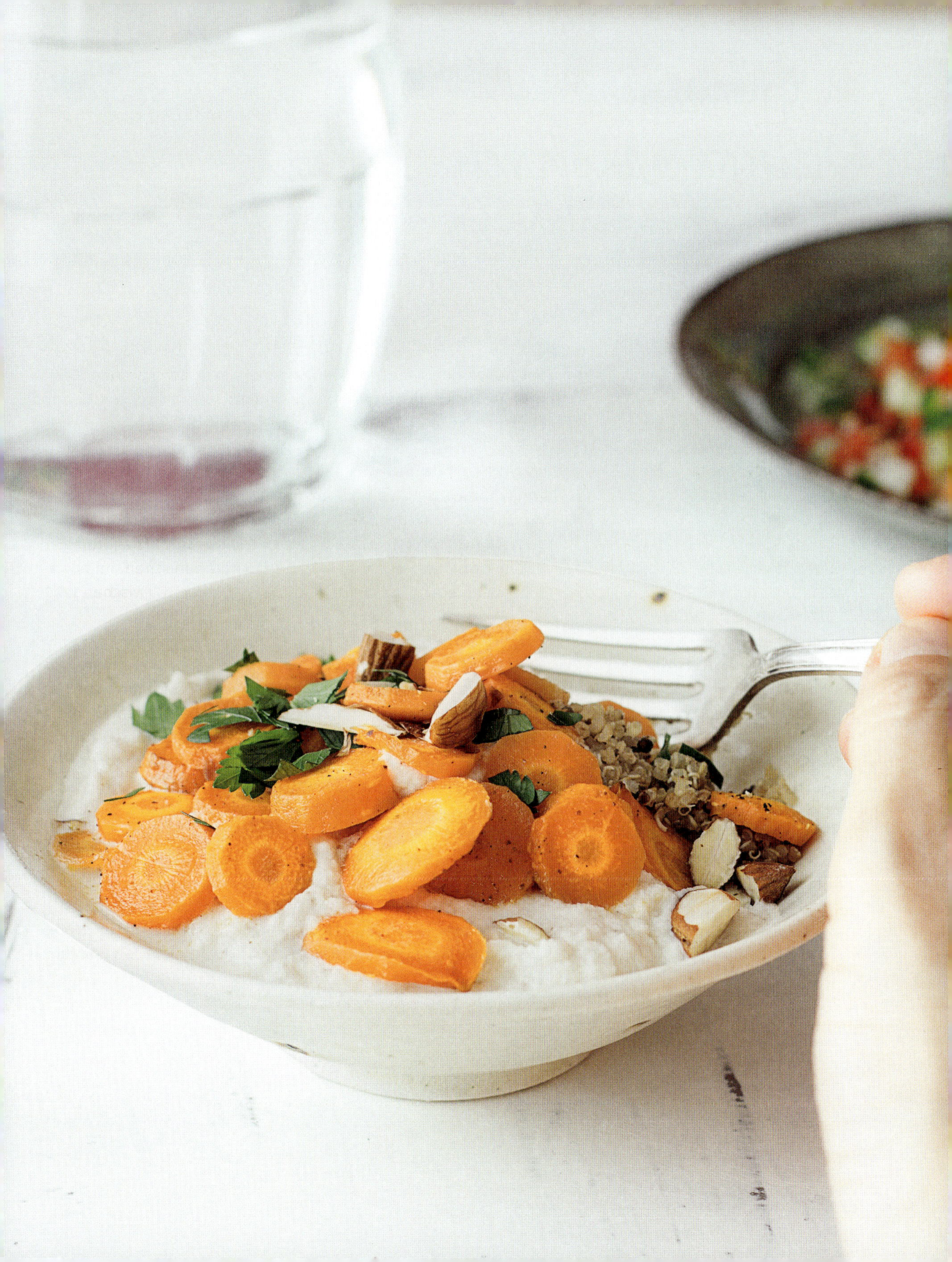

Orientalischer Quinoa-Möhren-Salat mit Berberitzen

40 Minuten · vegan · glutenfrei

Für 4 Portionen

1 ½ TL mildes Kokosfett, alternativ nicht vegan: Butterschmalz bzw. Ghee
3 EL Berberitzen, alternativ 2 EL Rosinen
2 TL Ahornsirup
je ½ TL Ceylonzimt- und Korianderpulver
400 g Quinoa (ca. 1100 g gekocht; s. Tabelle S. 15)
Salz
ca. 650 g Möhren
1 Schalotte
2 EL Mandelkerne
2 Msp. Bourbonvanillepulver
½ Bund Petersilie
frischer Saft von 1 Zitrone
frisch gemahlener Pfeffer
nicht vegan: 200 g Schafsjoghurt (optional)

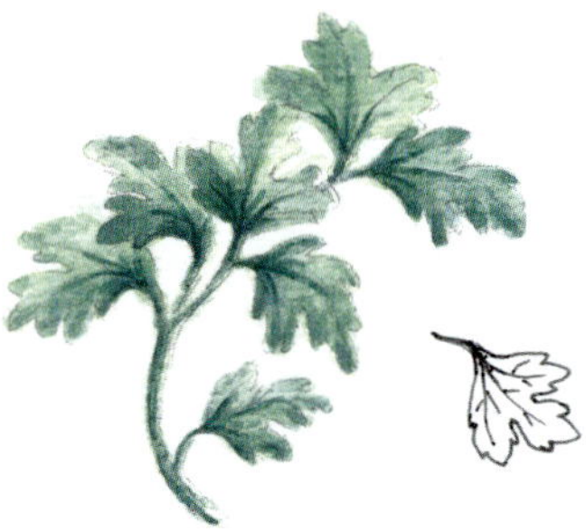

1. ½ TL Kokosfett in einem beschichteten Topf erhitzen, die Berberitzen darin mit 1 TL Ahornsirup, Zimt- und Korianderpulver würzen und unter ständigem Rühren bei niedriger Hitze 2 Minuten erwärmen, dann aus dem Topf nehmen und beiseitelegen. Die Quinoa in einem Sieb heiß abspülen, in 800 ml leicht gesalzenem Wasser im selben Topf bei mittlerer Hitze aufkochen und zugedeckt 15 Minuten (oder nach Packungsanweisung) leise köcheln lassen. Vom Herd nehmen und die Quinoa weitere 5 Minuten ausquellen lassen, anschließend die Berberitzen unterrühren.

2. Inzwischen den Ofen auf 180 °C Umluft vorheizen. Die Möhren von den Enden befreien, nach Belieben schälen und in dünne Scheiben schneiden. Die Schalotte schälen, mit den Mandeln hacken und beides mit den Möhren auf einem mit Backpapier belegten Blech verteilen. Alles gleichmäßig mit 1 TL flüssigem Kokosfett, dem restlichen Ahornsiurp, Salz und Bourbonvanillepulver mischen und im heißen Ofen je nach Größe der Möhren etwa 25 Minuten backen. Zwischendurch wenden.

3. Das gebackene Gemüse in einer Schüssel mit Quinoa und Berberitzen mischen. Den Salat mit dem Saft von ½ Zitrone vermengen und mit frisch gemahlenem Pfeffer würzen. Nach Belieben mit mehr Zitronensaft abschmecken. Die Petersilienblätter abzupfen und fein hacken. Den Salat mit der Petersilie bestreut servieren. Wer möchte, reicht dazu einen Klecks Schafsjoghurt.

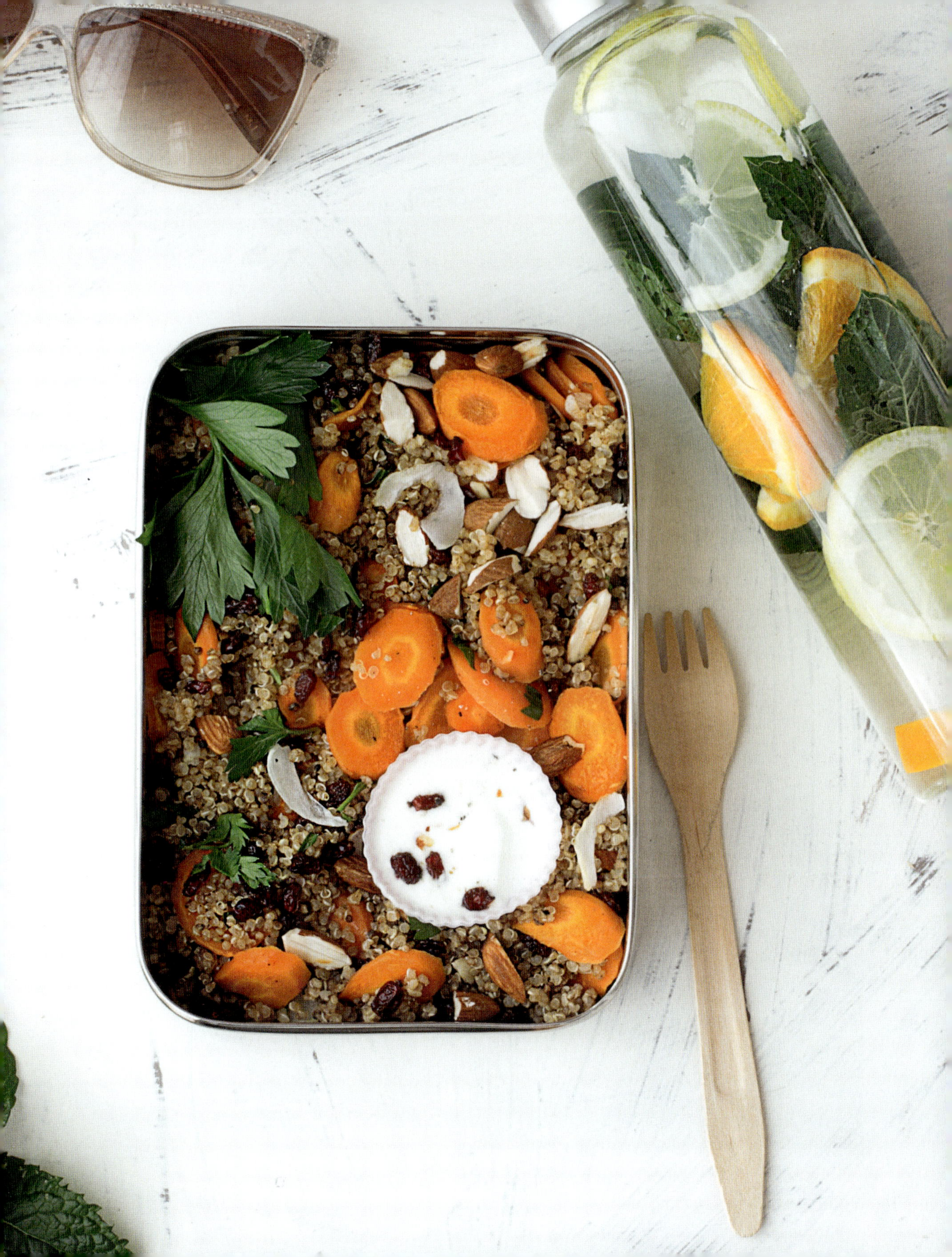

3 Tage Dinkel mit Tomatensoße

Für je 4 Portionen
Einkaufsliste für 3 Tage

Frische Zutaten

1 Bund Basilikum, alternativ Rucola
½ Bund Petersilie, alternativ Rucola
2 Handvoll kleine Tomaten
1 große Zucchini
400 tiefgekühlte Prinzessbohnen, alternativ frische
10–12 Datteln, alternativ 2 EL Rosinen
nicht vegan: 100 g Pecorino (optional)

Zutaten aus dem Vorrat

500 g schnellkochender Dinkel
480 g Dinkelvollkornmehl, alternativ glutenfrei: Buchweizenmehl
400 g Tomatenmark
ca. 20 schwarze entsteinte Oliven
4 EL Mandelblättchen
4 EL Kürbiskerne
3 mittelgroße Zwiebeln
4 Knoblauchzehen
Ahornsirup
Olivenöl
mildes Kokosfett, alternativ Olivenöl
konzentrierter, zuckerfreier Aceto balsamico
getr. Oregano
Salz
frisch gemahlener Pfeffer

Außerdem

Dampfgareinsatz

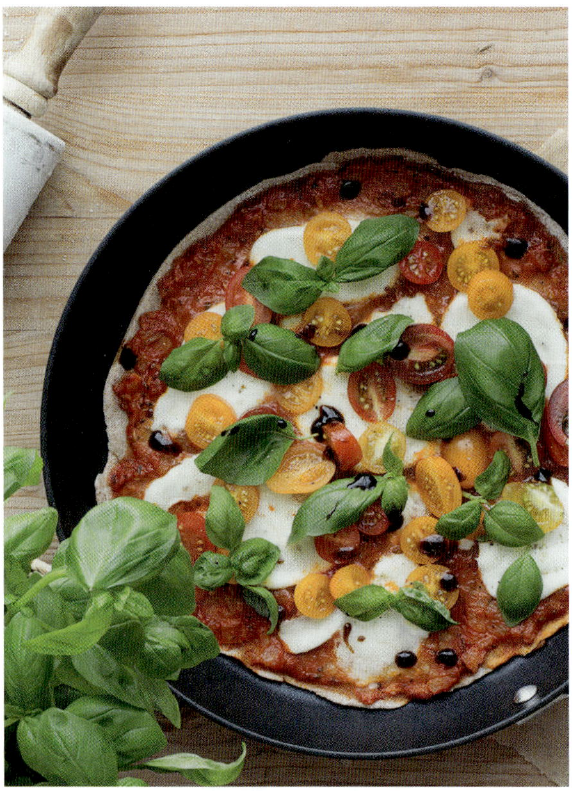

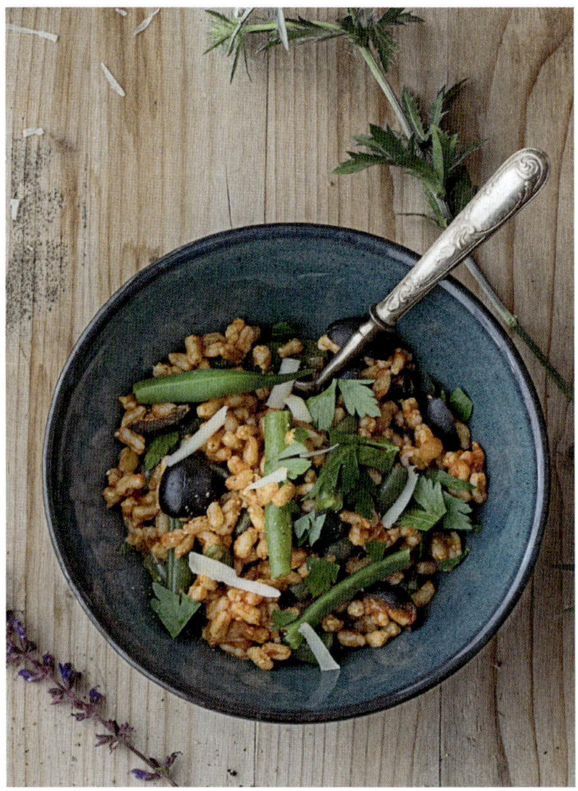

Die Basis für 3 Tage

20 Minuten

1. In einem großen Topf 1,4 l Salzwasser zum Kochen bringen, 500 g schnellkochenden Dinkel dazugeben und mit geschlossenem Deckel 20 Minuten (oder nach Packungsanweisung) garen.

2. Inzwischen für die Tomatensoße 3 Zwiebeln schälen und würfeln. 2 EL Olivenöl in einem beschichteten Topf erhitzen und die Zwiebeln darin glasig andünsten. 4 Knoblauchzehen schälen, hineinreiben und kurz mitdünsten. 400 g Tomatenmark und 400 ml Wasser dazugeben, alles einmal aufkochen. Die Soße mit 3 TL Oregano, 1 EL Ahornsirup, ½ TL Salz und frisch gemahlenem Pfeffer würzen und 2 Minuten köcheln lassen. Etwa 8–12 EL für die Pizzen beiseitestellen, die restliche Soße abkühlen lassen und zugedeckt im Kühlschrank verwahren.

3. Den Dinkel abkühlen lassen und abgedeckt im Kühlschrank für die nächsten Tage aufbewahren.

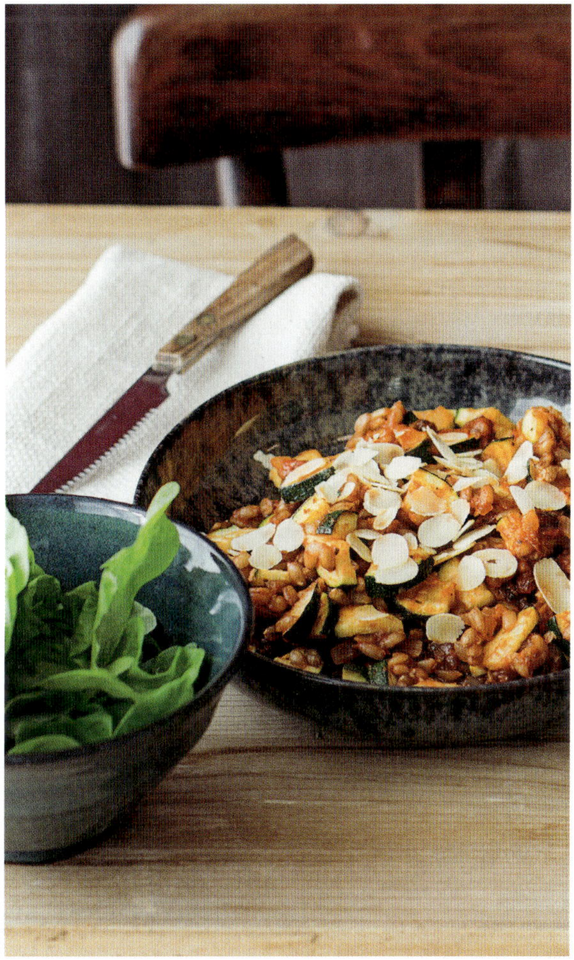

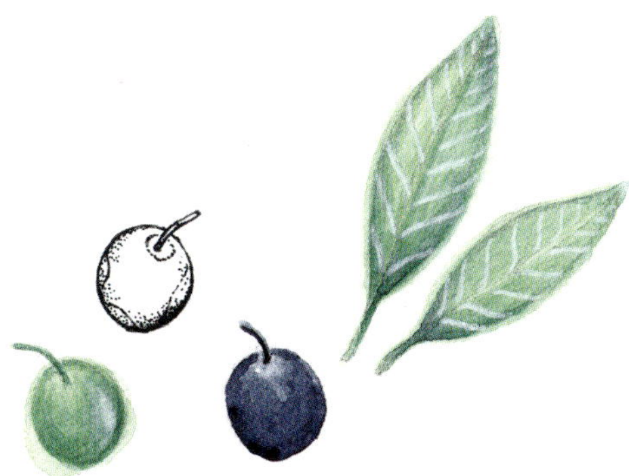

3 Tage Dinkel mit Tomatensoße

Tag 1

Schnelle Vollkornpizza Caprese

Seite 94

20 Minuten · gluten frei

1. Für die Pizzen den Ofen auf 180 °C Oberhitze vorheizen und ein Backblech mit Backpapier auslegen. In einer Schüssel 480 g Dinkelvollkornmehl, ½ TL Salz und 320 ml Wasser mit einer Gabel verrühren, dann mit den Händen durchkneten – der Teig sollte nicht kleben, bei Bedarf etwas mehr Mehl oder Wasser verwenden. Den Teig in 4 gleich große Portionen teilen und auf einer leicht bemehlten Arbeitsfläche mit einem Nudelholz 4 kreisrunde Fladen ausrollen. Wird eine Silikonbackmatte verwendet, lässt sich die Pizza auch ohne Mehl für die Arbeitsfläche mit den Händen in Form bringen und von der Matte ablösen. Die Tomaten halbieren, den Mozzarella in Scheiben schneiden.

2. In 2 beschichteten Pfannen (25 cm Ø) je ½ TL Kokosfett erhitzen. Jeweils 1 Teigfladen darin von einer Seite 4 Minuten ausbacken. Währenddessen erst je 2–3 EL Tomatensoße, dann Mozzarella und Tomatenscheiben darauf verteilen. Beide Pizzen auf die Backbleche gleiten lassen und im heißen Ofen auf oberster Schiene 4 Minuten grillen, bis der Käse geschmolzen ist.

3. Inzwischen die beiden anderen Pizzen in den Pfannen von unten backen und belegen. Die ersten Pizzen aus dem Ofen nehmen und die beiden anderen Pizzen im Ofen fertig backen.

4. Zum Servieren die Pizzen mit Basilikumblättern garnieren oder mit Rucola belegen, pfeffern und mit einigen Tropfen Aceto balsamico beträufeln. Dazu nach Belieben Salat (Seite 68) oder Rohkost reichen.

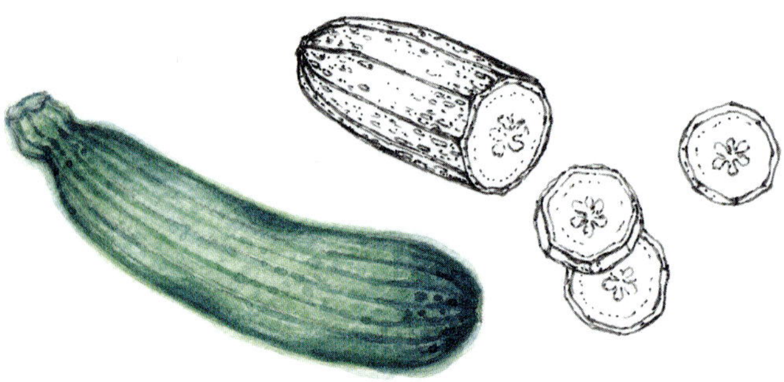

Tag 2

Dinkel-Bohnen-Salat in Tomatensoße mit Oliven

Seite 96

25 Minuten vegan

1. In einem großen Topf wenig Wasser zum Kochen bringen. 400 g Bohnen – falls frische verwendet werden, zuerst die Enden abschneiden – im Dampfgareinsatz über dem kochenden Wasser mit geschlossenem Deckel – je nachdem, ob tiefgekühlt oder frisch – 5–8 Minuten bissfest garen.

2. Inzwischen etwa 20 schwarze Oliven halbieren und die Blätter von ½ Bund Petersilie abzupfen. 4 EL Kürbiskerne hacken und nach Belieben für eine nicht vegane Variante 100 g Pecorino grob raspeln.

3. Die Hälfte der verbliebenen Tomatensoße in einem beschichteten Topf erwärmen, die Hälfte des gegarten Dinkels unterrühren, die Bohnen unterheben und den Topf vom Herd ziehen. Wird der Salat zum Mitnehmen vorbereitet, entfällt das Erwärmen.

4. Den Dinkel-Bohnen-Salat warm, lauwarm oder kalt servieren. Mit Oliven, Petersilie oder Rucola, Kürbiskernen und nach Belieben mit Pecorino bestreut anrichten.

Tag 3

Dinkel-Zucchini-Pfanne mit Datteln und Tomatensoße

Seite 98

25 Minuten vegan

1. 10–12 Datteln entkernen und hacken. 4 EL Mandelblättchen in einer beschichteten Pfanne ohne Öl unter ständigem Rühren leicht anrösten, aus der Pfanne nehmen und beiseitestellen.

2. 1 Zucchini längs vierteln und in mundgerechte Stücke schneiden. 1 EL Olivenöl in einer Pfanne erhitzen und die Zucchini darin bissfest dünsten. Die Datteln kurz mitdünsten. Den restlichen Dinkel sowie die restliche Tomatensoße hinzufügen und alles einmal aufkochen, bei Bedarf ein wenig Wasser zugießen. Die Dinkel-Zucchini-Pfanne mit den gerösteten Mandelblättern bestreut servieren.

Veronika: »Ich bereite Dinkel und Tomatensoße gern am ersten Tag zu. Der Dinkel kocht alleine vor sich hin und macht kaum Arbeit, die Tomatensoße ist in weniger als 10 Minuten fertig. Anschließend mache ich mich an den Pizzateig, der auch in Windeseile gelingt. Die Vorbereitungen können genauso gut schon am Vortag oder Vorabend geschehen. Ebenso können die Gerichte alle an einem Tag vorgekocht und schließlich kalt oder aufgewärmt genossen werden. Glutenfreie Alternativen zu Dinkel sind Quinoa oder Hirse.«

Schnelle Vollkornpizza Caprese

30 Minuten · glutenfrei

Für 4 Pizzen

Für die Tomatensoße

1 Zwiebel
1 EL Olivenöl
1-2 Knoblauchzehen
ca. 130 g Tomatenmark
1 TL getr. Oregano
1 TL Ahornsirup
Salz
frisch gemahlener Pfeffer

Für die Pizzen

480 g Dinkelvollkornmehl, alternativ glutenfrei: Buchweizenmehl
½ TL Salz
2 Handvoll kleine Tomaten
1 Bund Basilikum, alternativ Rucola
konzentrierter, zuckerfreier Aceto balsamico

Veronika: »Die Teigmenge kann auch beliebig an 1 oder 2 Personen angepasst werden. Meine Tochter sticht aus dem Teig Einhörner in Keksform aus und belegt sich ihre Pizzen selbst. Gab es zuvor das Ofengemüse von Seite 45, unbedingt etwas davon als Pizzabelag aufbewahren!«

1. Für die Tomatensoße die Zwiebel schälen und würfeln. Das Olivenöl in einem beschichteten Topf erhitzen und die Zwiebel darin glasig dünsten. Die Knoblauchzehen schälen, hineinreiben und kurz mitdünsten. Das Tomatenmark und 130 ml Wasser dazugeben und einmal aufkochen. Die Soße mit Oregano, Ahornsirup, Salz und frisch gemahlenem Pfeffer würzen und 2 Minuten köcheln lassen. Von Herd nehmen und etwas abkühlen lassen.

2. Für den Teig den Ofen auf 180 °C Oberhitze vorheizen und ein Backblech mit Backpapier auslegen. In einer Schüssel Dinkelvollkornmehl, Salz und 320 ml Wasser mit einer Gabel verrühren, dann mit den Händen durchkneten – der Teig sollte nicht kleben, gegebenenfalls etwas mehr Mehl oder Wasser verwenden. Den Teig in 4 Portionen teilen und auf einer leicht bemehlten Arbeitsfläche mit einem Nudelholz vier kreisrunde Pizzen ausrollen. Wird eine Silikonmatte verwendet, lässt sich die Pizza auch ohne bemehlte Fläche mit den Händen in Form bringen und von der Matte ablösen. Die Tomaten halbieren, den Mozzarella in Scheiben schneiden.

3. In 2 beschichteten Pfannen (25 cm Ø) je ½ TL Kokosfett erhitzen. Jeweils 1 Teigfladen darin von einer Seite 4 Minuten ausbacken. Währenddessen erst je 2–3 EL Tomatensoße, dann Mozzarella und Tomatenscheiben darauf verteilen. Die beiden Pizzen auf die Backbleche rutschen lassen und im heißen Backofen auf oberster Schiene 4 Minuten grillen, bis der Käse geschmolzen ist.

4. Inzwischen die beiden anderen Pizzen in den Pfannen von unten backen und belegen. Die ersten Pizzen aus dem Ofen nehmen und die letzten beiden Pizzen im heißen Ofen fertig backen.

5. Zum Servieren die Pizzen mit Basilikumblättern garnieren oder mit Rucola belegen, pfeffern und mit einigen Tropfen Aceto balsamico beträufeln. Dazu nach Belieben Salat oder Rohkost reichen.

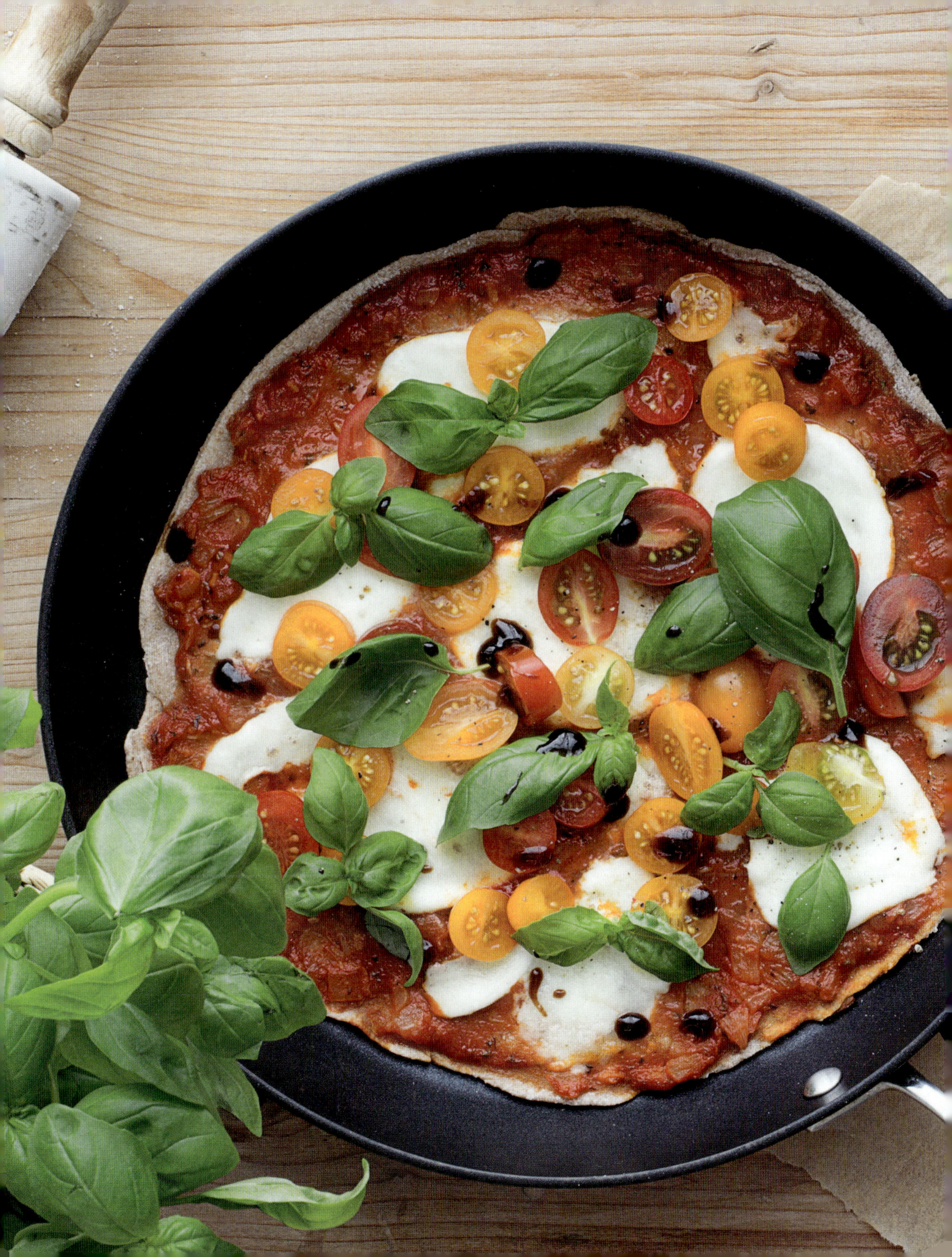

Dinkel-Bohnen-Salat
in Tomatensoße mit Oliven

20 Minuten vegan

Für 4 Portionen

Für den Salat

250 g schnellkochender Dinkel (ca. 570 g gekocht)
Salz
ca. 20 schwarze entsteinte Oliven
½ Bund Petersilie, alternativ Rucola
4 EL Kürbiskerne
nicht vegan: 100 g Pecorino (optional)

Für die Tomatensoße

1 Zwiebel
1 EL Olivenöl
1-2 Knoblauchzehen
ca. 130 g Tomatenmark
1 TL getr. Oregano
1 TL Ahornsirup
frisch gemahlener Pfeffer
400 tiefgekühlte Prinzessbohnen, alternativ frische

1. In einem großen Topf 700 ml Salzwasser zum Kochen bringen, den Dinkel dazugeben und mit geschlossenem Deckel 20 Minuten (oder nach Packungsanweisung) garen.

2. Inzwischen für die Tomatensoße die Zwiebel schälen und würfeln. Das Olivenöl in einem beschichteten Topf erhitzen und die Zwiebel darin glasig dünsten. Die Knoblauchzehen schälen, hineinreiben und kurz mitdünsten. Das Tomatenmark und 150 ml Wasser dazugeben und einmal aufkochen. Die Soße mit Oregano, Ahornsirup, Salz und frisch gemahlenem Pfeffer würzen. Die Bohnen – falls frische verwendet werden, zuerst die Enden abschneiden – in die köchelnde Soße rühren und darin, je nachdem, ob tiefgekühlt oder frisch, 5–7 Minuten bissfest garen.

3. Inzwischen die Oliven halbieren und Petersilienblätter abzupfen. Die Kürbiskerne hacken und nach Belieben den Pecorino grob raspeln.

4. Dinkel und Oliven unter die Soße rühren und den Salat mit Petersilie, Kürbiskernen und Pecorino bestreut anrichten. Den Dinkel-Bohnen-Salat warm, lauwarm oder kalt servieren.

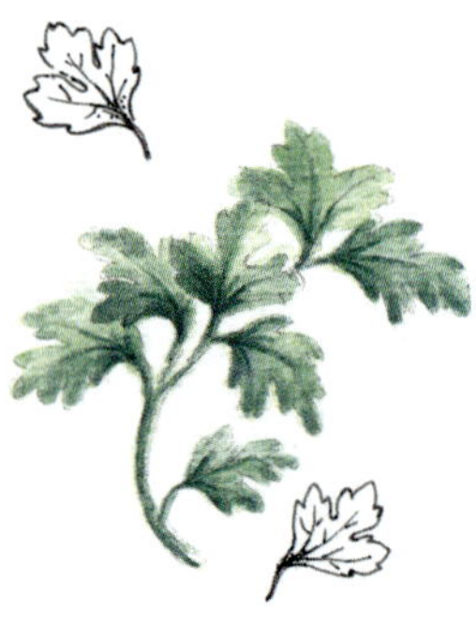

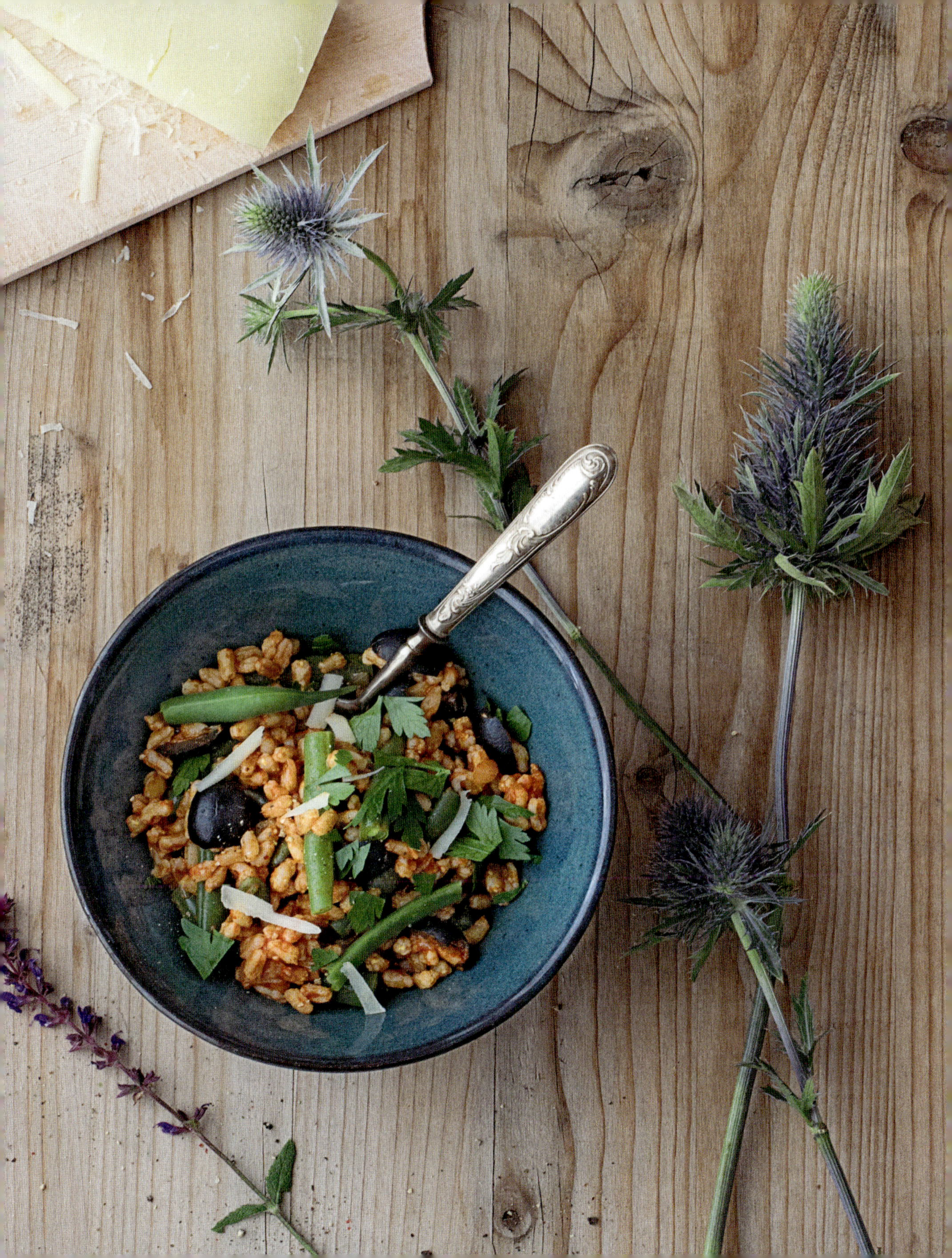

Dinkel-Zucchini-Pfanne
mit Datteln und Tomatensoße

20 Minuten · vegan

Für 4 Portionen

250 g schnellkochender Dinkel (ca. 570 g gekocht)
Salz
10-12 Datteln, alternativ 2 EL Rosinen
4 EL Mandelblättchen
1 große Zucchini
1 Zwiebel
2 EL Olivenöl
1-2 Knoblauchzehen
ca. 130 g Tomatenmark
1 TL getr. Oregano
frisch gemahlener Pfeffer

1. In einem großen Topf 700 ml Salzwasser zum Kochen bringen, den Dinkel dazugeben und mit geschlossenem Deckel 20 Minuten (oder nach Packungsanweisung) garen.

2. Die Datteln entkernen und hacken. Die Mandelblättchen in einer beschichteten Pfanne ohne Fett unter ständigem Rühren leicht anrösten, aus der Pfanne nehmen und beiseitestellen.

3. Für die Soße die Zucchini längs vierteln und in mundgerechte Stücke schneiden. Die Zwiebel schälen und würfeln. Das Olivenöl in einem beschichteten Topf erhitzen und die Zwiebel darin glasig dünsten. Die Knoblauchzehen schälen, hineinreiben und kurz mitdünsten. Die Zucchinistücke dazugeben und 2 Minuten mitgaren. Datteln, Tomatenmark und 170 ml Wasser dazugeben und einmal aufkochen. Die Soße mit Oregano, Salz und frisch gemahlenem Pfeffer würzen und mit geschlossenem Deckel 3 Minuten köcheln lassen, bis die Zucchinistücke bissfest gar sind. Dabei gelegentlich umrühren. Den Dinkel unterrühren

4. Die Dinkel-Zucchini-Pfanne mit den gerösteten Mandelblättern bestreut servieren.

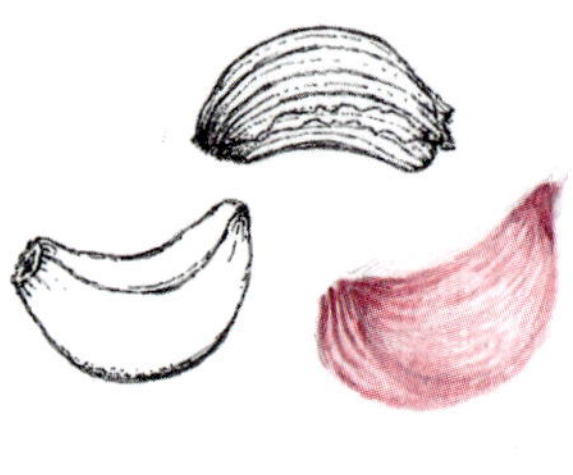

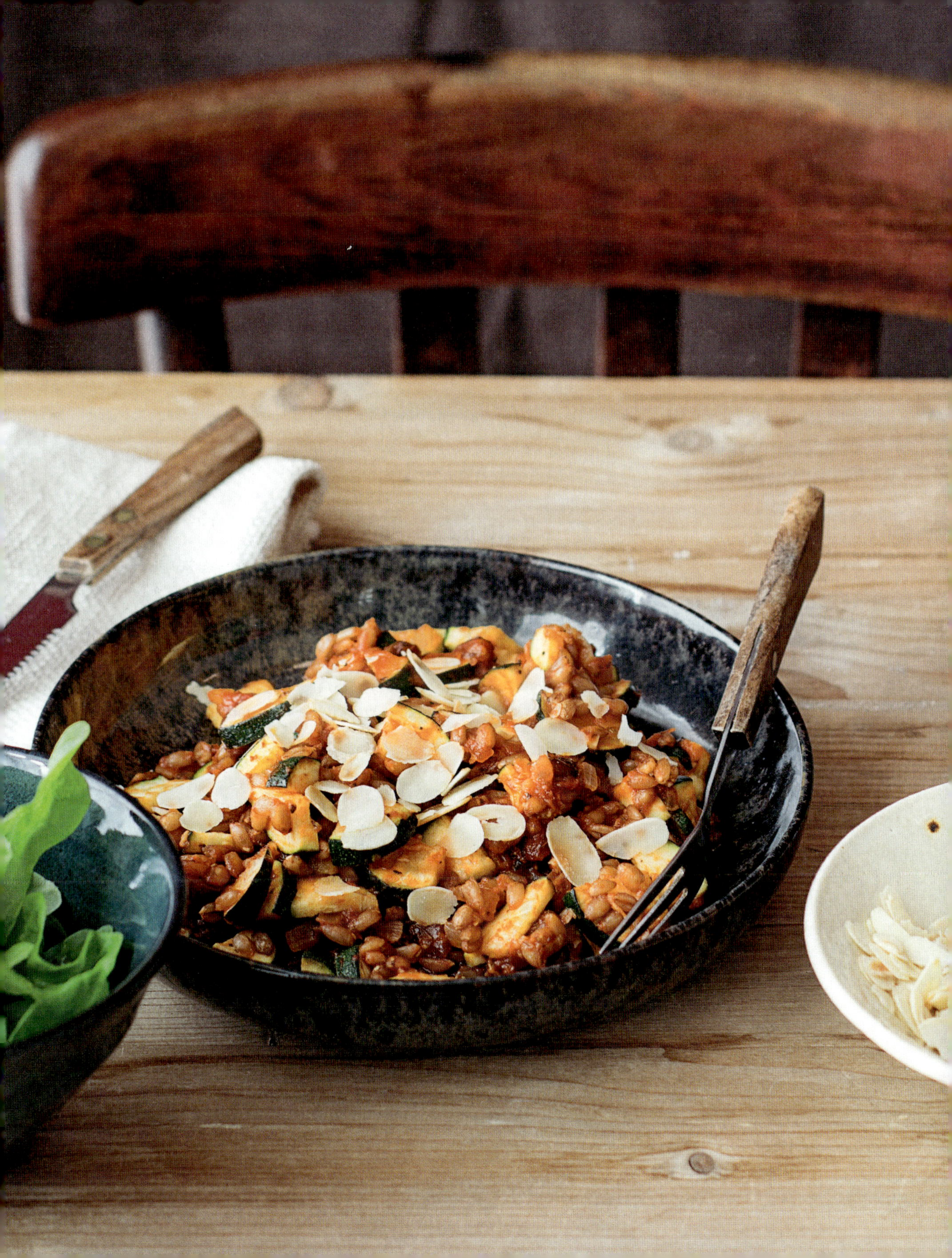

3 Tage Linsen

Für jeweils 4 Portionen
Einkaufsliste für 3 Tage

Frische Zutaten

2 große Süßkartoffeln
4 mittelgroße Möhren
5 Stangen Staudensellerie
2 rote Paprikaschoten
1 Salatgurke
2 Tomaten
1-2 Avocados
2 Herzen Romana-Salat
1 Kopf grüner Salat
2 Zitronen
5 Stängel Dill
250 g Schafsjoghurt (mind. 5 % Fett)

Zutaten aus dem Vorrat

500 g rote oder gelbe Linsen
100 g Feinblatt-Haferflocken
400 ml Kokosmilch (aus der Dose)
4-5 Schalotten
1 Knoblauchzehe
2 EL Leinsamen
Tomatenmark
Honig
natives Olivenöl
mildes Kokosfett, alternativ Olivenöl
Salz
frisch gemahlener Pfeffer

Außerdem

Dampfgareinsatz
Schraubgläser zum Mitnehmen (optional)

Die Basis für 3 Tage

25 Minuten

1. 500 g rote oder gelbe Linsen gut waschen und 900 ml Wasser ohne Salz etwa 10 Minuten mit geschlossenem Deckel garen. Das Wasser sollte verkocht, aber die Linsen dürfen nicht matschig sein.

2. Inzwischen in einem großen Topf wenig Wasser zum Kochen bringen. 2 Süßkartoffeln und 1 Möhre schälen, mit 2 Stangen Sellerie in mundgerechte Stücke schneiden und im Dampfgareinsatz über dem kochenden Wasser mit geschlossenem Deckel etwa 15 Minuten weich garen.

3. Die fertigen Linsen in 3 Portionen teilen – dabei eine Portion etwas großzügiger abmessen. Für den heutigen Linsensalat einen der beiden kleineren Teile Linsen in einer Salatschüssel etwas abkühlen lassen. Die anderen beiden Portionen in verschließbaren Schüsseln oder Gläsern nach dem Abkühlen für die kommenden Tage im Kühlschrank aufbewahren.

4. Das gegarte Gemüse in 2 Portionen teilen – dabei Süßkartoffeln und übriges Gemüse trennen –, abkühlen lassen und nach dem Abkühlen im Kühlschrank ebenfalls für den nächsten Tag verwahren.

Tag 1

Linsensalat

Seite 102

10 Minuten · vegan · glutenfrei

1. Die Linsen in der Salatschüssel mit 1–2 EL Olivenöl, frischem Saft von 1 Zitrone und 2 TL Honig verrühren. 3 Möhren schälen und reiben. 1 Paprikaschote halbieren, entkernen und mit 3 Stangen Sellerie in kleine Würfel schneiden.

2. 5 Stängel Dill fein hacken und mit dem rohen Gemüse unter die Linsen mischen. Den Salat mit Salz und Pfeffer abschmecken und servieren, zum Mitnehmen in Schraubgläser abfüllen oder gekühlt aufbewahren.

Tag 2

Linsensuppe

Seite 104

10 Minuten · vegan · glutenfrei

1. Für die Linsensuppe 2 Schalotten schälen und in kleine Würfel schneiden. 1 TL Kokosfett in einem Topf erhitzen und die Schalotten darin glasig andünsten.

2. Die kleinere Portion Linsen, das vorgekochte gemischte Gemüse, je 400 ml Kokosmilch und Wasser sowie 2 TL Tomatenmark hinzugeben und 5 Minuten köcheln lassen. Mit dem frischen Saft von 1 Zitrone, Salz und Pfeffer abschmecken und servieren, zum Mitnehmen in Schraubgläser abfüllen oder gekühlt aufbewahren.

Tag 3

Salatsandwiches mit Linsentalern

Seite 106

25 Minuten · vegan · glutenfrei

1. Den Backofen auf 200 °C Umluft vorheizen, 2 Bleche mit Backpapier auslegen und dünn mit Öl bepinseln. 2 EL geschrotete Leinsamen mit 3 EL Wasser in einem Glas verrühren und 5 Minuten quellen lassen.

2. 2 Schalotten in Würfel schneiden und mit 1 TL Kokosfett in einem Topf glasig andünsten. Den Knoblauch hinzureiben, kurz mitdünsten und vom Herd nehmen.

3. Die restlichen gegarten Linsen, vorgekochte Süßkartoffeln, gegarte Schalotten und Knoblauch, Leinsamen, 100 g Haferflocken und ½ TL Salz in der Küchenmaschine oder einem leistungsstarken Standmixer zu einer homogenen, feinen Masse verarbeiten. Die Masse sollte eher fest und etwas klebrig sein, damit Taler geformt werden können. Ist die Masse zu trocken, esslöffelweise Wasser hinzugeben, ist sie zu flüssig, esslöffelweise Haferflocken untermischen.

4. Aus der Linsen-Süßkartoffel-Masse esslöffelgroße Portionen zu kleinen Talern auf dem Backblech flach drücken und im heißen Ofen auf mittlerer Schiene 15 Minuten goldbraun backen.

5. Inzwischen 1 Paprikaschote, die Gurke, die Tomaten und Avocados in dünne Scheiben schneiden. Den Salat zupfen. Das Gemüse auf einem großen Teller anrichten und mit den Talern servieren. Dazu nach Belieben Dill und Schafsjoghurt reichen.

Linsensalat

20 Minuten | vegan | glutenfrei

Für 4 Portionen

150 g rote oder gelbe Linsen (ca. 360 g gekocht)
3 mittelgroße Möhren
1 Paprikaschote
3 Stangen Staudensellerie
5 Stängel Dill
2 TL Honig
1-2 EL Olivenöl
frischer Saft von 1 Zitrone
Salz
frisch gemahlener Pfeffer

1. Die Linsen gut waschen und mit 275 ml Wasser ohne Salz etwa 10 Minuten garen. Das Wasser sollte verkocht, aber die Linsen dürfen nicht matschig sein – gegebenenfalls in ein Sieb abgießen und abkühlen lassen.

2. Inzwischen die Möhren schälen und reiben. Die Paprika halbieren, entkernen und mit dem Sellerie in kleine Würfel schneiden. Den Dill fein hacken und mit Honig, Öl und Zitronensaft mischen. Linsen und Gemüse mit dem Dressing in einer Schüssel mischen. Mit Salz und Pfeffer abschmecken und servieren, zum Mitnehmen in Schraubgläser abfüllen oder gekühlt aufbewahren. Der Salat hält sich im Kühlschrank 2 Tage.

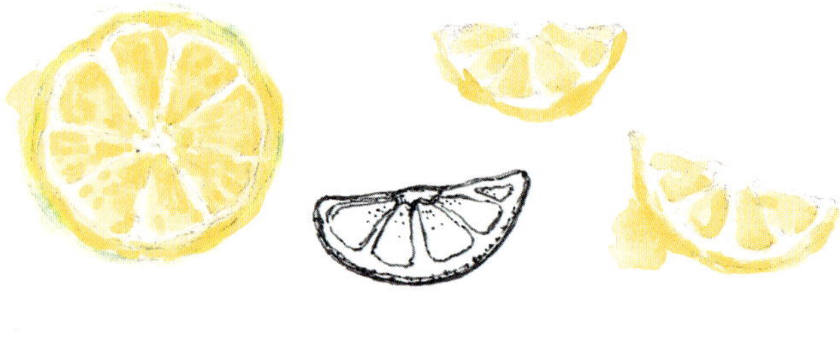

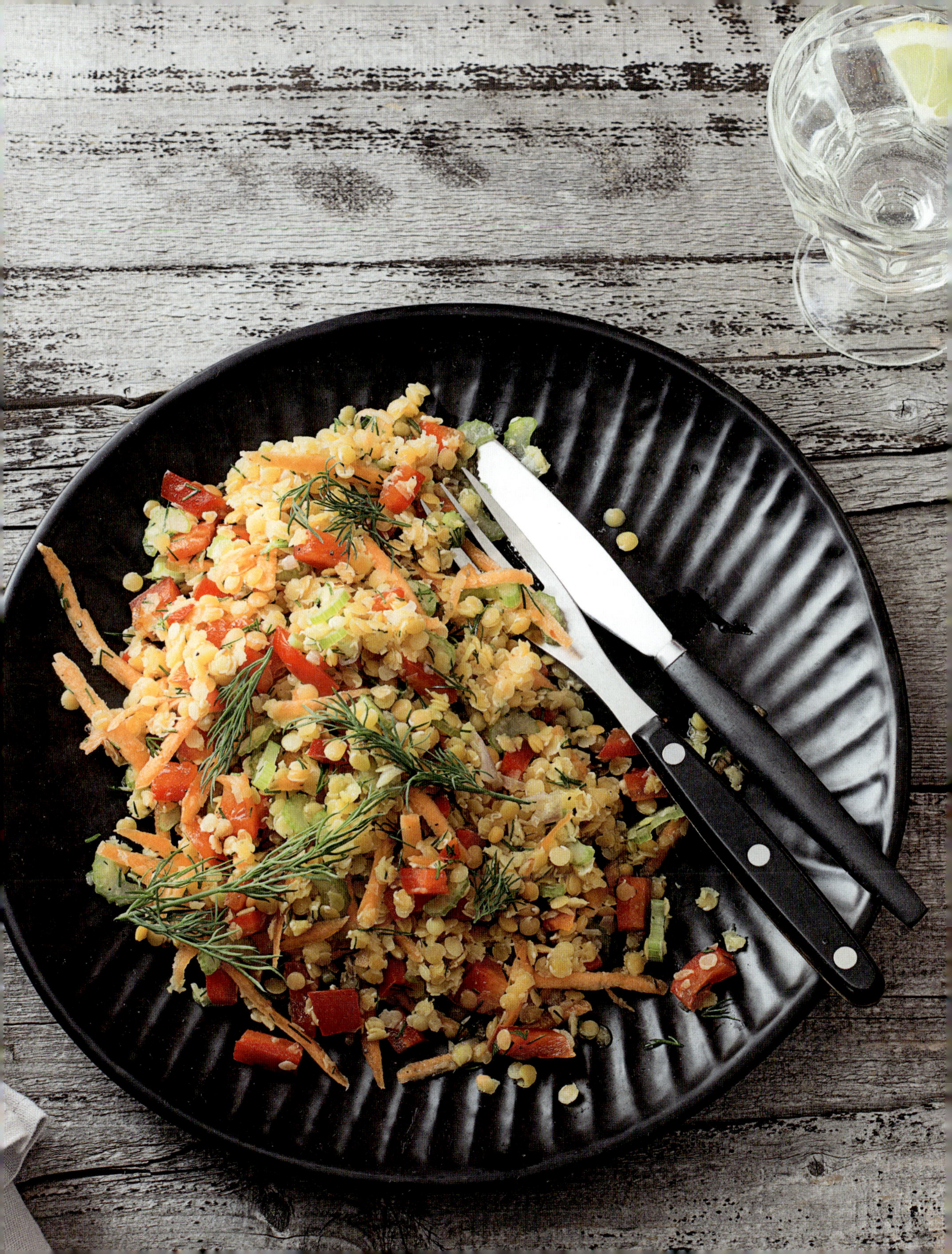

Linsensuppe

35 Minuten · vegan · glutenfrei

Für 4 Portionen

150 g rote oder gelbe Linsen (ca. 360 g gekocht)
2 kleine Schalotten
1 große Süßkartoffel
1 mittelgroße Möhre
2 Stangen Staudensellerie
1 TL mildes Kokosfett, alternativ Olivenöl
400 ml Kokosmilch (aus der Dose)
2 TL Tomatenmark
frischer Saft von 1 Zitrone
Salz
frisch gemahlener Pfeffer

Außerdem

Schraubgläser zum Mitnehmen (optional)

1. Linsen gut waschen und mit 275 ml Wasser, ohne Salz, etwa 10 Minuten mit geschlossenem Deckel kochen lassen. Das Wasser sollte verkocht, aber die Linsen dürfen nicht matschig sein – gegebenenfalls in ein Sieb abgießen.

2. Inzwischen Schalotten, Süßkartoffel und Möhre schälen und mit dem Staudensellerie ein kleine Würfel schneiden. Das Kokosfett in einem Topf erhitzen und die Schalotten darin glasig andünsten. Das Gemüse dazugeben und kurz mitdünsten. Mit 400 ml Wasser ablöschen und bei mittlerer Hitze 10 Minuten köcheln lassen.

3. Gegarte Linsen, Kokosmilch und Tomatenmark hinzugeben und weitere 5 Minuten mitköcheln lassen. Die Suppe mit dem Stabmixer pürieren. Mit Zitronensaft, Salz und Pfeffer abschmecken und genießen!

TIPP

Die Suppe zum Mitnehmen in Schraubgläser abfüllen, gekühlt aufbewahren oder einfrieren.

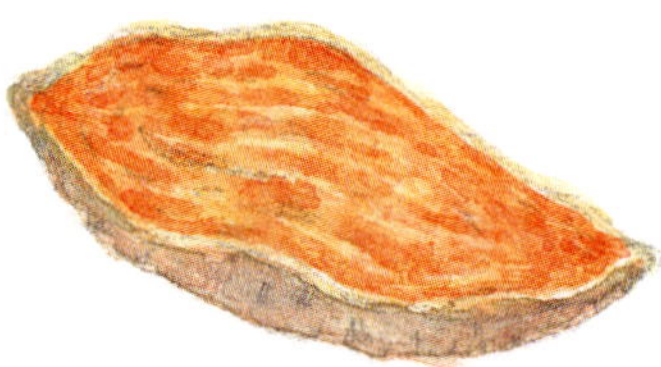

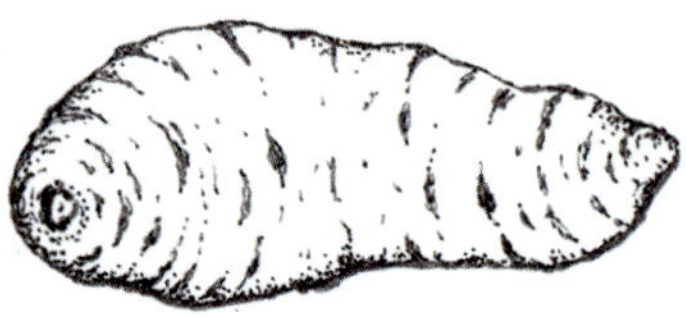

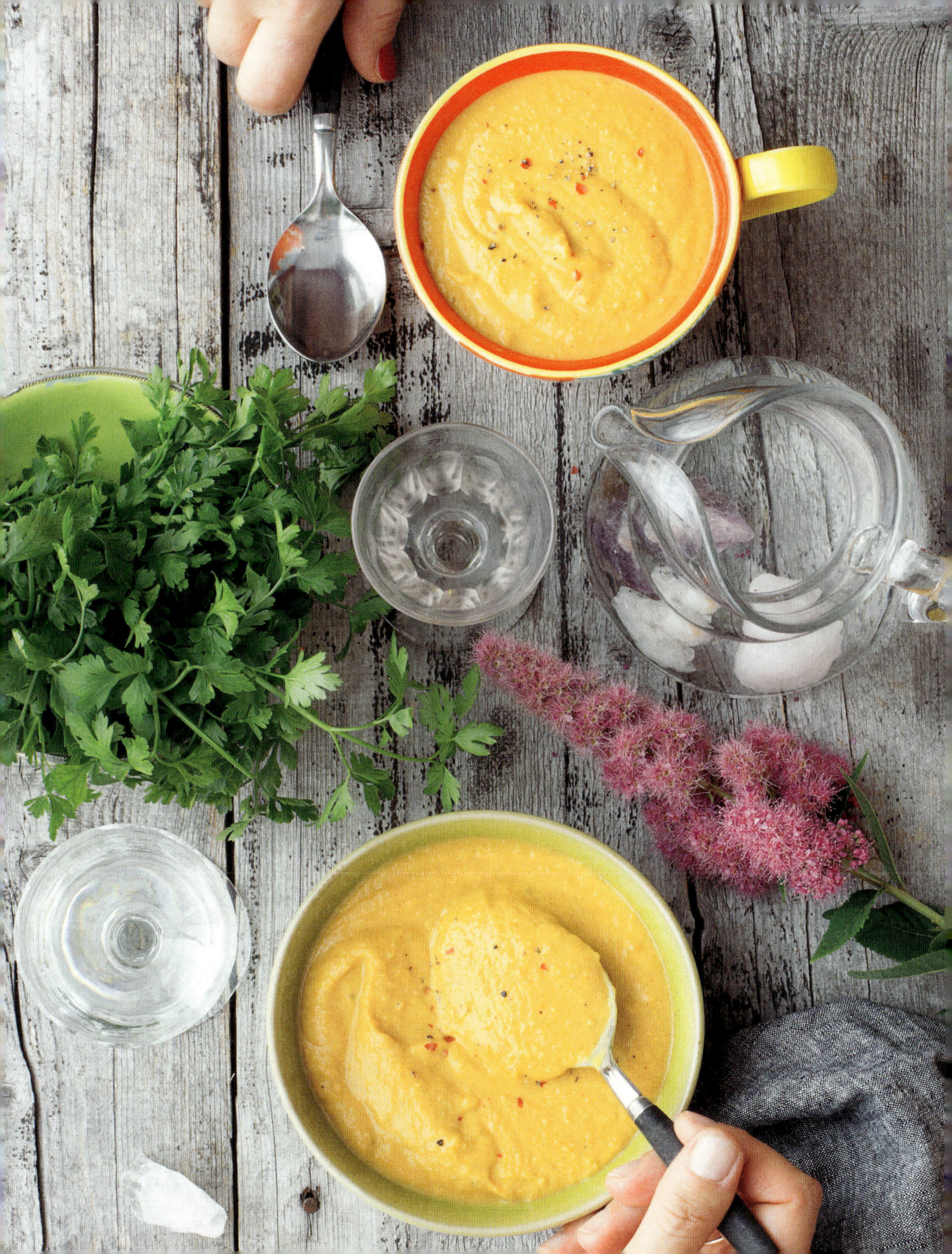

Salatsandwiches
mit Linsentalern

25 Minuten · vegan · glutenfrei

Für 15 Stück

1 große Süßkartoffel
200 g rote oder gelbe Linsen (ca. 480 g gekocht)
2 Schalotten
1 Knoblauchzehe
1 TL mildes Kokosfett, alternativ Olivenöl
2 EL geschrotete Leinsamen
½ TL Salz
100 g Feinblatt-Haferflocken
1 rote Paprikaschote
2 Tomaten
1-2 Avocados
1 Gurke
1 Kopf grüner Salat
250 g Schafsjoghurt (mind. 5 % Fett), alternativ vegan: Hummus (s. S. 112 und S. 156)

Außerdem

Dampfgareinsatz

TIPP

Die Taler halten sich gekühlt 2 Tage, sie lassen sich aber auch wunderbar einfrieren und dann einfach im Toaster wieder aufwärmen.

1. Den Backofen auf 200 °C Umluft vorheizen. In einem Topf wenig Wasser zum Kochen bringen. Die Süßkartoffel schälen, in kleine Würfel schneiden und im Dampfgareinsatz über dem kochenden Wasser zugedeckt etwa 15 Minuten weich garen.

2. Parallel die Linsen waschen und mit 350 ml Wasser, ohne Salz, etwa 10 Minuten zugedeckt köcheln lassen. Die Linsen dürfen nicht matschig sein – gegebenenfalls in ein Sieb abgießen.

3. Schalotten und Knoblauch schälen und fein würfeln. Das Kokosfett in einem Topf erhitzen und die Schalotten darin glasig andünsten. Den Knoblauch dazugeben und kurz mitdünsten. Linsen und Süßkartoffel etwas abkühlen lassen. Inzwischen 2 EL geschrotete Leinsamen mit 3 EL Wasser in einem Glas verrühren und 5 Minuten quellen lassen.

4. Die vorbereiteten Zutaten mit ½ TL Salz in einer Küchenmaschine, alternativ mit einem Kartoffelstampfer, zu einer homogenen Masse verarbeiten. Ist die Masse zu trocken, esslöffelweise Wasser hinzugeben, ist sie zu flüssig, esslöffelweise Haferflocken untermischen.

5. Ein Backblech mit Backpapier auslegen und hauchdünn mit Öl bepinseln. Aus der Masse mit angefeuchteten Händen esslöffelgroße Portionen zu kleinen Talern auf dem Backblech flach drücken und im Ofen auf der mittleren Schiene 15 Minuten goldbraun backen.

6. Inzwischen Paprikaschote, Tomaten, Avocados und Gurke in dünne Scheiben schneiden, den Salat zupfen. Das Gemüse auf einem großen Teller anrichten und mit den Talern servieren. Dazu den Joghurt reichen und nach Herzenslust individuelle Sandwiches belegen. Sind Dill, Schalotten und Möhren zur Hand, können diese wunderbar mit im Sandwich vernascht werden.

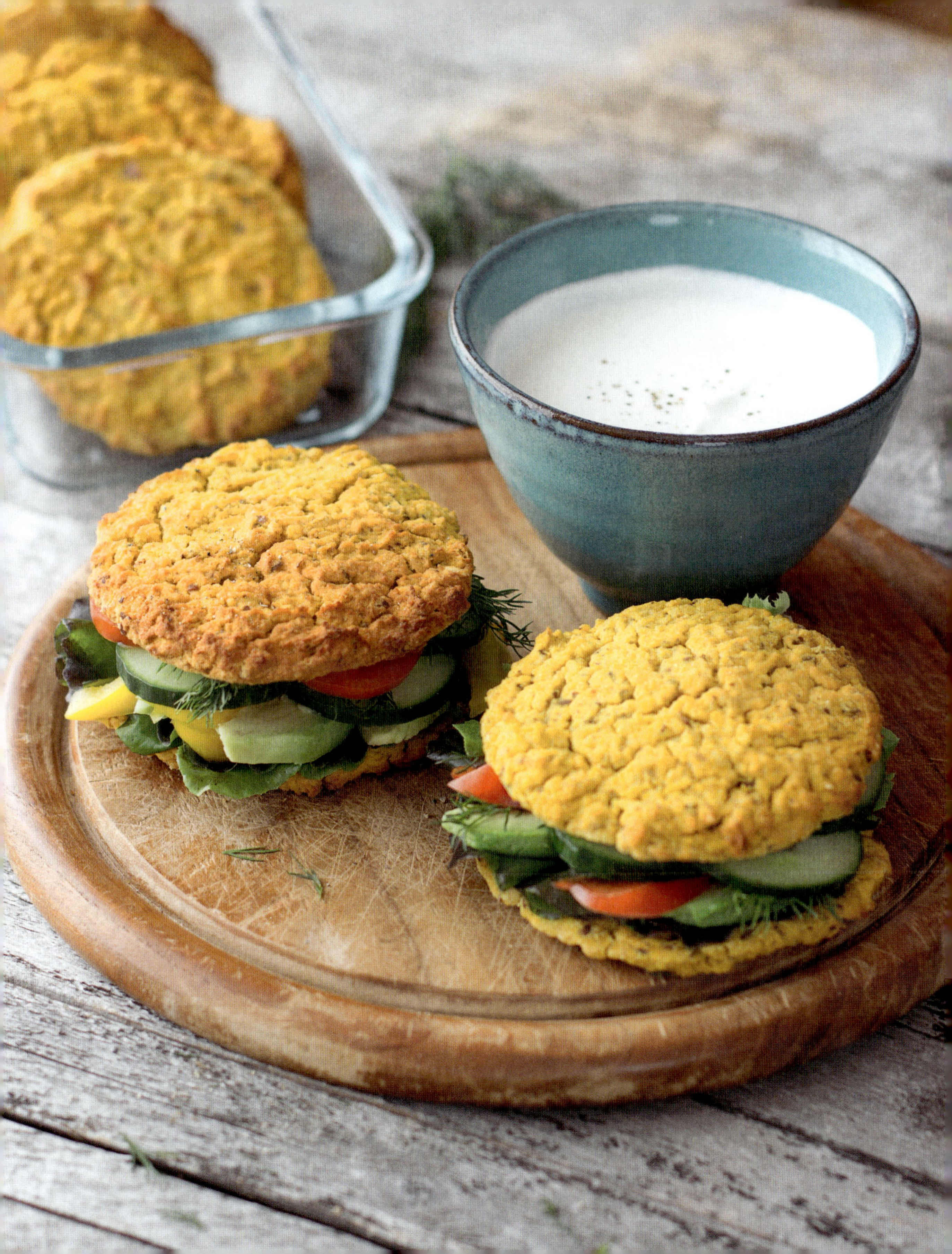

3 Tage Süßkartoffel und Bete

Für jeweils 4 Portionen
Einkaufsliste für 3 Tage

Frische Zutaten
8 mittelgroße Knollen Rote und/oder Gelbe Bete
4 mittelgroße Süßkartoffeln (ca. 1,3 kg gegart oder gebacken)
2 Avocados
1 Handvoll kleine Tomaten
1 kleine Knolle Fenchel (ca. 200 g)
1 Salatgurke
1 großer Kopf grüner Salat
2 Zitronen
1 großes Bund Dill, alternativ glatte Petersilie
8 Eier
120 g Manouri (griech. Molkenkäse aus Schafs- oder Ziegenmilch)
300 g Sauerkraut (roh; optional)

Zutaten aus dem Vorrat
150 g tiefgekühlter Brokkoli, alternativ frischer
30 g tiefgekühlte Erbsen
240 g weiße Bohnen oder Kichererbsen (aus der Dose, dem Glas oder gekocht und eingefroren)
1 Schalotte
5 Knoblauchzehen
4 EL entsteinte Oliven
geschälte Hanfsamen (optional)
Tahin (Sesammus), alternativ Erdnussmus
mildes Kokosfett, alternativ Avocadoöl oder Butterschmalz bzw. Ghee
Olivenöl
Weißweinessig
Ahornsirup
getr. Thymian
Kreuzkümmelpulver
Ceylonzimtpulver
Salz

Außerdem
Dampfgareinsatz

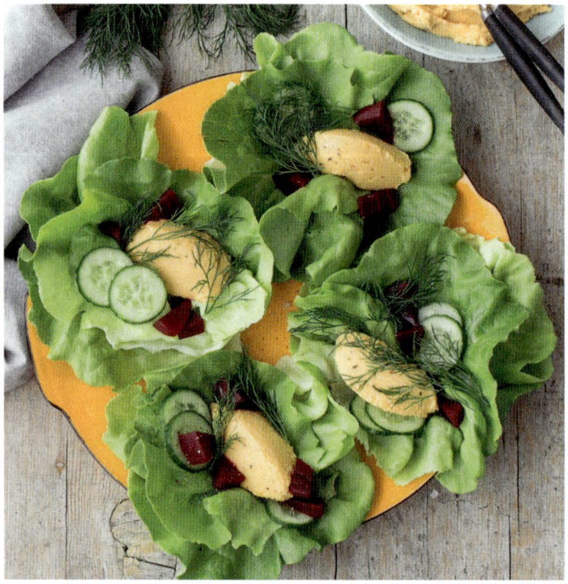

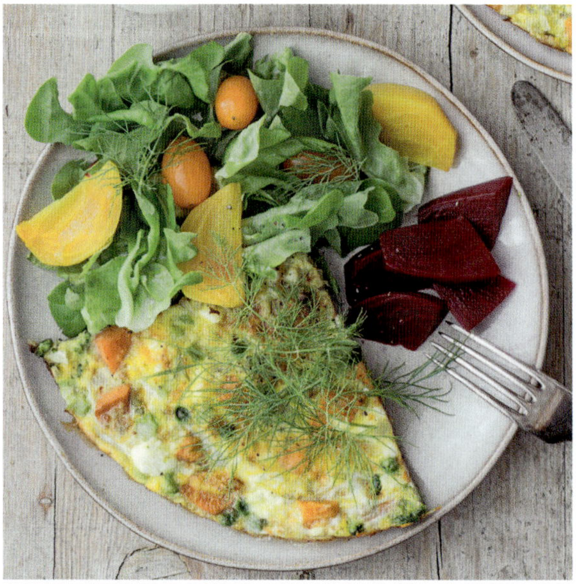

Die Basis für 3 Tage

45 Minuten

1. Für das Gemüse den Backofen auf 180 °C Umluft vorheizen. 8 mittelgroße Knollen Rote und /oder Gelbe Beten – am besten mit Einweghandschuhen – schälen, in mundgerechte Stücke schneiden und auf einem mit Backpapier belegten Blech verteilen. Mit 2 TL leicht erwärmtem Kokosfett benetzen und je nach Größe im heißen Ofen etwa 35 Minuten bissfest backen. Wird zweifarbige Bete verwendet, darauf achten, dass die rote Bete die gelbe nicht verfärbt.

2. Inzwischen 4 Knoblauchzehen schälen. 4 mittelgroße Süßkartoffeln ebenfalls schälen, in Würfel schneiden und mit dem Knoblauch auf einem zweiten mit Backpapier belegten Blech verteilen. Mit 3 TL Kokosfett benetzen und im heißen Ofen etwa 20 Minuten bissfest backen.

3. Die Beten aus dem Ofen nehmen, mit 3–4 EL Ahornsirup, 3–4 EL Weißweinessig sowie Salz würzen und auskühlen lassen. Knoblauch und Süßkartoffeln ebenfalls abkühlen lassen und das Gemüse getrennt in verschließbaren Behältern im Kühlschrank aufbewahren.

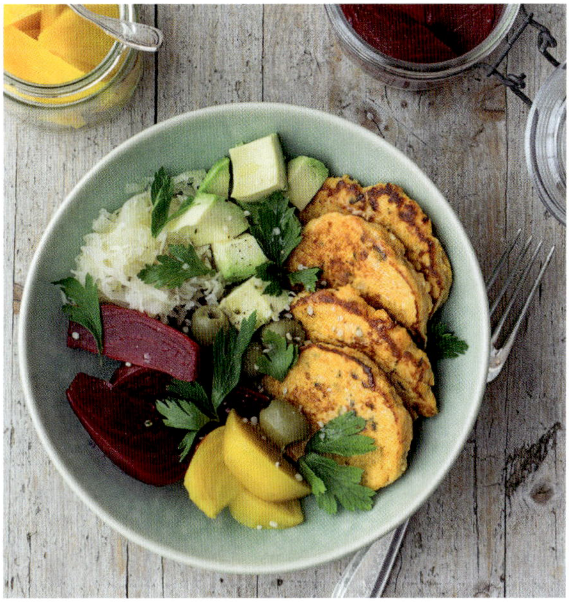

TIPP

Statt es zu backen, kann das Gemüse auch gedämpft werden. Dazu zuerst die geschälte und gewürfelte Bete im Dampfgareinsatz über kochendem Wasser mit geschlossenem Deckel je nach Größe etwa 20 Minuten bissfest garen. Wird zweifarbige Bete verwendet, beim Dämpfen darauf achten, dass die rote Bete die gelbe nicht verfärbt. Danach geschälte und gewürfelte Süßkartoffeln und Knoblauch im Dampfgareinsatz 7–10 Minuten weich garen.

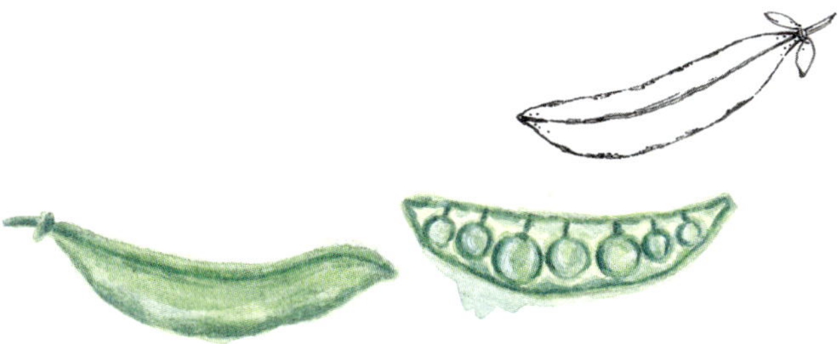

3 Tage Süßkartoffel und Bete

Tag 1

Süßkartoffelhummus in Salatwraps

Seite 112

25 Minuten · vegan · glutenfrei

1. Für den Hummus 240 g Bohnen heiß abspülen und mit 300 g gebackener Süßkartoffel, den 4 gebackenen Knoblauchzehen, 2 EL Tahin, dem Saft von ½–1 Zitrone, je ¼ TL Kreuzkümmelpulver, Zimt und Salz sowie Pfeffer in einem leistungsstarken Standmixer zu einer homogenen, cremigen Masse pürieren. Den Hummus nochmals mit Tahin, Zitrone, Salz und Pfeffer abschmecken.

2. Von einem Kopf grünem Salat die großen Blätter abzupfen. 1 Salatgurke in Scheiben schneiden. Den Süßkartoffelhummus mit Salat, Gurke, ⅓ Bund fein geschnittenem Dill sowie ⅓ der gebackenen Beten servieren und am Tisch individuelle Salatwraps zubereiten.

Tag 2

Süßkartoffelomelett

Seite 114

20 Minuten · glutenfrei

1. Zum Auftauen 150 g Brokkoli mit kochendem Wasser überbrühen. 1 Schalotte schälen und fein würfeln. 1 EL Olivenöl in einer beschichteten, ofenfesten Pfanne erhitzen und die Schalotte darin andünsten. 1 Fenchelknolle halbieren, vom Strunk befreien, fein würfeln und mitdünsten. 1 Knoblauchzehe schälen und dazureiben. 30 g tiefgekühlte Erbsen dazugeben. Den Brokkoli etwas ausdrücken, hacken und in die Pfanne geben. 300 g gebackene Süßkartoffelstücke darauf verteilen.

2. Für das Omelett 4 Eier in eine Schüssel aufschlagen, 40 g Manouri-Schafskäse hineinbröseln und mit einer Gabel verquirlen. Die Mischung gleichmäßig über das Pfannengemüse gießen. Da der Käse recht salzig ist, vorsichtig salzen und mit Pfeffer würzen. Den Backofen auf 180 °C Oberhitze vorheizen.

3. Das Omelett bei mittlerer Hitze von einer Seite etwa 4 Minuten bräunen, anschließend vierteln, jeweils wenden und weitere 4 Minuten garen. Alternativ ohne Wenden im heißen Backofen 4 Minuten grillen.

4. Den restlichen grünen Salat zupfen und mit 1 Handvoll Tomaten, ⅓ Bund Dill und der Hälfte der restlichen gebackenen Bete auf Tellern verteilen. Den Salat mit etwas frischem Zitronensaft beträufeln. Das Omelett dazu anrichten.

Tag 3

Süßkartoffelpattie-Bowl

Seite 116

15 Minuten glutenfrei

1. Die restlichen der gebackenen Süßkartoffeln (etwa 600 g), den restlichen Käse (80 g), ¼ TL getrockneten Thymian, 2 Prisen Salz, frisch gemahlenen Pfeffer und 4 Eier in einer Schüssel mit der Gabel erst zu Mus zerdrücken, dann verrühren.

2. Für die Patties je 1 TL mildes Kokosfett in 2 beschichteten Pfannen erhitzen. Jeweils 1 schwach gehäuften EL Mus in die Pfannen klecksen und daraus mit der Rückseite des Löffels kleine Patties formen. Bei mittlerer Hitze etwa 4 Minuten braten, vorsichtig wenden und fertig braten.

3. Die Avocados halbieren, den Kern entfernen, die Hälften schälen und das Fruchtfleisch würfeln.

4. Zum Servieren die Patties auf 4 kleine Schalen verteilen, rundherum jeweils 3 EL Sauerkraut, ein Viertel der Avocadowürfel, die restliche Bete und Oliven anrichten. Die Bowls mit ⅓ Bund fein geschnittenem Dill sowie Salz und Pfeffer würzen und nach Belieben mit je ½ TL geschälten Hanfsamen garnieren.

Veronika: »Die Süßkartoffelpattie-Bowl entstand an einem Tag, an dem Elian immerzu in meinem Arm liegen und auch in meinem Arm schlafen wollte. Claire und mein Mann waren unterwegs und ich hatte solch einen Hunger vom Stillen. Da ich noch vorgekochte Süßkartoffel, gegarte, marinierte Bete und die übrigen Zutaten im Kühlschrank hatte, gelang mir die Bowl einhändig. Das Zerdrücken der Süßkartoffel und In-Form-Bringen der Patties waren ein Kinderspiel. Der Rest war nur noch Kombinationssache in der Schüssel. Ich weiß noch, dass ich so hungrig war und mir deshalb zweimal nachgenommen habe. Und es war so schön, Elian im Arm dabeizuhaben.«

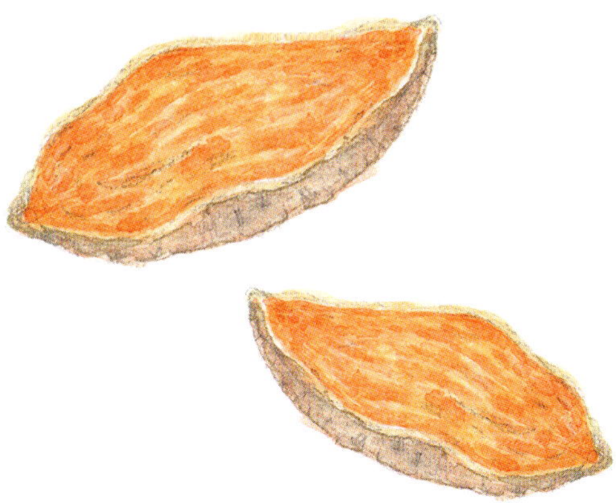

Süßkartoffelhummus in Salatwraps

45 Minuten · vegan · glutenfrei

Für 4 Portionen

3 mittelgroße Knollen Rote Bete
5 TL mildes Kokosfett, alternativ Avocadoöl oder Ghee
4 Knoblauchzehen
1 mittelgroße Süßkartoffel
2 EL Ahornsirup
2 EL Weißweinessig
Salz
240 g weiße Bohnen oder Kichererbsen (aus der Dose, dem Glas oder gekocht und eingefroren)
2 EL Tahin (Sesammus), alternativ Erdnussmus
frischer Saft von ½–1 Zitrone
¼ TL Kreuzkümmelpulver
¼ TL Ceylonzimtpulver
frisch gemahlener Pfeffer
1 Kopf grüner Salat
1 Salatgurke
½ Bund Dill

1. Für das Gemüse den Backofen auf 180 °C Umluft vorheizen. Die Beten schälen, in mundgerechte Stücke schneiden und auf einem mit Backpapier belegten Blech verteilen. Mit 2 TL leicht erwärmtem Kokosfett benetzen und im heißen Ofen etwa 35 Minuten bissfest backen.

2. Inzwischen den Knoblauch schälen. Die Süßkartoffeln ebenfalls schälen, in Würfel schneiden und mit dem Knoblauch auf einem zweiten mit Backpapier belegten Blech verteilen. Mit 3 TL Kokosfett benetzen und im heißen Ofen etwa 20 Minuten bissfest backen.

3. Die Beten aus dem Ofen nehmen, mit Ahornsirup, Essig sowie Salz marinieren. Süßkartoffeln und Knoblauch ebenfalls aus dem Ofen nehmen und lauwarm abkühlen lassen.

4. Inzwischen für den Hummus die Bohnen heiß abspülen und mit Süßkartoffel, Knoblauch, Tahin, Zitronensaft, Kreuzkümmel, Zimt, Salz und Pfeffer in einem leistungsstarken Standmixer zu einer homogenen, cremigen Masse pürieren. Den Hummus nochmals mit Tahin, Zitronensaft, Salz und Pfeffer abschmecken.

5. Vom Salatkopf die großen Blätter abzupfen. Die Gurke in Scheiben schneiden und den Dill fein hacken. Den Süßkartoffelhummus mit Salat, Gurke, Dill sowie marinierter Bete servieren und am Tisch individuelle Salatwraps zubereiten. Die Wraps mit oder ohne Besteck genießen!

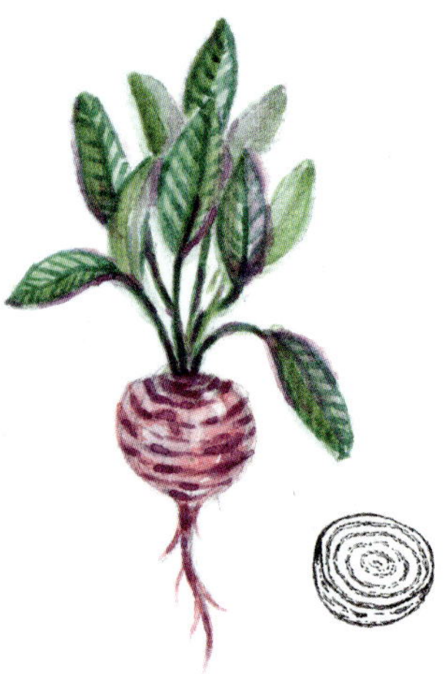

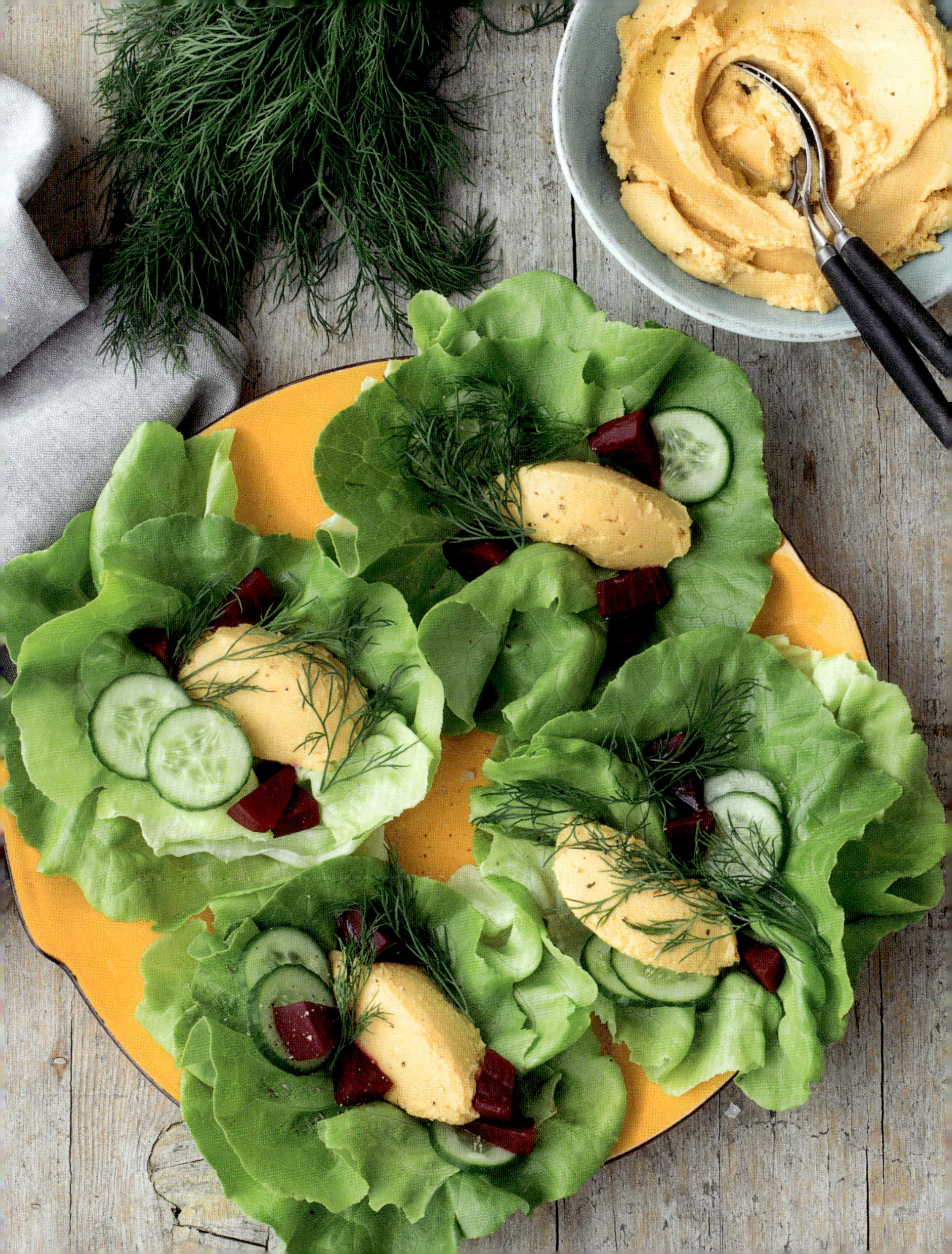

Süßkartoffelomelett

30 Minuten | glutenfrei

Für 4 Portionen

- 3 mittelgroße Knollen Rote oder Gelbe Bete
- 150 g tiefgekühlter Brokkoli, alternativ frischer
- ½ Knolle Fenchel
- 1 kleine Süßkartoffel
- 1 Schalotte
- 1 EL Olivenöl
- 1 Knoblauchzehe
- 30 g tiefgekühlte Erbsen
- 1–2 EL Ahornsirup
- 1–2 EL Weißweinessig
- 4 Eier
- 40 g Manouri (griech. Molkenkäse aus Schafs- oder Ziegenmilch)
- Salz
- frisch gemahlener Pfeffer
- ½ Kopf grüner Salat
- 4 Stängel Dill
- 1 Handvoll kleine Tomaten
- frischer Saft von ½ Zitrone

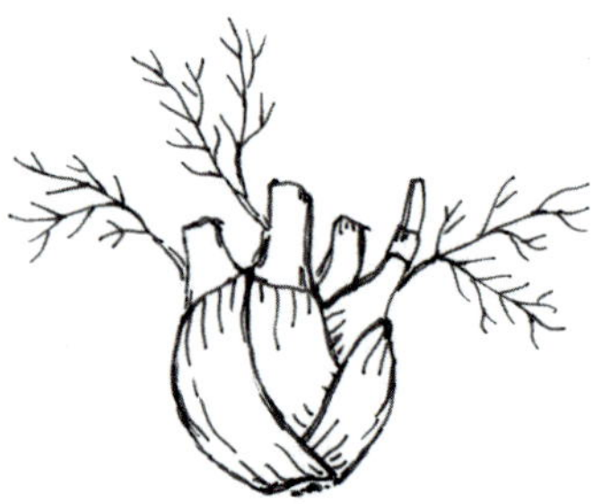

1. Für die Bete den Backofen auf 180 °C Umluft vorheizen. Die Beten – am besten mit Einweghandschuhen – schälen, in mundgerechte Stücke schneiden und auf einem mit Backpapier belegten Blech verteilen. Mit 2 TL leicht erwärmtem Kokosfett benetzen und je nach Größe im heißen Ofen etwa 25 Minuten bissfest backen.

2. Inzwischen zum Auftauen den Brokkoli mit kochendem Wasser überbrühen. Den Fenchel vom Strunk befreien und fein würfeln. Die Süßkartoffel schälen und mit dem Sparschäler in dünne Streifen schneiden. Die Schalotte schälen und fein würfeln. Das Olivenöl in einer beschichteten, ofenfesten Pfanne erhitzen und die Schalotte darin bei mittlerer Hitze glasig dünsten. Den Fenchel mitdünsten. Den Knoblauch schälen und in die Pfanne reiben. Den Brokkoli etwas ausdrücken, hacken und mit tiefgekühlten Erbsen und Süßkartoffel dazugeben.

3. Die Beten aus dem Ofen nehmen, mit Ahornsirup, Weißweinessig sowie Salz würzen und auskühlen lassen. Für das Omelett die Eier in eine Schüssel aufschlagen, den Käse hineinbröseln und mit einer Gabel verquirlen. Die Mischung gleichmäßig über das Pfannengemüse gießen, sodass alles gut bedeckt ist. Da der Käse recht salzig ist, vorsichtig salzen und mit Pfeffer würzen. Ggf. den Backofen auf 180 °C Oberhitze vorheizen.

4. Das Omelett auf mittlerer Stufe von einer Seite etwa 4 Minuten bräunen, anschließend vierteln, jeweils wenden und weitere 4 Minuten garen. Alternativ ohne Wenden im heißen Backofen 4 Minuten grillen.

5. Den Salat zupfen und den Dill fein hacken. Den Salat mit Bete, Tomaten und Dill auf den Tellern verteilen und mit etwas Zitronensaft beträufeln. Das Omelett dazu anrichten.

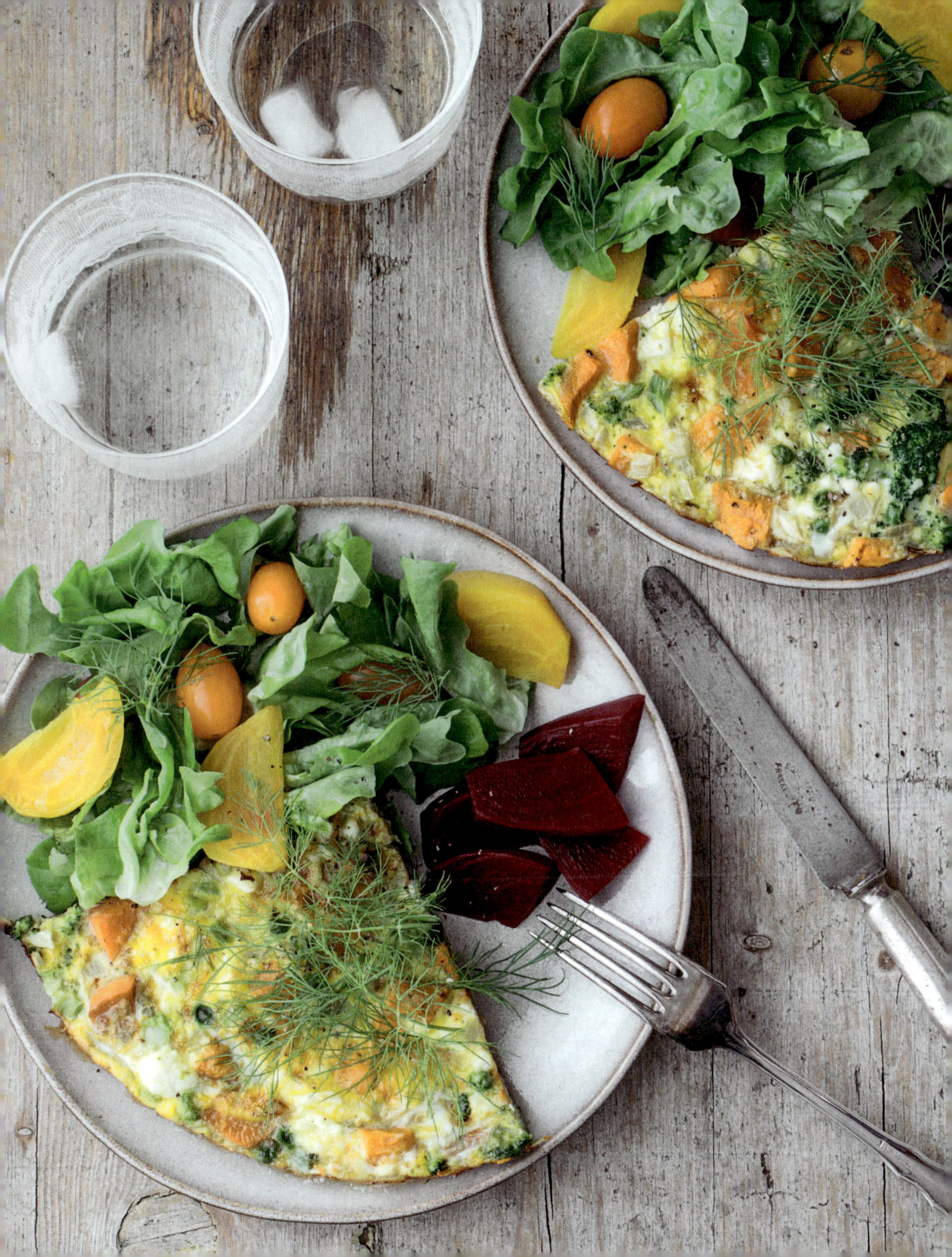

Süßkartoffelpattie-Bowl

60 Minuten glutenfrei

Für 4 Portionen

3 mittelgroße Knollen Rote Bete
2-3 EL Kokosfett, Avocadoöl oder Ghee
2 mittelgroße Süßkartoffeln
1-2 EL Ahornsirup
1-2 EL Weißweinessig
Salz
80 g Manouri (griech. Molkenkäse aus Schafs- oder Ziegenmilch)
4 Eier
¼ TL getr. Thymian
frisch gemahlener Pfeffer
2 Avocados
300 g Sauerkraut (roh; optional)
4 EL entsteinte Oliven
½ Bund Dill, alternativ Petersilie
2 TL geschälte Hanfsamen (optional)

1. Für das Gemüse den Backofen auf 180 °C Umluft vorheizen. Die Beten – am besten mit Einweghandschuhen – schälen, in mundgerechte Stücke schneiden und auf einem mit Backpapier belegten Blech verteilen. Mit 2 TL leicht erwärmtem Kokosfett benetzen und je nach Größe im heißen Ofen etwa 35 Minuten bissfest backen.

2. Inzwischen die Süßkartoffeln schälen, in Würfel schneiden und auf einem zweiten mit Backpapier belegten Blech verteilen. Mit 3 TL Kokosfett benetzen und im heißen Ofen etwa 20 Minuten bissfest backen.

3. Die Beten aus dem Ofen nehmen, mit Ahornsirup, Essig sowie Salz marinieren. Die Süßkartoffeln kurz auskühlen lassen, dann mit Käse, Eiern, Thymian, 2 Prisen Salz und Pfeffer in einer Schüssel mit der Gabel erst zu Mus zerdrücken, dann kräftig verrühren.

4. Für die Patties je 1 TL mildes Kokosfett in zwei beschichteten Pfannen erhitzen. Jeweils einen schwach gehäuften EL Mus in die Pfannen klecksen und daraus mit der Rückseite des Löffels kleine Patties formen. Bei mittlerer Hitze etwa 4 Minuten braten, vorsichtig wenden und fertig braten.

5. Die Avocados halbieren, den Kern entfernen, die Hälften schälen und das Fruchtfleisch würfeln. Die Patties auf vier kleine Schalen verteilen, rundherum jeweils 3 EL Sauerkraut, ¼ der Avocadowürfel, die Beten und Oliven anrichten. Die Bowls mit fein geschnittenem Dill oder Petersilie sowie Salz und Pfeffer würzen und nach Belieben mit geschälten Hanfsamen bestreut servieren.

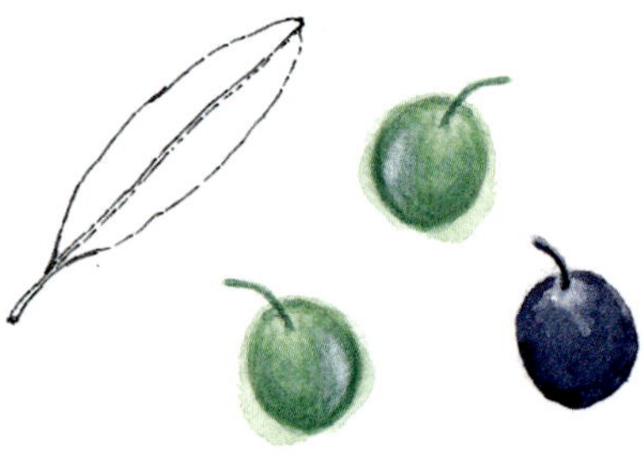

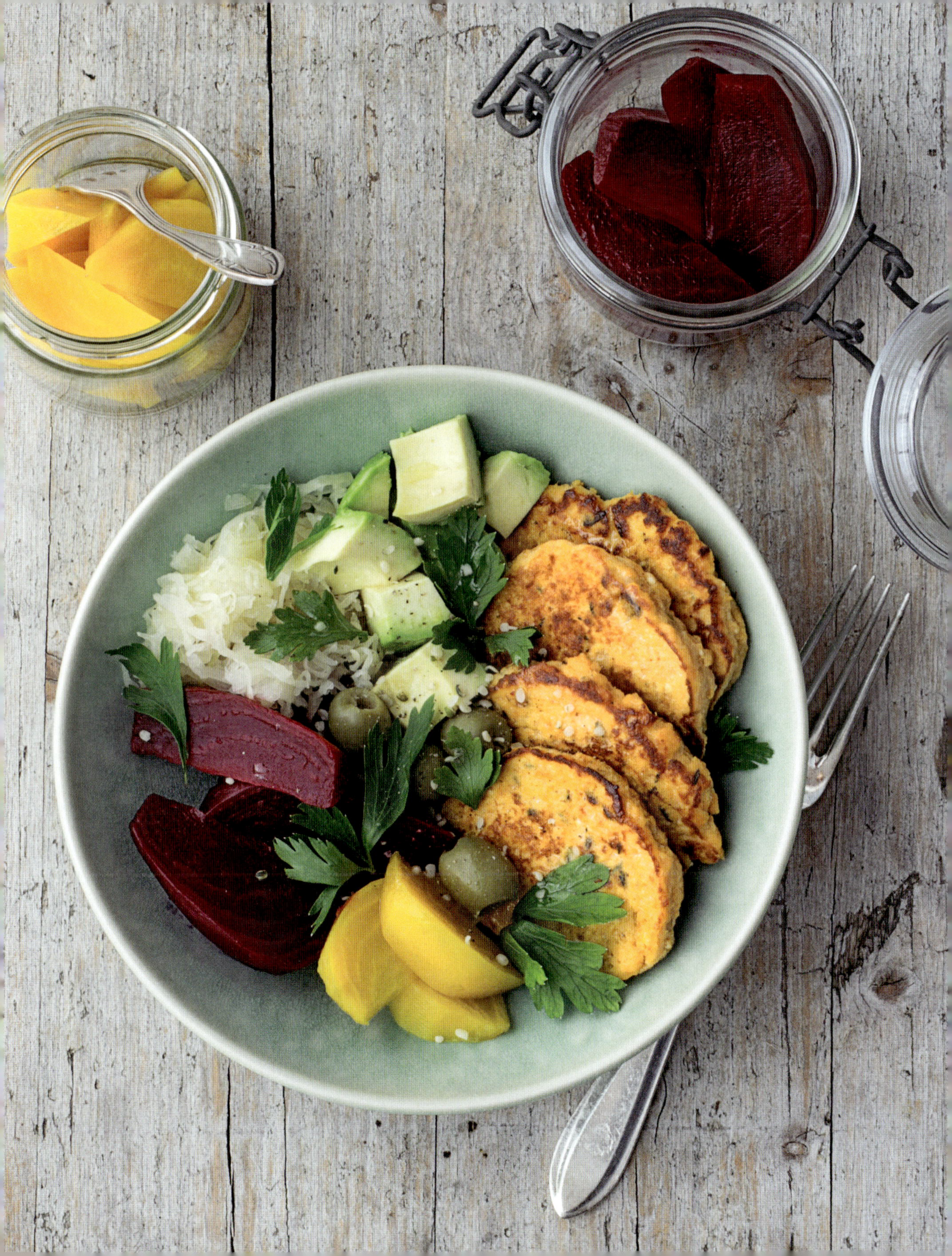

3 Tage Grün

Für je 4 Portionen
Einkaufsliste für 3 Tage

Frische Zutaten

700 g tiefgekühlter Brokkoli, alternativ frischer oder Babybrokkoli
600 g tiefgekühlte Erbsen
2 kleine und 1 große Zucchini
½ Bund Radieschen
1 Mango

Zutaten aus dem Vorrat

500 g Pasta (s. S. 14)
500 g schnellkochender Dinkel
8 EL Mandelkerne
2 Zwiebeln, alternativ 3 Schalotten
400 ml Gemüsebrühe
400 ml Hafermilch
Cashewmus, alternativ Mandel- oder Sonnenblumenkernmus
Tahin (Sesammus)
Tamari (weizenfreie Sojasoße)
mildes Kokosfett, alternativ Olivenöl
Salz
frisch gemahlener Pfeffer

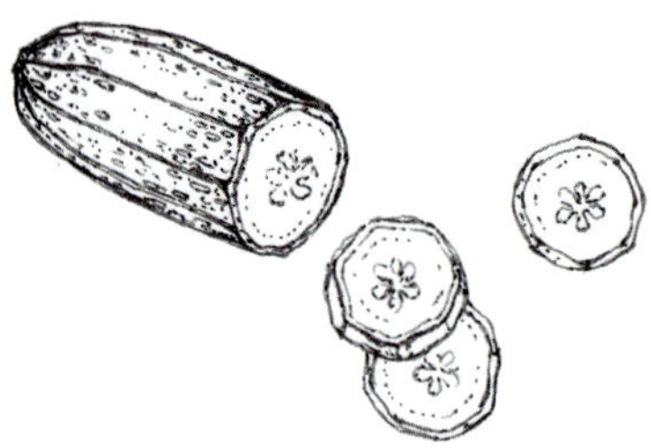

Die Basis für 3 Tage

25 Minuten

1. Die Schalotten fein hacken und in einem großen Topf mit 1 TL Kokosfett andünsten. Den Dinkel hinzugeben, unter Rühren leicht anrösten und in 1,4 l Salzwasser (entspricht der dreifachen Menge) 20 Minuten garen.

2. Währenddessen in einem großen Topf wenig Wasser zum Kochen bringen. Den Brokkoli – sofern nicht tiefgekühlt – in kleine Röschen zerteilen. Die Zucchini in 1 cm dicke Scheiben schneiden. 450 g Erbsen, 600 g Brokkoli und die Zucchini im Dampfgareinsatz über dem kochenden Wasser mit geschlossenem Deckel 8–10 Minuten bissfest garen. Die Mandeln hacken und in einer beschichteten Pfanne ohne Fett rösten.

3. Das gegarte Gemüse und den gekochten Dinkel jeweils in 2 Portionen teilen. Je eine Portion Dinkel und Gemüse in zwei verschließbaren Dosen für die kommenden Tage im Kühlschrank verwahren. Auch die übrigen gerösteten Mandeln verwahren. Die jeweils andere Portion Dinkel und Gemüse für die heutige Bowl beiseitestellen.

Tag 1

Grüne Dinkelbowl mit Mangosoße

Seite 120

30 Minuten · vegan · glutenfrei

1. Die Mango schälen, vom Stein befreien und mit 1 EL Tahin sowie ½ TL Tamari fein pürieren.
2. Dinkel und Gemüse in jeweils 4 Schüsseln portionieren, mit je 1 EL gerösteten Mandeln bestreuen und mit Mangosoße servieren!

→ TIPP

Wer sich hierzu tierische Proteine wünscht, dem empfehlen wir gebratenen Grillkäse von Schaf oder Ziege.

Tag 2

Dinkel-Brokkoli-Pfanne mit Radieschen und Gemüsesoße

Seite 122

15 Minuten · vegan

1. Den noch nicht gegarten Brokkoli (100 g) in Scheiben schneiden und in einer Pfanne in 1 TL Kokosfett unter Rühren 2 Minuten rösten, mit 50 ml Wasser ablöschen und dünsten, bis das Wasser verkocht ist. Den Dinkel vom Vortag ergänzen und knusprig anbraten, gegebenenfalls noch einmal wenige Esslöffel Wasser angießen, damit nichts anbrennt.
2. In einem Topf 400 ml Gemüsebrühe und 400 ml Hafermilch zum Kochen bringen. Inzwischen die Radieschen vierteln.
3. Vorgegarte Erbsen, Brokkoli und Zucchini vom Vortag sowie 2 EL Cashewmus dazugeben und alles fein pürieren. Mit Salz und Pfeffer abschmecken. Die Hälfte der Gemüsesoße nach dem Abkühlen in einem verschließbaren Gefäß im Kühlschrank für den nächsten Tag verwahren.
4. Gerösteten Dinkel, gebratenen Brokkoli und Radieschen in Schüsseln anrichten und mit der Gemüsesoße servieren.

Tag 3

Pasta mit Erbsen und Gemüsesoße

Seite 124

10 Minuten · vegan

1. Die Pasta in Salzwasser nach Packungsanweisung bissfest garen. 3 Minuten vor Ende der Garzeit die restlichen Erbsen (150 g) dazugeben und mitgaren.
2. Die Soße vom Vortag in einem Topf erhitzen. Pasta, Erbsen und Soße vermengen und mit den übrigen gerösteten Mandeln servieren.

Grüne Dinkelbowl
mit Mangosoße

30 Minuten · vegan · glutenfrei

Für 4 Portionen

- 1 Schalotte
- 250 g schnellkochender Dinkel (ca. 600 g gekocht)
- 200 g tiefgekühlter Brokkoli, alternativ frischer oder Babybrokkoli
- 1 große Zucchini
- 200 g tiefgekühlte Erbsen
- ½ TL mildes Kokosfett, alternativ Olivenöl
- 1 Mango
- 1 EL Tahin (Sesammus)
- ½ TL Tamari (weizenfreie Sojasoße)
- 4 EL Mandelkerne

1. Die Schalotte fein hacken und in einem Topf in ½ TL Kokosfett andünsten. Den Dinkel hinzugeben, kurz anrösten und in 700 ml Salzwasser (entspricht der 3-fachen Menge) 20 Minuten garen.

2. Während der Dinkel kocht, den Brokkoli – sofern nicht tiefgekühlt – in kleine Röschen zerteilen, die Zucchini in 1 cm dicke Scheiben schneiden. In einem großen Topf wenig Wasser zum Kochen bringen, Brokkoli, Zucchini und Erbsen im Dampfgareinsatz über dem kochenden Wasser mit geschlossenem Deckel 8–10 Minuten weich, aber noch bissfest garen.

3. Unterdessen die Mandeln hacken und in einer beschichteten Pfanne ohne Fett rösten. Die Mango schälen, vom Stein befreien und mit 1 EL Tahin und ½ TL Tamari fein pürieren.

4. Das Gemüse mit dem Dinkel in Schüsseln portionieren, mit je 1 EL gerösteten Mandeln bestreuen und mit Mangosoße servieren.

TIPP

Wer sich hierzu tierische Proteine wünscht, dem empfehlen wir gebratenen Grillkäse von Schaf oder Ziege.

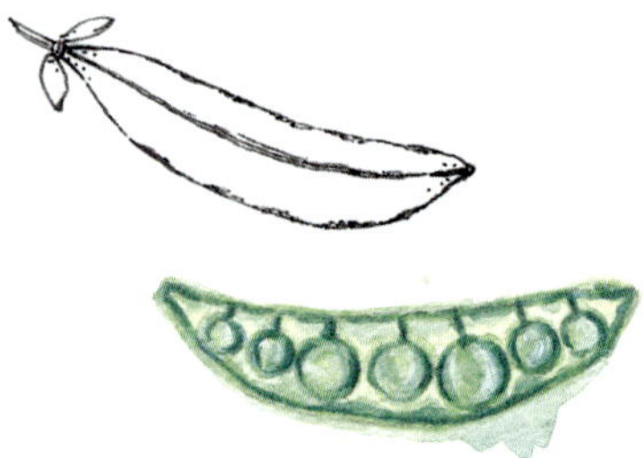

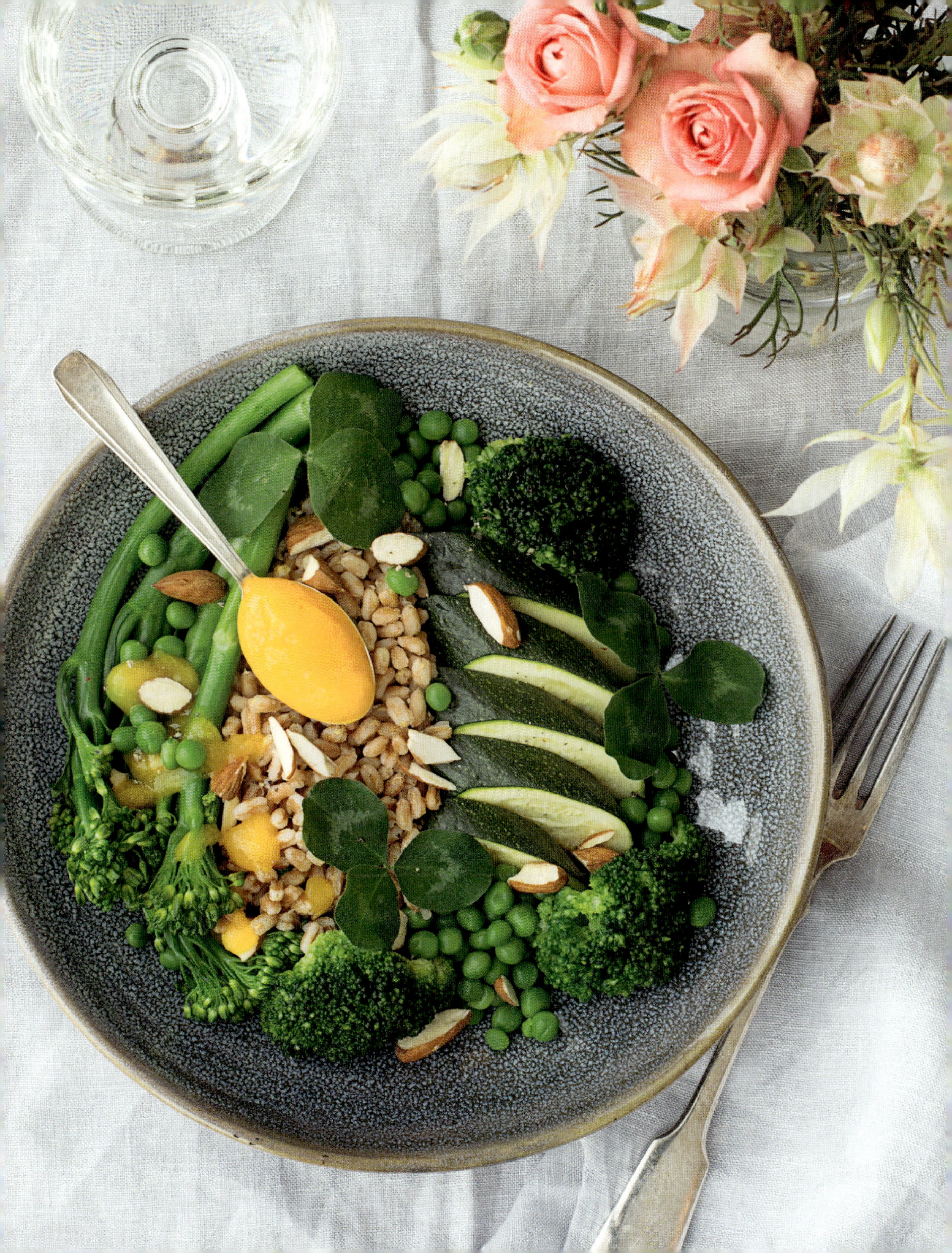

Dinkel-Brokkoli-Pfanne
mit Radieschen und Gemüsesoße

30 Minuten · vegan

Für 4 Portionen

1 Schalotte
1 TL mildes Kokosfett, alternativ Olivenöl
250 g schnellkochender Dinkel (ca. 600 g gekocht)
400 g tiefgekühlter Brokkoli, alternativ frischer oder Babybrokkoli
1 kleine Zucchini
200 g tiefgekühlte Erbsen
200 ml Hafermilch
200 ml Gemüsebrühe
½ Bund Radieschen
4 EL Mandelkerne
1 EL Cashewmus
Salz
frisch gemahlener Pfeffer

1. Die Schalotte fein hacken und in einem Topf mit ½ TL Kokosfett andünsten. Den Dinkel hinzugeben, unter Rühren leicht anrösten und in 700 ml Salzwasser (entspricht der 3-fachen Menge) 20 Minuten garen.

2. Inzwischen in einem großen Topf wenig Wasser zum Kochen bringen. Die Hälfte vom Brokkoli in Scheiben, die andere Hälfte in kleine Röschen zerteilen. Die Zucchini grob würfeln. Brokkoliröschen, Zucchini und Erbsen im Dampfgareinsatz über dem kochenden Wasser mit geschlossenem Deckel 8–10 Minuten garen.

3. Den in Scheiben geschnittenen Brokkoli in einer Pfanne unter Rühren für 2 Minuten in ½ TL Kokosfett rösten, mit 4 EL Wasser ablöschen und bei mittlerer Hitze dünsten, bis das Wasser verkocht ist. Den fertig gegarten Dinkel untermischen.

4. In einem Topf Hafermilch und Gemüsebrühe zum Kochen bringen. Inzwischen die Radieschen vierteln. Die Mandeln hacken und in einer beschichteten Pfanne ohne Fett rösten.

5. Das dampfgegarte Gemüse mit dem Cashewmus zur Hafermilch-Gemüsebrühe-Mischung in den Topf geben und fein pürieren. Die Soße mit Salz und Pfeffer abschmecken.

6. Die Dinkel-Brokkoli-Pfanne mit den Radieschen in Schüsseln anrichten und mit der Soße und den gerösteten Mandeln servieren.

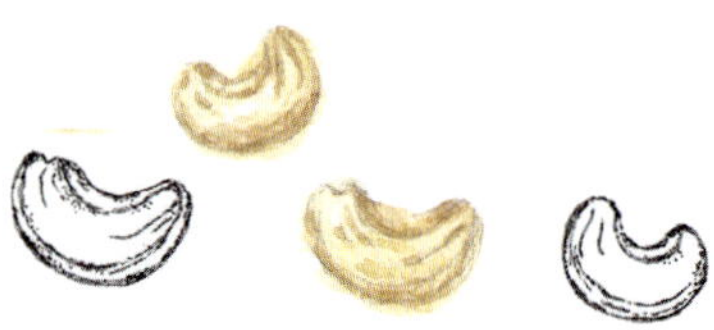

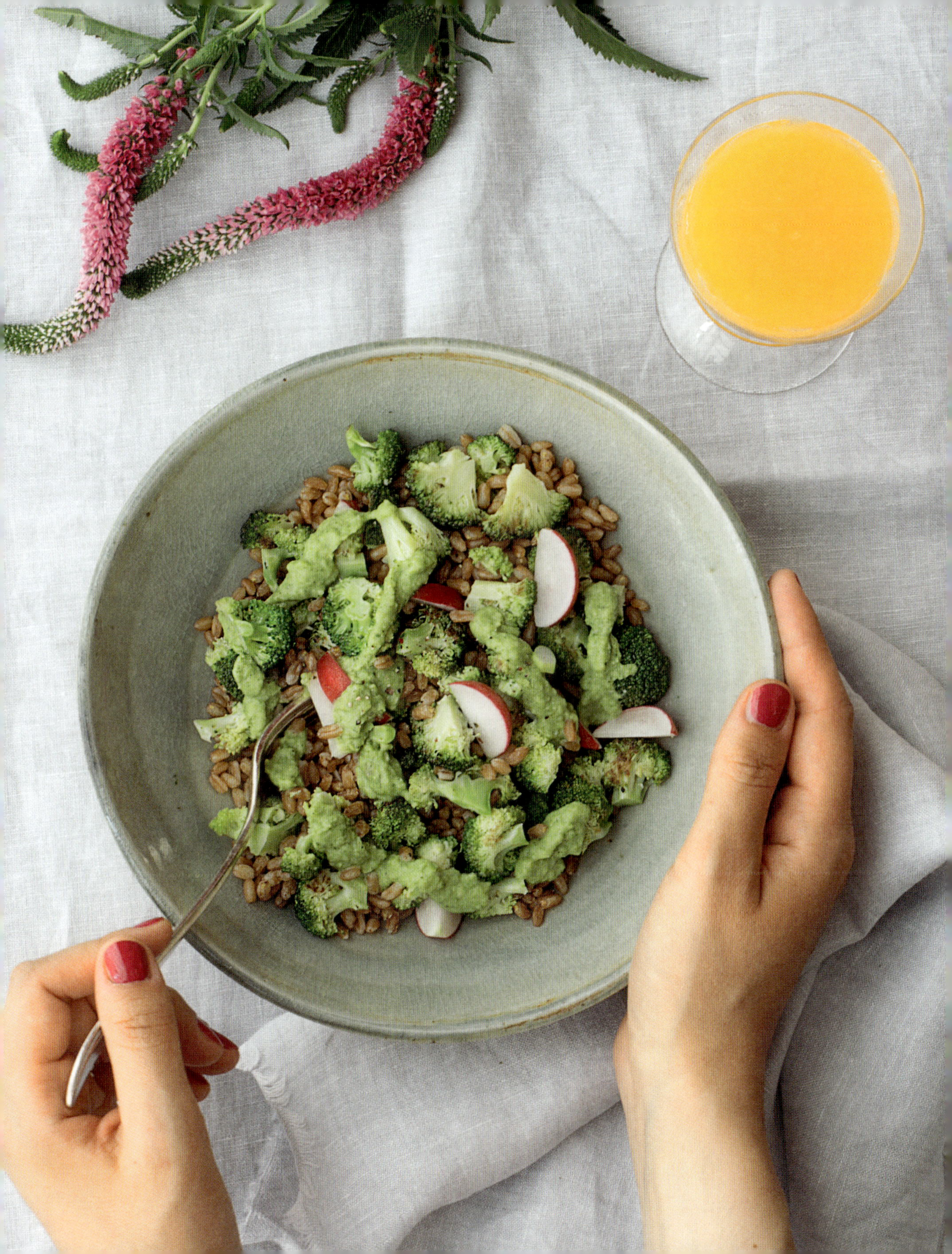

Pasta mit Erbsen
und Gemüsesoße

15 Minuten · vegan

Für 4 Portionen

- 200 g tiefgekühlter Brokkoli, alternativ frischer oder Babybrokkoli
- 1 kleine Zucchini
- 250 g tiefgekühlte Erbsen
- 500 g Pasta (s. S. 14)
- Salz
- 4 EL Mandelkerne
- 200 ml Gemüsebrühe
- 200 ml Hafermilch
- 1 EL Cashewmus
- frisch gemahlener Pfeffer
- 1 TL mildes Kokosfett, alternativ Olivenöl

1. In einem großen Topf wenig Wasser zum Kochen bringen. Brokkoli und Zucchini klein schneiden und mit 100 g Erbsen im Dampfgareinsatz über dem kochenden Wasser mit geschlossenem Deckel 8–10 Minuten bissfest garen.

2. Währenddessen die Pasta in Salzwasser nach Packungsanweisung bissfest garen. 3 Minuten vor Ende der Garzeit die restlichen Erbsen dazugeben und mitgaren. In ein Sieb abgießen und abtropfen lassen.

3. Die Mandeln hacken und in einer beschichteten Pfanne ohne Fett rösten. Gemüsebrühe und Hafermilch in einem Topf zum Kochen bringen. Das gedünstete Gemüse mit dem Cashewmus hinzugeben, fein pürieren und mit Salz und Pfeffer abschmecken. Pasta, Erbsen und Soße vermengen und mit den gerösteten Mandeln bestreut servieren.

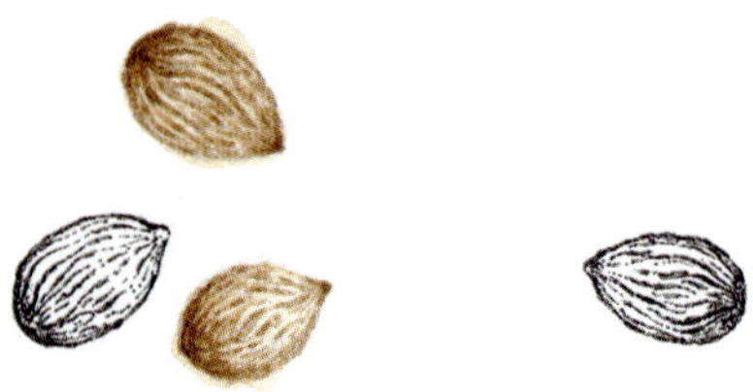

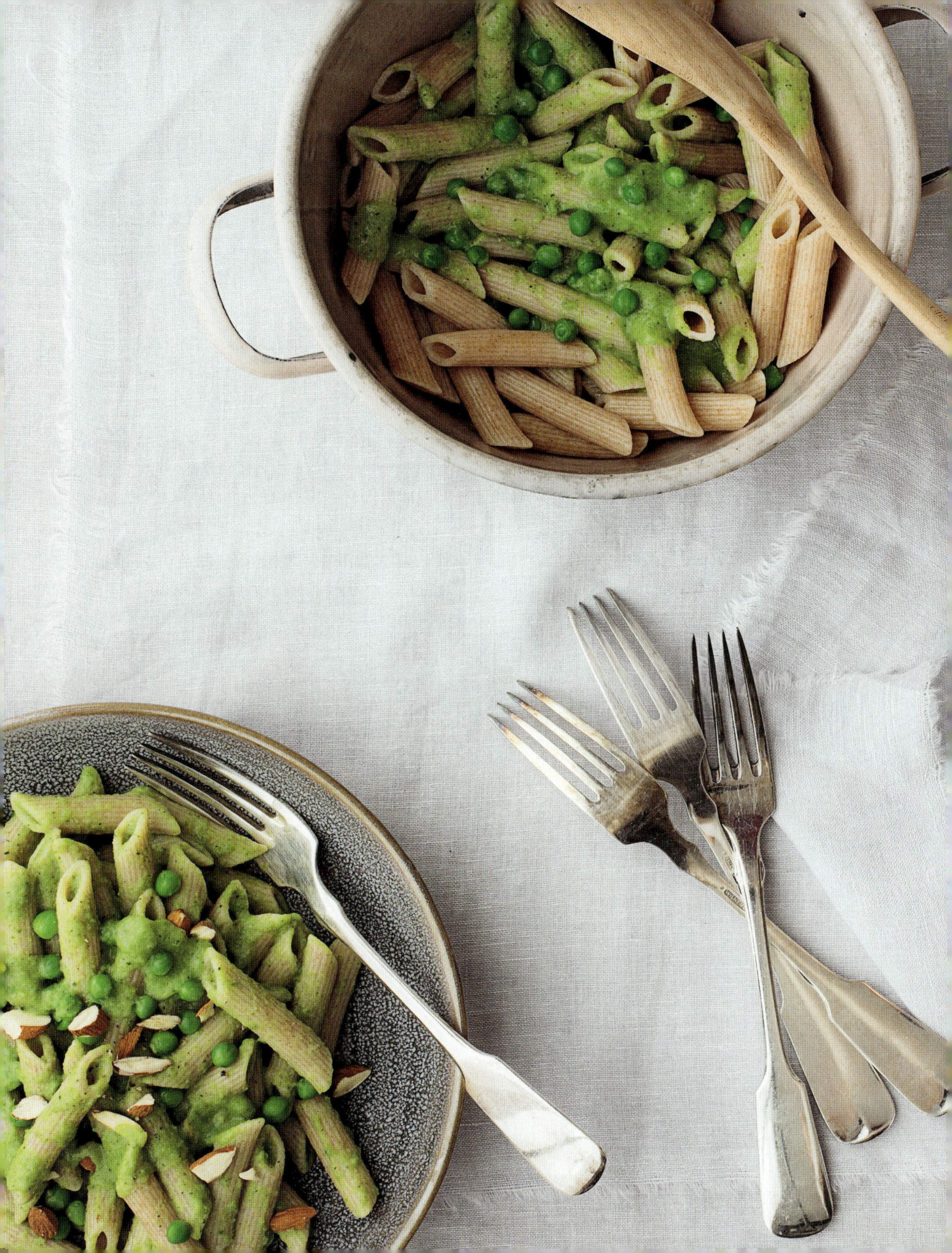

Für den Tiefkühler

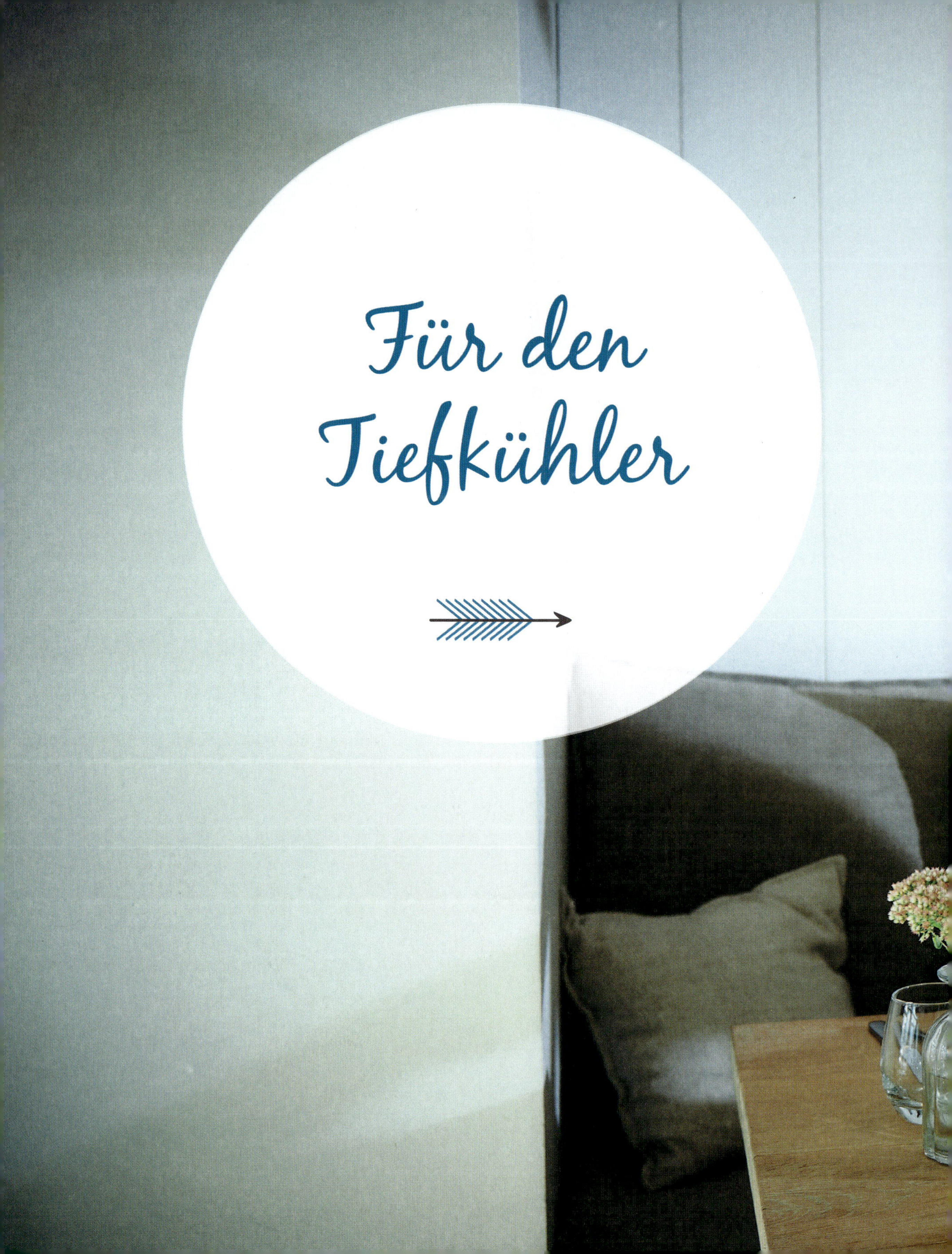

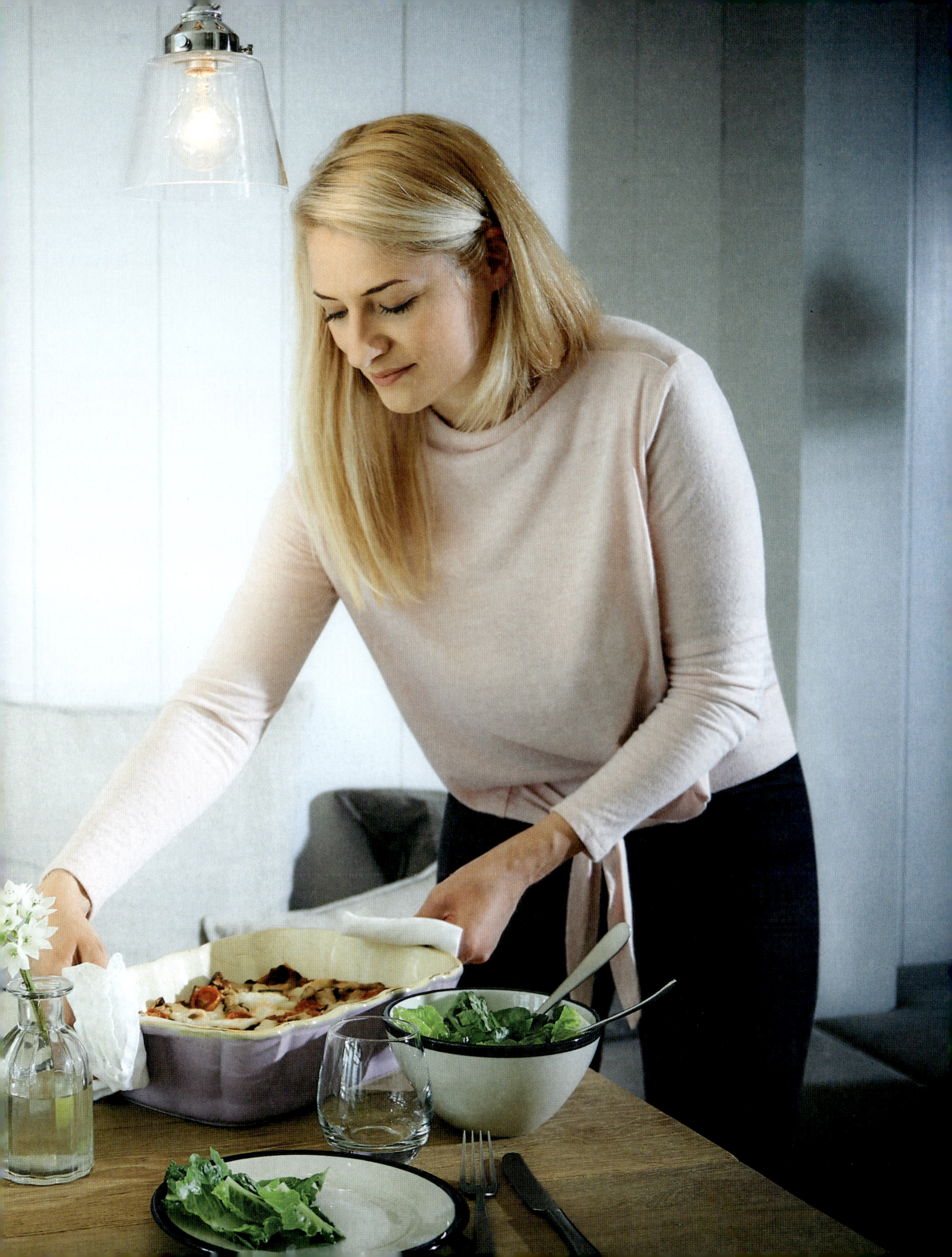

Quinoamuffins mit Halloumi

45 Minuten · glutenfrei

Für 22–24 Muffins

200 g Quinoa (560 g gekocht; s. Tabelle S. 15)
3 Prisen Salz
2 mittelgroße rote Zwiebeln
240 g Halloumi-Grillkäse von Schaf und Ziege
12 Stangen grüner Spargel, alternativ 400 g tiefgekühlte Erbsen
2 Knoblauchzehen
5 Eier
6 Zweige Thymian, alternativ 2 TL getr. Thymian
frisch gemahlener Pfeffer

Außerdem

2 Muffinbleche und 22-24 Papierförmchen

Clara: »Frisch aus dem Ofen sind die Muffins noch etwas weich und am besten mit einer Gabel aus den Förmchen zu essen. Sie sind auch kalt wirklich köstlich und lassen sich dann ganz einfach aus dem Papier lösen. Außerhalb der Spargelsaison mache ich sie mit Erbsen, gewürfelter Paprika oder gegarten Pilzen. Mir läuft schon wieder das Wasser im Mund zusammen, wenn ich daran denke!«

1. Die Quinoa in einem Sieb heiß waschen, in einem beschichteten Topf in 440 ml leicht gesalzenem Wasser zugedeckt 15 Minuten kochen und anschließend weitere 5 Minuten quellen lassen (Packungsanweisung beachten). Den Backofen auf 180 °C Umluft vorheizen.

2. Inzwischen die Zwiebeln schälen. Halloumi und Zwiebeln in feine Würfel schneiden. Den Spargel im unteren Drittel schälen und in feine Scheiben schneiden. Den Knoblauch schälen und fein reiben. Die Thymianblätter von den Zweigen zupfen.

3. Die vorbereiteten Zutaten mit der Quinoa vermischen. Eier und Milch verquirlen und unter die Masse heben. Mit Salz und Pfeffer würzen. Die Muffinbleche mit Papierförmchen auskleiden, mit jeweils 2 Esslöffeln der Quinoa-Mischung füllen und leicht in die Förmchen drücken. Die Muffins im heißen Ofen auf mittlerer Schiene 15–20 Minuten backen.

4. Zum Einfrieren die abgekühlten Muffins in Zip-Gefrierbeutel schichten. Die Muffins bei Bedarf morgens bei Zimmertemperatur auftauen und im vorgeheizten Backofen bei 180 °C Umluft auf mittlerer Schiene 5–10 Minuten erwärmen. Ohne vorheriges Auftauen sind sie nach 10–12 Minuten warm.

TIPP

Falls keine Papierförmchen zur Hand sind, einfach pro Muffin 2 Streifen Backpapier (12 x 12 cm) versetzt übereinandergelegt in die Mulden des Muffinsblechs drücken. Alternativ Silikonförmchen verwenden.

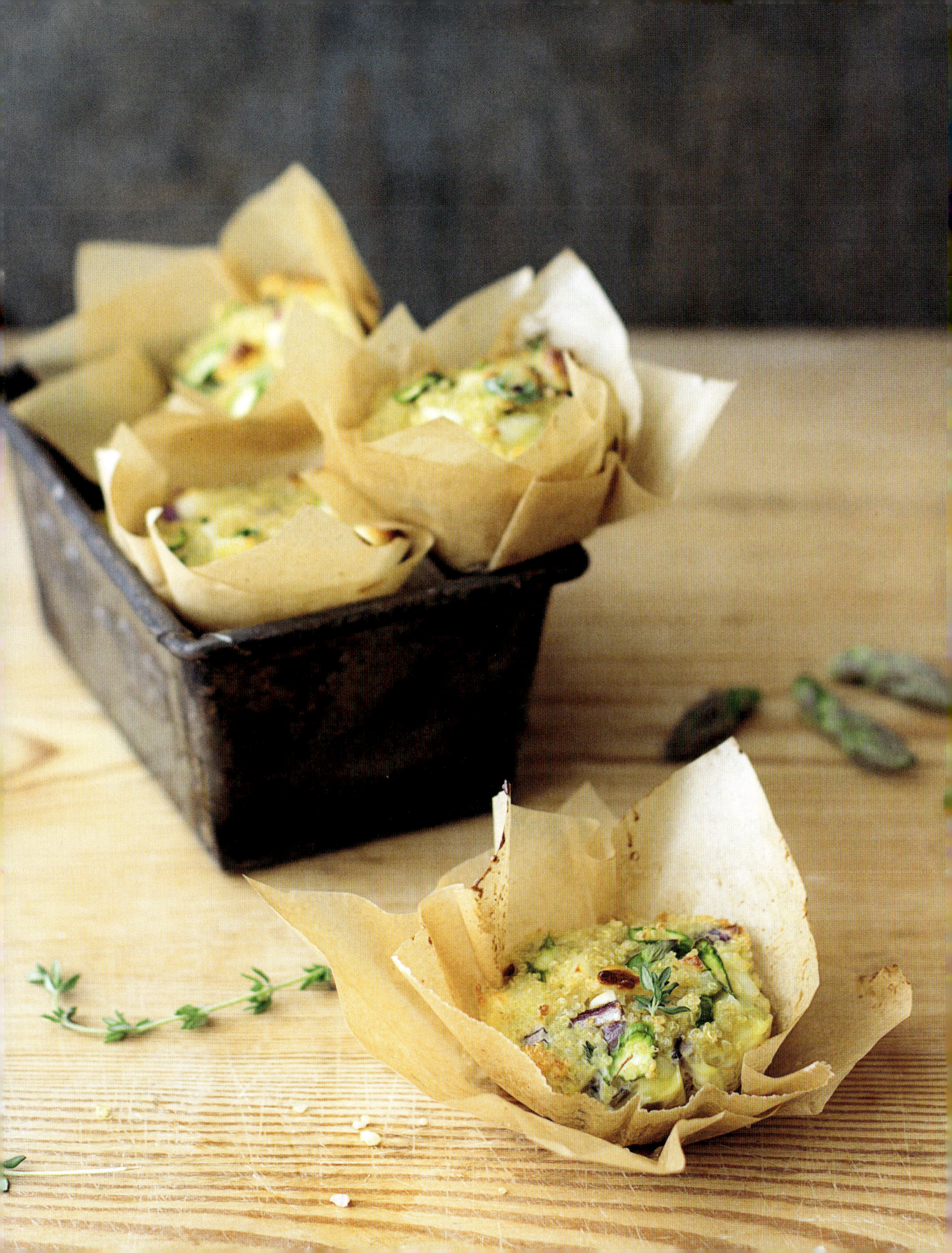

Süßkartoffelquiche

50–60 Minuten

Für 1 Quiche (26 cm Ø)

Für den Mürbeteig

100 g Dinkelvollkornmehl
100 g Feinblatt-Haferflocken
50 g gemahlene Mandeln
50 g mildes Kokosfett, alternativ Butter
1 Prise Salz

Für die Füllung

2 mittelgroße Möhren
1 mittelgroße Süßkartoffel
2 Schalotten, alternativ 1 Zwiebel
1 TL mildes Kokosfett, alternativ Olivenöl
1 Handvoll schwarze entsteinte Oliven
2 Eier
100 ml Pflanzenmilch (Hafer- oder Mandelmilch)
150 g Manouri (griech. Molkenkäse aus Schafs- oder Ziegenmilch)
frisch gemahlener Pfeffer
1-2 Handvoll Walnusskerne (optional)

Außerdem

Springform (26 cm Ø)

Veronika: »Clara überraschte mich mit dieser Quiche, als ich mit Elian im Wochenbett war. Drei Tage haben wir zu dritt von ihr gezehrt. Jeden Tag war es eine Geschmacksexplosion!«

1. Den Backofen auf 180 °C Umluft vorheizen. Auf dem Boden einer Springform einen Bogen Backpapier festklemmen. Die trockenen Zutaten in einer Schüssel mit einer Gabel mischen. Leicht erwärmtes, flüssiges Kokosfett mit den Händen unterkneten. Bis zu 100 ml kaltes Wasser hinzugeben, bis sich der Teig zu einer festen, noch knetbaren Kugel formen lässt – er darf nicht kleben.

2. Den Teig auf dem Boden verteilen, an den Seiten hochziehen und gut festdrücken. Den Boden mit einer Gabel mehrmals einstechen und im heißen Ofen auf der mittleren Schiene 8–10 Minuten vorbacken.

3. Inzwischen Möhren und Süßkartoffel schälen und in dünne Stifte schneiden. Die Schalotten schälen, fein würfeln und in einer Pfanne mit Kokosfett glasig andünsten. Möhren und Süßkartoffel dazugeben, 50 ml Wasser angießen und das Gemüse zugedeckt bei mittlerer Hitze garen, bis die übrigen Zutaten vorbereitet sind.

4. Dazu die Oliven halbieren. Eier und Pflanzenmilch verquirlen. Den Manouri zerbröselt unterrühren und mit Salz und Pfeffer würzen.

5. Den Quicheboden aus dem Ofen nehmen. Das Möhren-Süßkartoffel-Gemüse in einem Sieb abtropfen lassen, Oliven und Walnüsse unterheben und auf dem Boden verteilen. Die Eier-Käse-Mischung darübergießen und die Form vorsichtig hin und her rütteln, damit sich die Flüssigkeit gleichmäßig verteilt. Die Quiche im Ofen auf mittlerer Schiene 30–40 Minuten backen, bis die Eimischung gestockt ist.

TIPP

Auch kalt schmeckt die Quiche köstlich, dann etwa 15 Minuten vor dem Verzehr aus dem Kühlschrank nehmen. Zum Einfrieren die Quiche in Stücke schneiden und leicht getrennt voneinander in Zip-Gefrierbeuteln packen. Nach Bedarf einzeln entnehmen und im vorgeheizten Ofen bei 180 °C Umluft angetaut 10–15 Minuten, aufgetaut 5–8 Minuten erwärmen.

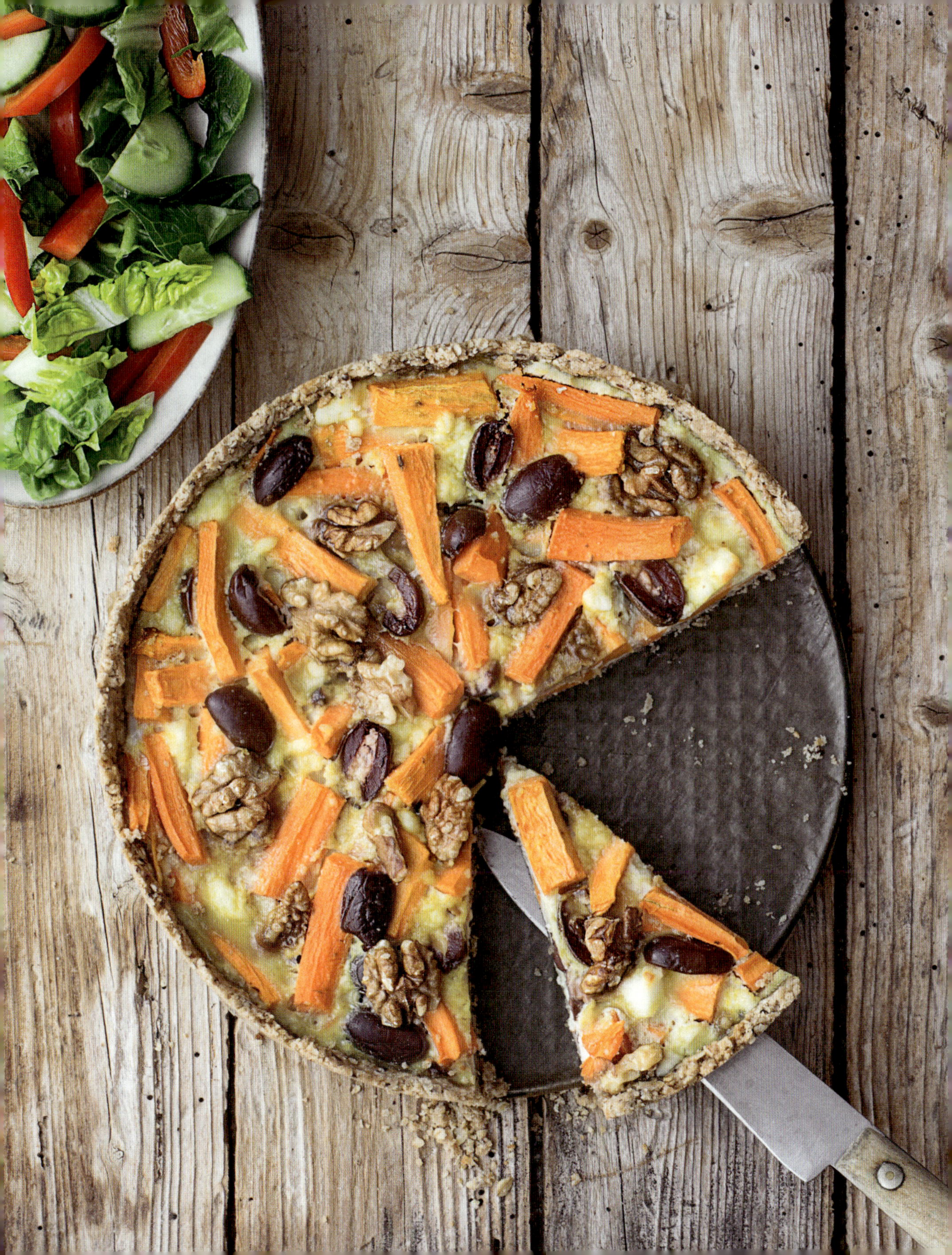

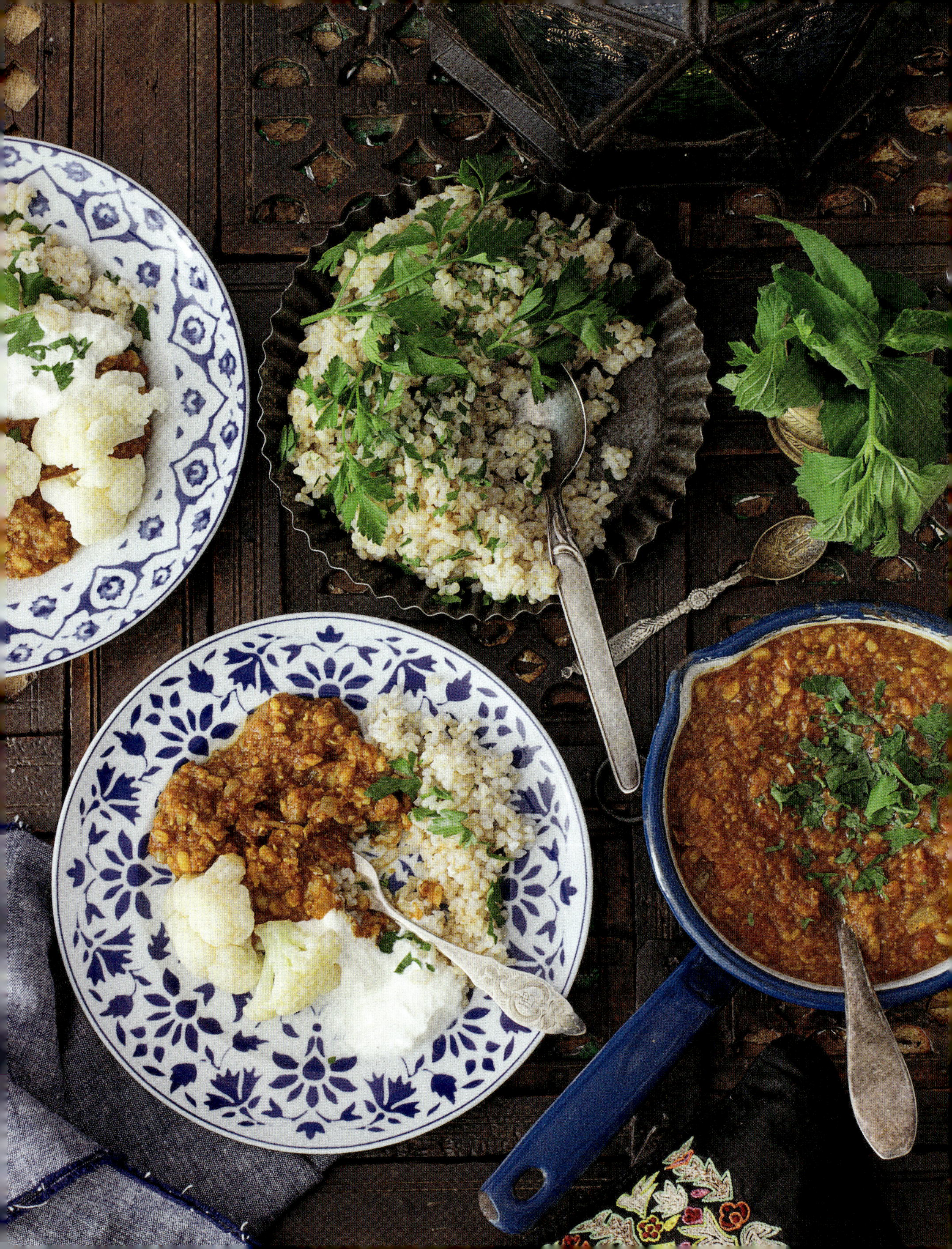

Gemüse-Dal

20 Minuten · vegan · glutenfrei

Für 5–6 Portionen

240 g rote, gelbe oder Mung-Linsen (ca. 570 g gekocht)
1 große gelbe Zwiebel
1 Knolle Fenchel (optional)
1 EL mildes Kokosfett, alternativ Butterschmalz bzw. Ghee
2 Knoblauchzehen
1 haselnussgroßes Stück Ingwer
800 g geschälte Tomaten (aus der Dose)
1-2 Msp. Cayennepfeffer
½ TL Korianderpulver
½-1 TL Kurkumapulver
¼ TL Nelkenpulver
Salz
glatte Petersilie oder Minze zum Anrichten (optional)

1. Die Linsen gründlich waschen und 10 Minuten in 600 ml Wasser kochen lassen, dabei mehrmals den Schaum mit einem Schaumlöffel abschöpfen.

2. Inzwischen die Zwiebel schälen und nach Belieben mit dem Fenchel würfeln. Das Kokosfett in einer beschichteten Pfanne oder einem beschichteten Topf erhitzen und die Gemüsewürfel darin glasig andünsten. Knoblauch und Ingwer schälen, hineinreiben und unter ständigem Rühren mitdünsten. Die Tomaten mit Saft dazugießen und mit einem Kochlöffel in Stücke reißen. Mit Cayennepfeffer, Koriander-, Kurkuma- und Nelkenpulver sowie Salz würzen und zugedeckt 5 Minuten leise köcheln lassen.

3. Die Linsen in ein Sieb gießen, kurz abtropfen lassen und unter das Gemüse rühren. Weitere 5 Minuten köcheln lassen. In dieser Zeit Petersilien- oder Minzeblätter abzupfen und hacken.

4. Das Dal in kleine Schüsseln füllen und mit den Kräutern bestreuen.

TIPP

Dazu passen Vollkornreis, Dinkel, Quinoa oder Hirse und Joghurt von Schaf oder Ziege.

Veronika: »Wir essen das Dal zu dritt, die anderen Portionen friere ich ein. Zum Auftauen das Dal mit einem zusätzlichen Schuss Wasser in einem beschichteten Topf zum Kochen bringen. Habe ich keine Getreidebeilage, gebe ich gern Blumenkohl, Kürbis oder Zucchini tiefgekühlt in Stücken hinzu und gare das Gemüse im Dal weich. Die Linsen schmecken nach dem Auftauen immer noch wie frisch gemacht. Frische Kräuter und Joghurt dazu – frischer kann eine Tiefkühlmahlzeit kaum sein!«

Spitzkohl-Möhren-Tartelettes

35 Minuten · vegan · glutenfrei

Für 8 kleine Tartelettes

Für den Teig

Mürbeteig für Süßkartoffelquiche s. S. 130

Für die Füllung

1 kleiner Spitzkohl (400 g)
1 Zwiebel
4 mittelgroße Möhren
1 TL mildes Kokosfett, alternativ Olivenöl
1 EL geschrotete oder ganze Leinsamen
2 Msp. Kümmelpulver oder mehr (optional)
1 Msp. frisch geriebene Muskatnuss
330 g gekochte weiße Bohnen, alternativ aus der Dose oder aus dem Glas
100 ml Pflanzenmilch (z. B. Hafer- oder Mandelmilch)
1 TL Ahornsirup
½ TL Salz

Außerdem

8 Tarteletteförmchen
mildes Kokosfett zum Fetten der Förmchen

1. Den Mürbeteig wie auf Seite 130 beschrieben vorbereiten, zudecken und in den Kühlschrank stellen.

2. Inzwischen den Backofen auf 180 °C Umluft vorheizen. Den Spitzkohl halbieren und den Strunk herausschneiden. Zwiebeln und 3 Möhren nach Belieben schälen und mit dem Spitzkohl in feine Streifen schneiden. Das Fett in einer beschichteten Pfanne erhitzen und das Gemüse darin mit 50 ml Wasser und dem Ahornsirup 5 Minuten dünsten. Währenddessen für 1 Leinsamenei den Leinsamen mit 1 EL Wasser verrühren und quellen lassen. Das Gemüse mit Salz, Kümmel und Muskat würzen und mit geschlossenem Deckel ziehen lassen.

3. Den gekühlten Teig in 8 Portionen teilen und die Tarteletteförmchen damit gleichmäßig auskleiden. Den Boden mit einer Gabel mehrmals einstechen und im heißen Ofen auf mittlerer Schiene 5 Minuten vorbacken.

4. Die Bohnen in einem Sieb waschen und abtropfen lassen. Bohnen und Pflanzenmilch mit dem Stabmixer pürieren. Das Spitzkohl-Möhren-Gemüse mit der Bohnenmasse und dem Leinsamenei verrühren und auf die vorgebackenen Böden in den Förmchen verteilen. Die Tartelettes im heißen Ofen auf mittlerer Schiene etwa 20 Minuten oder bis sie eine schöne Farbe annehmen backen.

5. Zum Servieren die übrige Möhre schälen und grob auf die Tartelettes raspeln. Werden die Tartelettes eingefroren, bieten sich dafür Zip-Folientüten an, die hinterher wieder ausgewaschen, umgedreht getrocknet und wiederverwendet werden können. Die Tartelettes ohne Auftauen im heißen Ofen bei 200 °C 10–15 Minuten aufbacken. Auch dann schmecken sie köstlich! Dazu passt sehr gut ein frischer Salat.

TIPP

Statt der Tarteletteförmchen kann auch eine Springform (26 cm Ø) verwendet werden. Die Backzeit verlängert sich dann um 5–10 Minuten.

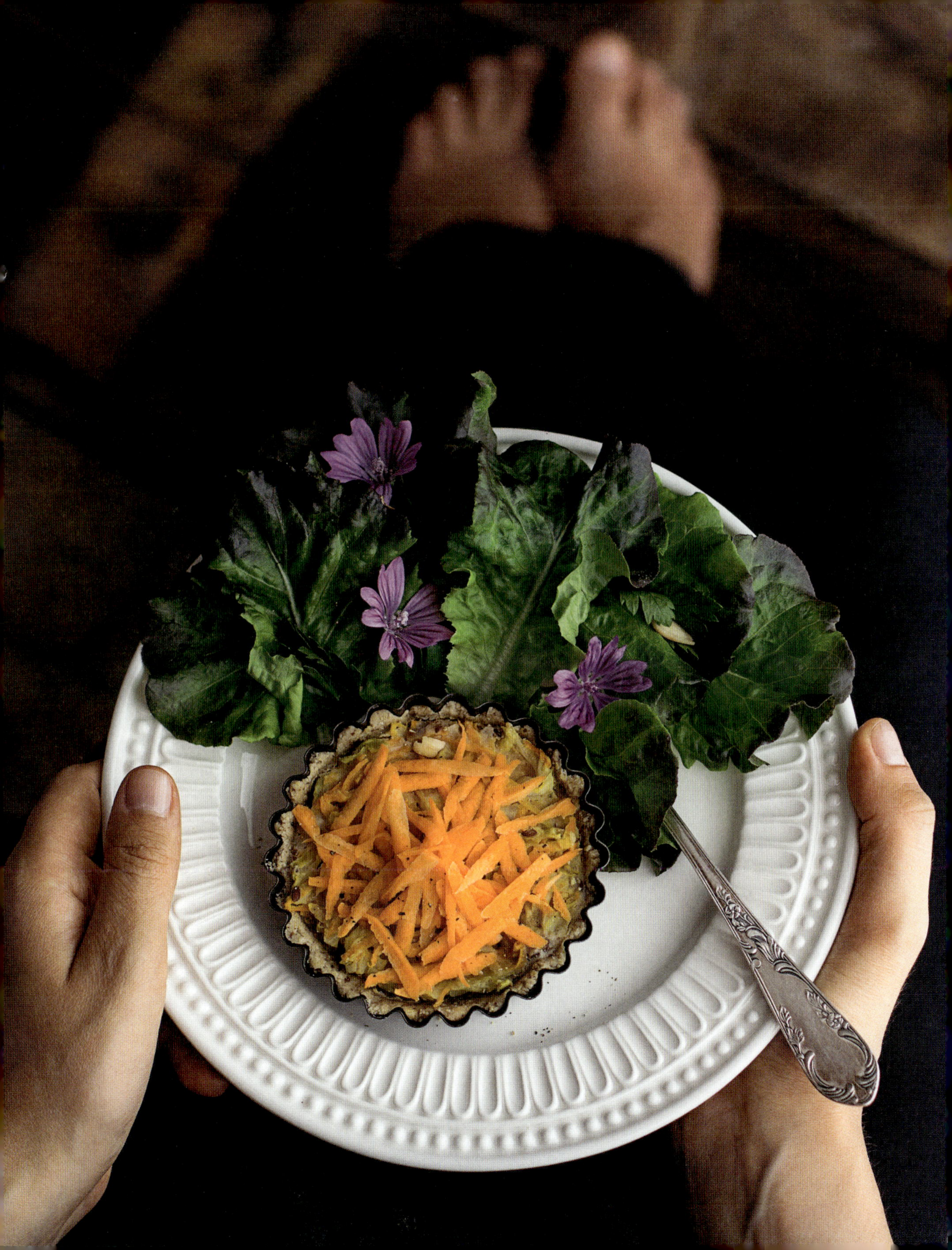

Überbackener Kürbis-Dinkel-Auflauf

35 Minuten

Für 8 Portionen

Für den Auflauf

Salz
400 g (schnellkochender) Dinkel (ca. 950 g gekocht)
1 mittelgroßer Kürbis (z. B. Butternut oder Hokkaido)
7 Zweige Thymian
2 EL Olivenöl
250 g Büffelmozzarella, alternativ geriebener Schafs- oder Ziegenkäse
2 EL Ahornsirup

Für die Tomatensoße

2 Portionen Tomaten-Fenchel-Suppe (s. S. 34), optional ohne Cashewmus

Außerdem

2 größere Auflaufformen oder 1 Auflaufform und 1 back- und tiefkühlgeeignete Glasdose

1. In einem Topf 1 l Salzwasser aufkochen und den Dinkel darin 15 Minuten abgedeckt köcheln lassen. Den Backofen auf 180 °C Umluft vorheizen.

2. Inzwischen den Kürbis mit dem Sparschäler oder dem Messer schälen, halbieren und mit einem Löffel entkernen. Das Fruchtfleisch in etwa 1 cm dicke Scheiben schneiden. Von einem Thymianzweig die Blättchen abzupfen. Den Dinkel in ein Sieb abgießen, kurz abtropfen lassen und in den Auflaufformen mit der Hälfte der Tomatensoße vermengen.

3. Die Kürbisscheiben auflegen, mit etwas Olivenöl einreiben und Thymianblättchen bestreuen. Die restliche Tomatensoße auf das Gemüse klecksen und den Käse darauf verteilen.

4. Den Kürbisauflauf im heißen Ofen auf der mittleren Schiene etwa 20 Minuten backen. Kurz vor Ende der Garzeit den Ahornsirup über den Auflauf träufeln und die restlichen Thymianzweige darauf verteilen.

TIPP

Da sich Getreide und Tomatensuppe einfrieren lassen, kann das Gericht auch aus diesen bei Zimmertemperatur angetauten Zutaten zubereitet werden. Wird die Hälfte des Gerichts eingefroren, die Hälfte des Auflaufs ohne Käse 5 Minuten kürzer backen, einfrieren, bei Zimmertemperatur auftauen und schließlich mit Käse bestreut etwa 15 Minuten backen.

Veronika: »Das Rezept ist ideal, wenn vom Vortag die Tomaten-Fenchel-Suppe von Seite 34 übrig ist und Getreide gleich für mehrere Tage vorgekocht wurde. Statt Dinkel können Hirse oder Quinoa verwendet werden.«

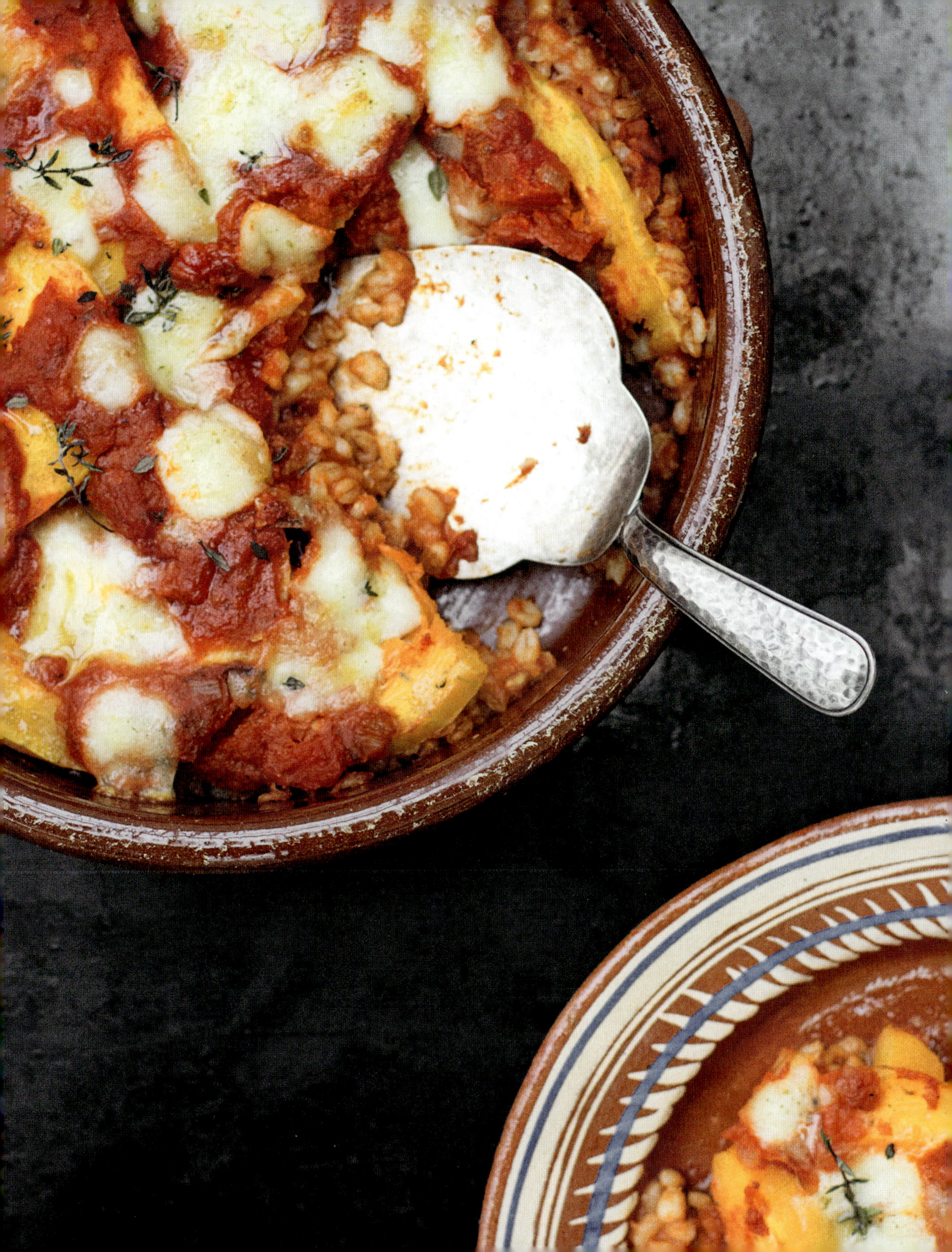

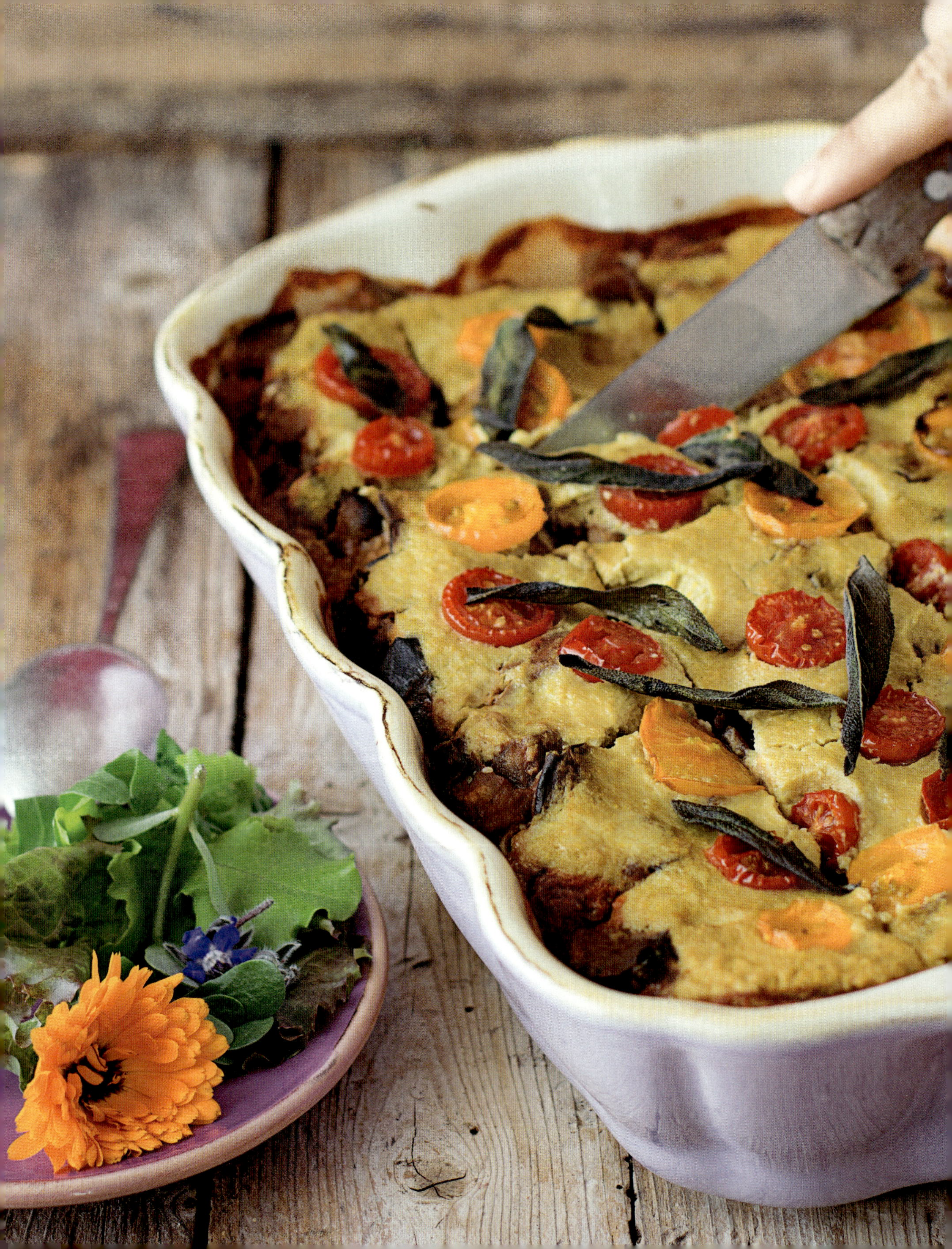

Auberginenlasagne
mit Zucchinicreme

60 Minuten · vegan · glutenfrei

Für 8 Portionen

Für den Auflauf

4 Auberginen
Salz
6 Schalotten, alternativ 2-3 Zwiebeln
6 EL mildes Kokosfett, alternativ Olivenöl
4 Knoblauchzehen
1 walnussgroßes Stück Ingwer
2 TL Kurkumapulver
2 TL getr. Salbei
200 g Tomatenmark
2 EL Ahornsirup
frisch gemahlener Pfeffer
250 g Lasagneblätter (aus Dinkelmehl, alternativ glutenfrei: aus Maismehl)

Für die Creme

200 g gelbe oder grüne Zucchini
2 Prisen Salz
1 ½ EL Cashewmus

Für das Topping

1 Handvoll kleine Tomaten
125-250 g Büffelmozzarella (vegan: ohne)
1 Stängel Salbei (optional)
½ TL mildes Kokosfett

Außerdem

2 größere Auflaufformen oder 1 Auflaufform und 1 back- und tiefkühlgeeignete Glasdose

1. Die Auberginen in Würfel schneiden, in einem Sieb mit 1 gehäuften TL Salz mischen und mit einem Teller beschwert mindestens 20 Minuten, besser über Nacht, ziehen lassen.

2. Die Schalotten schälen, würfeln und mit 2 EL Kokosfett in einem Topf andünsten. Knoblauch und Ingwer schälen, hineinreiben und kurz mitdünsten. 1 TL der Mischung beiseitestellen. Die Auberginenwürfel leicht auspressen und im Topf mit dem restlichen Fett unter Rühren 5–10 Minuten scharf anbraten. Den Backofen auf 180 °C Umluft vorheizen.

3. Zu den Auberginen Kurkuma, Salbei und Tomatenmark sowie 250 ml Wasser geben, aufkochen, mit Ahornsirup und Pfeffer abschmecken und vom Herd ziehen.

4. Eine Auflaufform mit etwas Auberginensoße ausstreichen und mit 1 Schicht Lasagneblätter bedecken. 1 Portion Gemüse darauf verteilen und mit einer weiteren Nudelschicht belegen. So weiter verfahren, bis das Gemüse aufgebraucht ist, dabei mit 1 Schicht Gemüse enden. Die Lasagne insgesamt 40–45 Minuten backen.

5. Für die Creme die gelbe Zucchini in Würfel schneiden – grüne Zucchini erst schälen, falls keine grüne Creme erwünscht ist. Die Zucchiniwürfel mit der restlichen Zwiebel-Knoblauch-Ingwer-Mischung, 1 Prise Salz, 50 ml Wasser und dem Cashewmus fein pürieren. Tomaten und nach Belieben Mozzarella in Scheiben schneiden. Die Salbeiblätter abzupfen und mit Kokosfett dünn bestreichen.

6. Die Lasagne aus dem Ofen nehmen und die Zucchinicreme darauf verteilen. Tomaten, Salbei und nach Belieben Mozzarella daraufschichten und die Lasagne fertig backen. Wir essen die Lasagne das erste Mal meist vegan. Für das zweite Mal taue ich sie bei Zimmertemperatur auf, schichte Büffelmozzarella obenauf und backe sie dann bei 180 °C Umluft etwa 15 Minuten, bis der Käse geschmolzen ist.

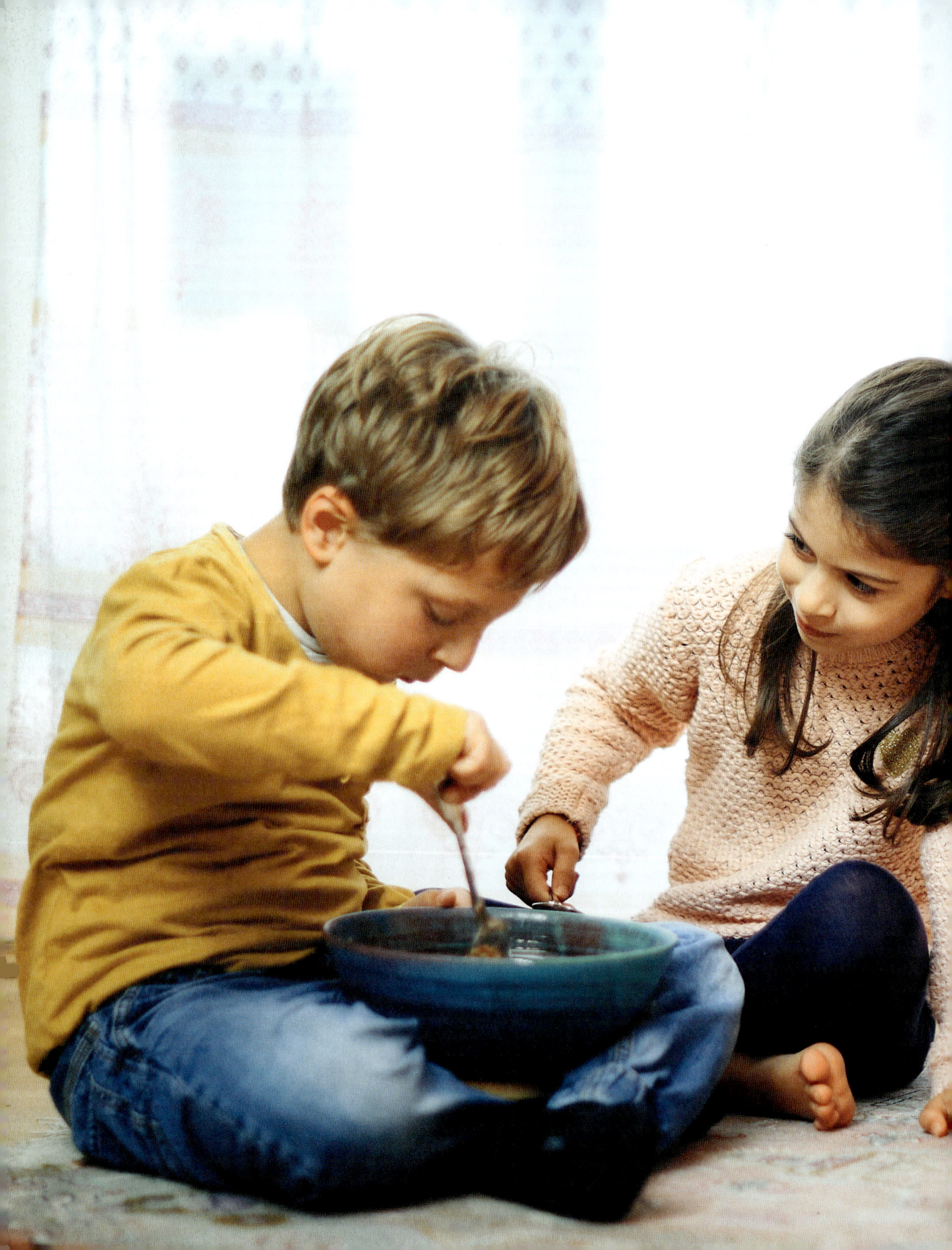

Für die kalte Küche

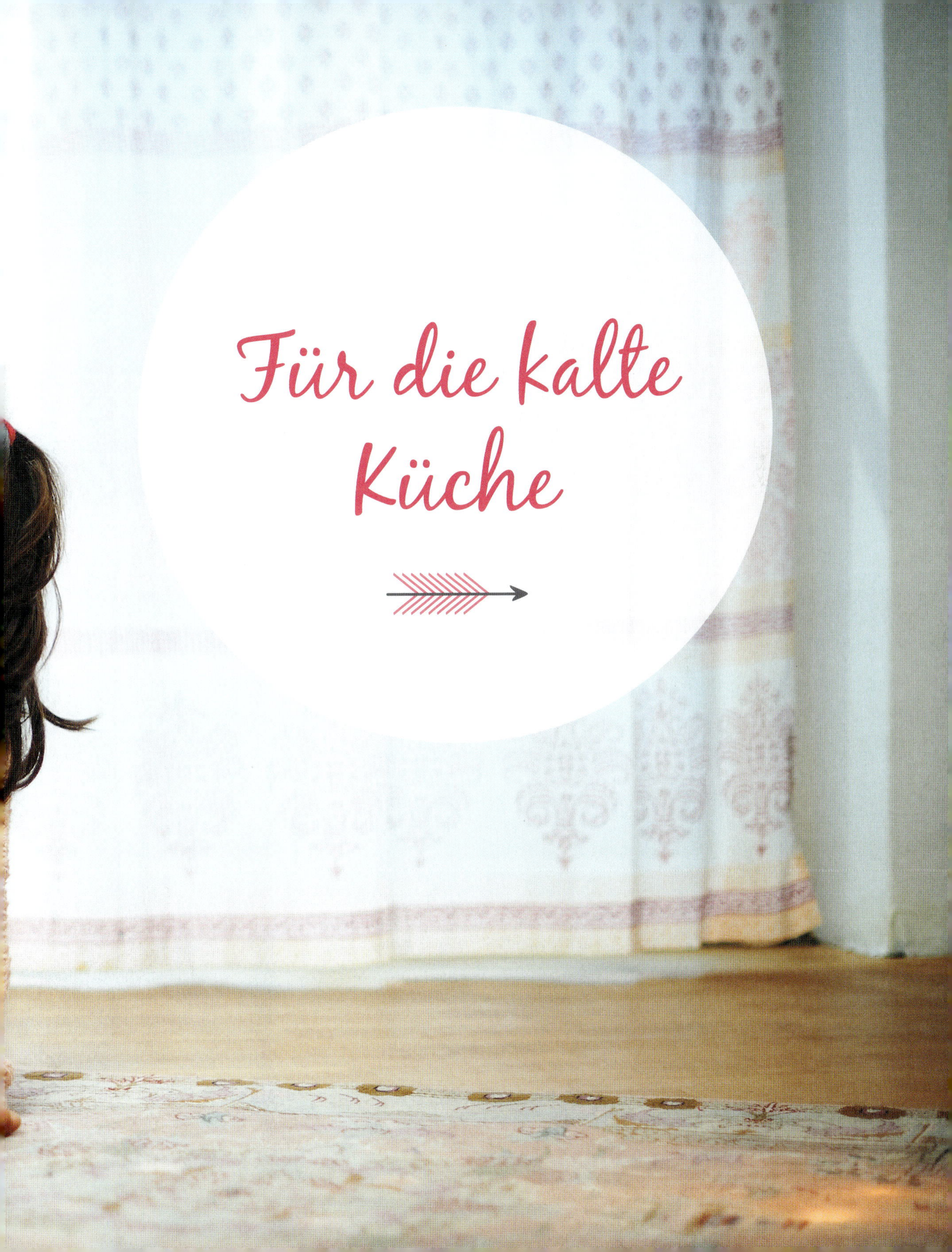

Smoothie »all in one«

10 Minuten | vegan | glutenfrei

Für 4 Portionen (à 250 ml)

6 ungeschwefelte getr. Aprikosen, alternativ Datteln
2 Orangen
1 Möhre
200 g tiefgekühlte Blaubeeren
4 EL glutenfreie Haferflocken
1 EL Sonnenblumenkernmus, alternativ Cashew-, Erdmandel-, Mandel- oder Aprikosenkernmus

1. Sehr feste Aprikosen in Streifen schneiden und in einer Tasse mit heißem, aber nicht kochendem Wasser leicht bedeckt etwa 5 Minuten ziehen lassen. Inzwischen die Orangen und die Möhre schälen, die Orange zusätzlich von eventuell vorhandenen Kernen befreien.

2. Eingeweichte Aprikosen abgießen. Das Trockenobst mit 200 ml kaltem Wasser und den restlichen Zutaten im Standmixer oder mit dem Stabmixer pürieren. Idealerweise sofort genießen, da die Nährstoffe an der Luft entweichen. Luftdicht verschlossen hält sich der Smoothie für einige Stunden.

TIPP

Wichtig ist es, Smoothies trotz ihrer schnellen Zubereitung in Ruhe zu sich zu nehmen und schluckweise »zu essen«. Die Verdauung mag es, wenn auch Smoothies gekaut werden.

Clara: »Manchmal muss es wirklich schnell gehen und man hat im Grunde nicht einmal Zeit, sich zu Tisch zu setzen. Dann liebe ich diesen Smoothie, denn er sättigt wie eine leichte Mahlzeit. Wir trinken ihn morgens, mittags oder nachmittags. Gebe ich ihn meinem Sohn, weiß ich, dass er gut versorgt ist, denn der Smoothie enthält eine ideale Kombination an Nährstoffen, daher auch der Name.«

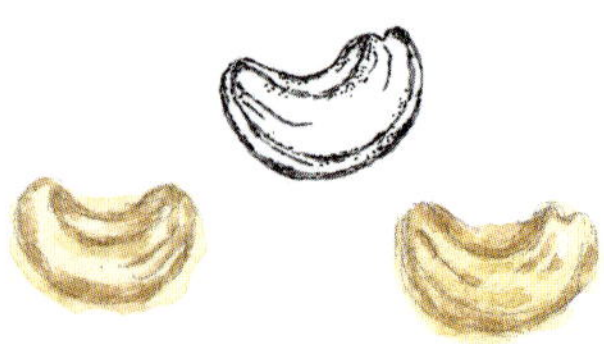

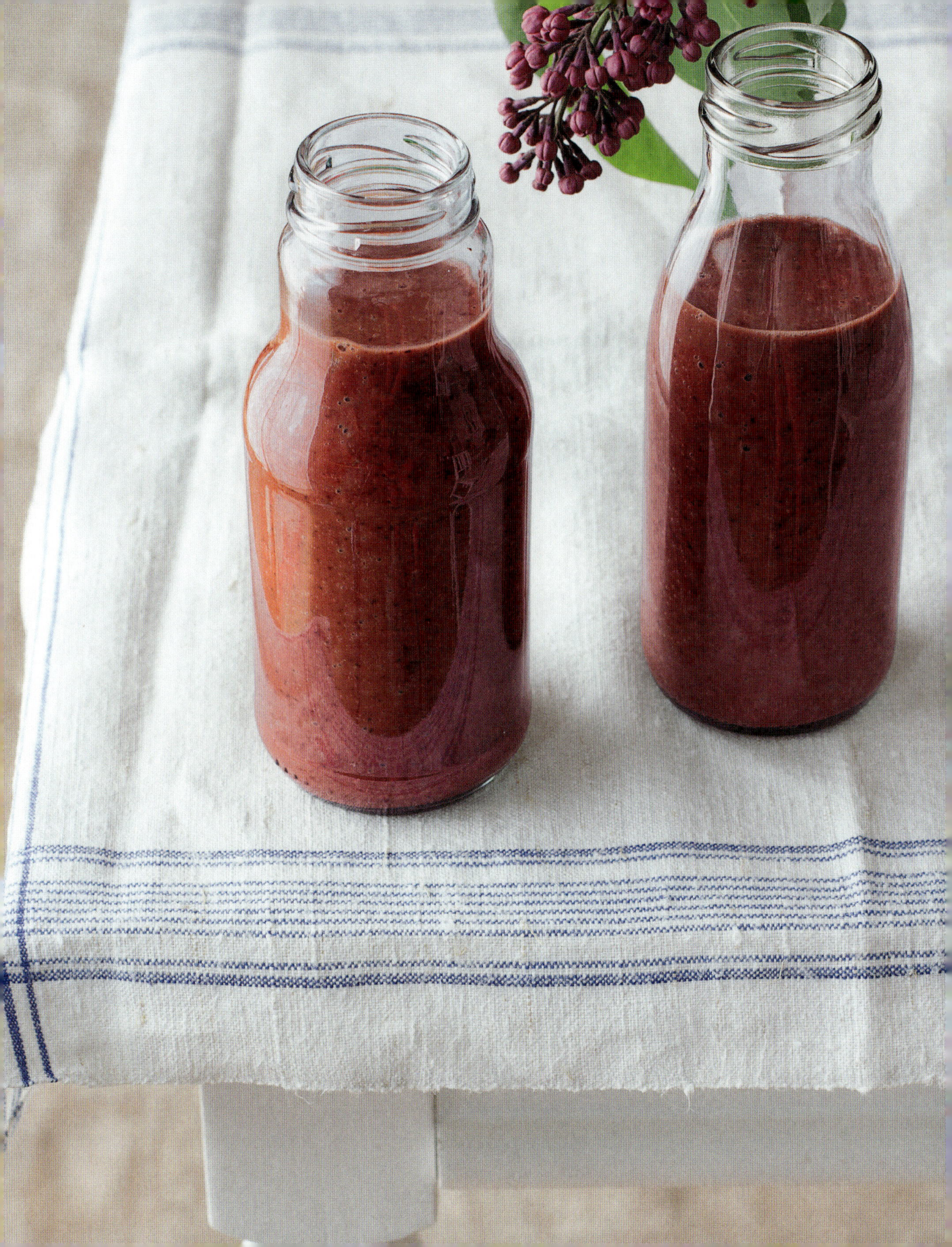

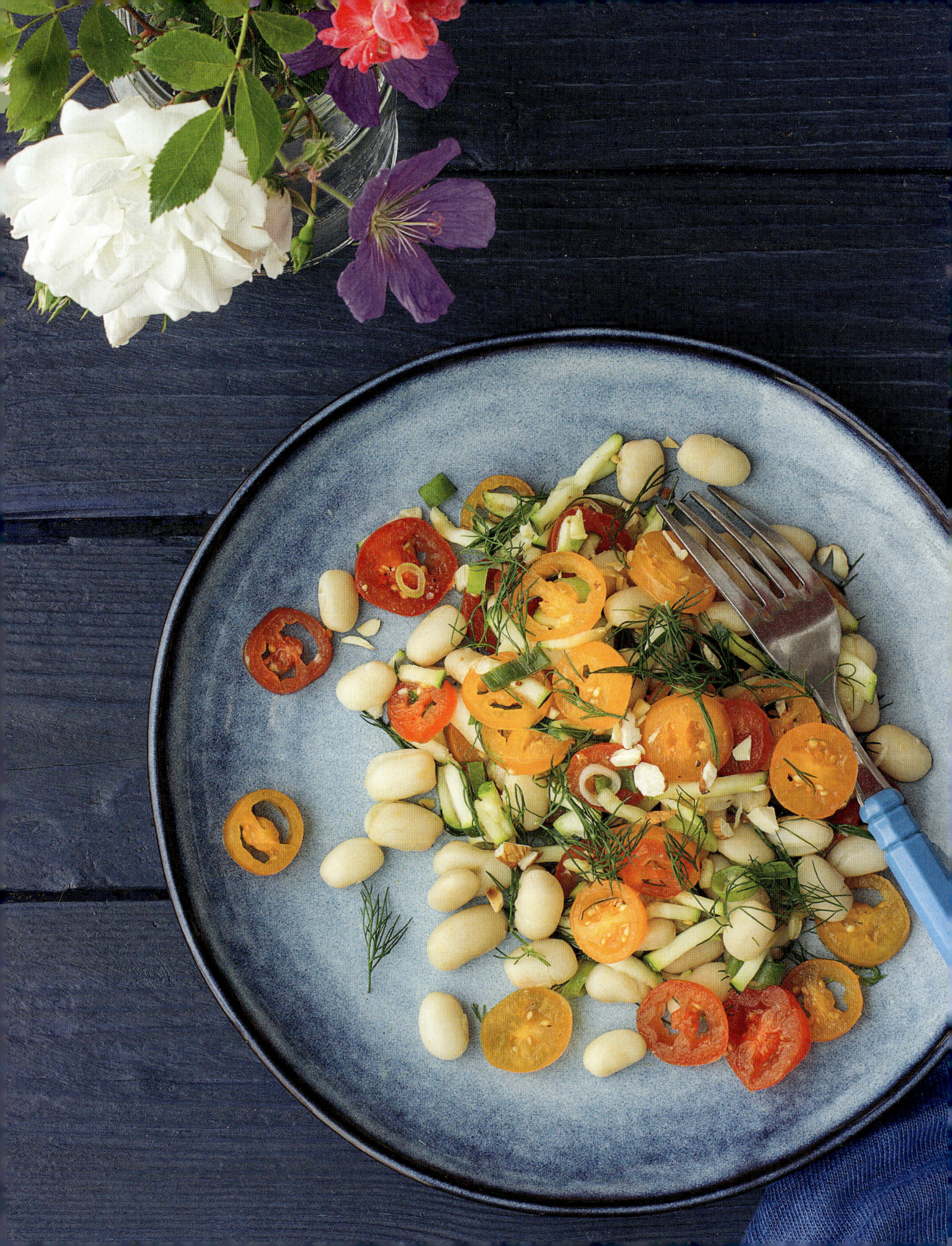

Dicke-Bohnen-Tomaten-Salat
mit Zucchini

15 Minuten · vegan · glutenfrei

Für 4 Portionen

700 g gekochte weiße Bohnen, alternativ aus der Dose oder dem Glas
ca. 20 rote und gelbe Cocktailtomaten
4 Frühlingszwiebeln
1 mittelgroße Zucchini
4 Stängel Dill, alternativ 1 EL tiefgekühlte Dillspitzen
2 EL Mandelkerne
frisch gepresster Saft von 1 Zitrone
2 EL Olivenöl
Salz
frisch gemahlener Pfeffer

1. Die Bohnen in einem Sieb waschen und abtropfen lassen. Die Tomaten in Scheiben oder Hälften schneiden. Die Frühlingszwiebeln in feine Ringe schneiden, die Zucchini grob reiben. Den Dill fein hacken. Die Mandeln hacken und in einer beschichteten Pfanne ohne Fett unter ständigem Rühren goldgelb rösten.

2. Alle Zutaten mit Zitronensaft und Olivenöl in einer Schüssel mischen und mit Salz und Pfeffer abschmecken.

TIPP

Der Salat schmeckt am besten am ersten Tag. Luftdicht verschlossen und gekühlt hält er auch bis zum nächsten Tag frisch. Dann die austretende Flüssigkeit abgießen.

Veronika: »Claras Salat entstand aus meinem Wunsch heraus, eine Art Weiße-Bohnen-Tomaten-Salat mit in dieses Buch aufzunehmen. ›Den mache ich!‹, kam von Clara, ›ich habe gleich eine Idee.‹ Und er wurde so gut! Er erinnert mich an Mezze, ist simpel und dabei voll aromatisch. Er macht außerdem wunderbar satt. Bleibt etwas übrig, ist er am nächsten Tag eine gute Salatbeilage.«

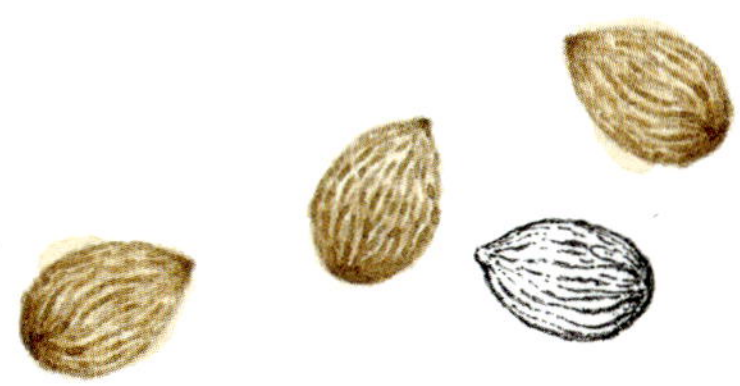

Melonen-Kichererbsen-Salat

15 Minuten | vegan | glutenfrei

Für 4 Portionen

250 g vorgekochte Kichererbsen, alternativ aus der Dose
500 g Fruchtfleisch von verschiedenfarbigen Melonen (z. B. Honig- und Cantaloupe-Melone oder Netzmelone)
½ TL Korianderpulver
Salz
frisch gepresster Saft von 1 Limette
2 Stängel Koriandergrün oder Minze

Außerdem

1 kleiner Kugelausstecher (s. Tipp)

1. Die Kichererbsen nach Belieben heiß abspülen oder kurz in Wasser aufkochen, in ein Sieb abgießen, kalt abschrecken und abtropfen lassen (s. S. 16).

2. Die Melonen mit einem Löffel entkernen. Aus dem Fruchtfleisch mit dem Ausstecher kleine Kugeln ausstechen.

3. Die Melonenkugeln in einer Schüssel mit Kichererbsen, Korianderpulver, 2 Prisen Salz und Limettensaft mischen. Die Kräuter von den Stängeln zupfen, fein hacken und unter den Salat rühren. Den Melonen-Kichererbsen-Salat servieren.

TIPP

Wer keinen Kugelausstecher zur Hand hat, schneidet das Fruchtfleisch in kleine Würfel. Abgedeckt hält sich der Salat im Kühlschrank einen Tag frisch.

Veronika: »Einen ähnlichen Salat habe ich einmal in einer Mezze-Bar gegessen. Es ist eine bekannte orientalische Kombination, die ich für uns adaptiert habe. Wer etwas Herzhaftes dazu essen möchte, dem empfehle ich Halloumi-Grillkäse von Schaf oder Ziege, der den Salat gleich auch als köstliche Grillbeilage outet.«

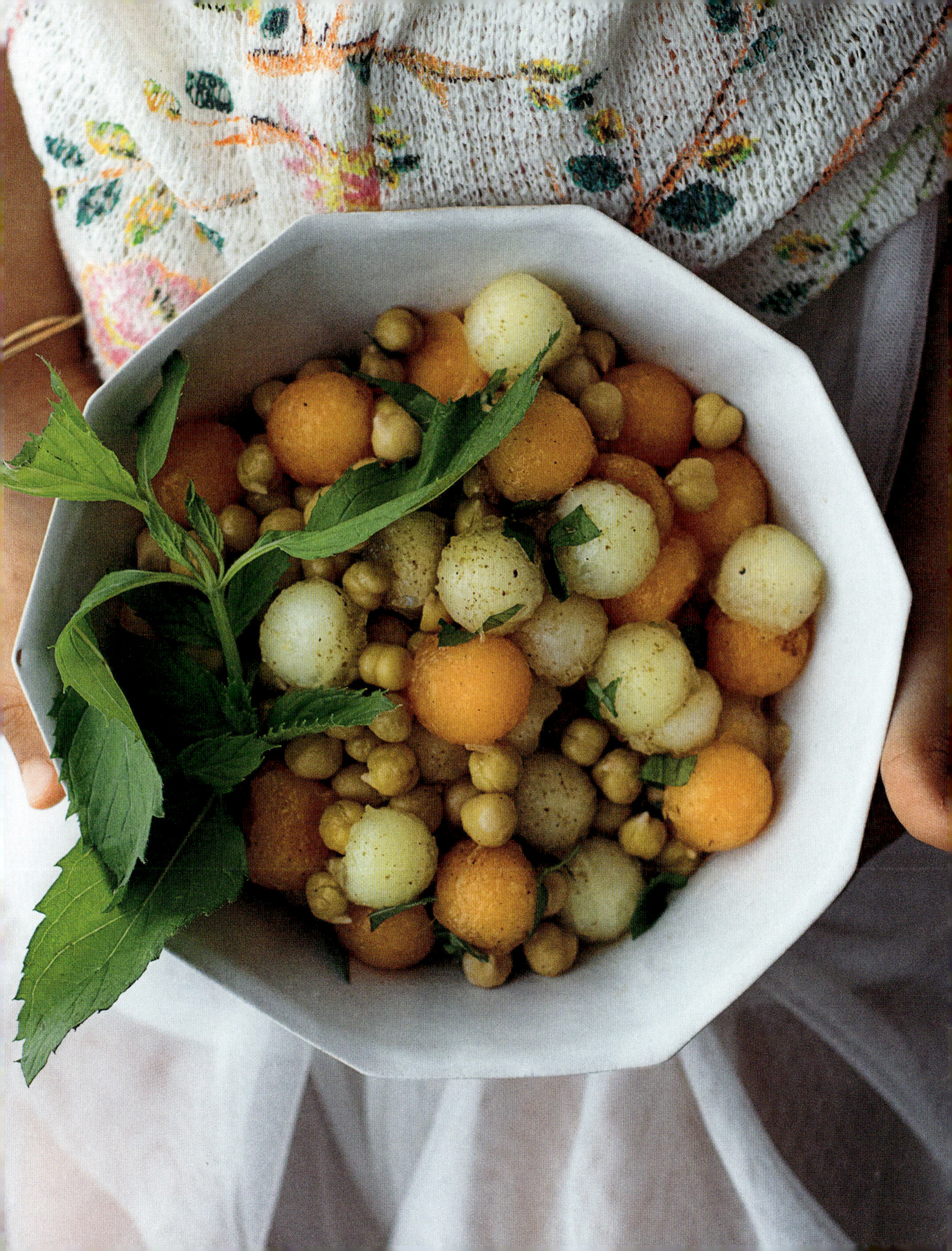

Mango-Zoodle-Salat

15 Minuten | vegan | glutenfrei

Für 4 Portionen

2 Kohlrabis
1 mittelgroße Zucchini
2 feste Mangos
1-2 Bund Koriandergrün, alternativ 1 Bund Thai-Basilikum
5-6 Limetten
1 rote Paprikaschote
3-4 EL Tamari (weizenfreie Sojasoße)
4 EL Erdnusskerne, alternativ Cashewkerne oder Sesamsamen
grüne Salatblätter zum Servieren (optional)

Außerdem

Spiralschneider (s. Tipp)
Julienneschneider

1. Die Kohlrabis schälen. Kohlrabis und Zucchini mit dem Spiralschneider zu Gemüsespaghetti verarbeiten. Die Mangos schälen und mit dem Julienneschneider in dünne Streifen schneiden.

2. Die Korianderblätter abzupfen. 4 Limetten halbieren und den Saft auspressen. Die Paprika halbieren, entkernen und in dünne Streifen schneiden. Gemüse und Mango in einer Schüssel mit Limettensaft, Tamari und Koriandergrün mischen.

3. Die Erdnusskerne wahlweise in einer heißen Pfanne ohne Fett anrösten oder direkt über den Salat geben. Den Mango-Zoodle-Salat nochmals mit Tamari abschmecken und nach Belieben am Tisch in Salatblätter füllen. Als Happen mit der Hand essen oder in Schüsseln und mit Stäbchen servieren. Die restlichen Limetten vierteln und dazureichen.

TIPP

Wer keinen Spiralschneider hat, kann für Kohlrabi und Zucchini ebenfalls den Julienneschneider verwenden oder alle Zutaten in dünne Stifte schneiden.

Veronika: »Diese Köstlichkeit ist die Abwandlung eines Gerichts, das die vietnamesische Mutter einer Freundin meiner Tochter zu einem Kindergartenfest mitbrachte. Im Original wird mit Fischsoße und Zucker gewürzt. Seitdem ich zu Hause diese Version mit Zucchini und Kohlrabi ausprobiert habe, liebe ich sie, besonders als leichtes Abendessen.«

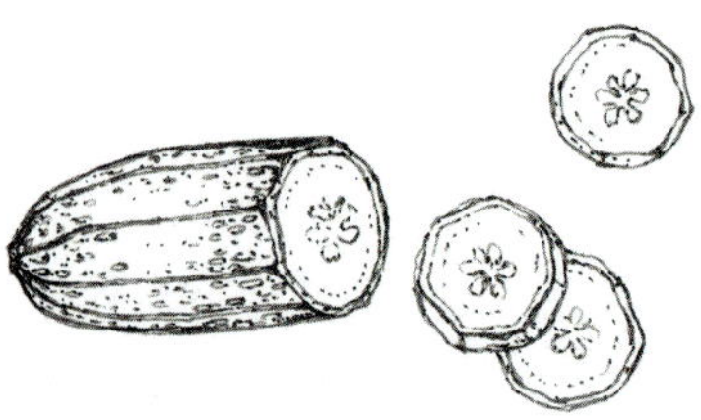

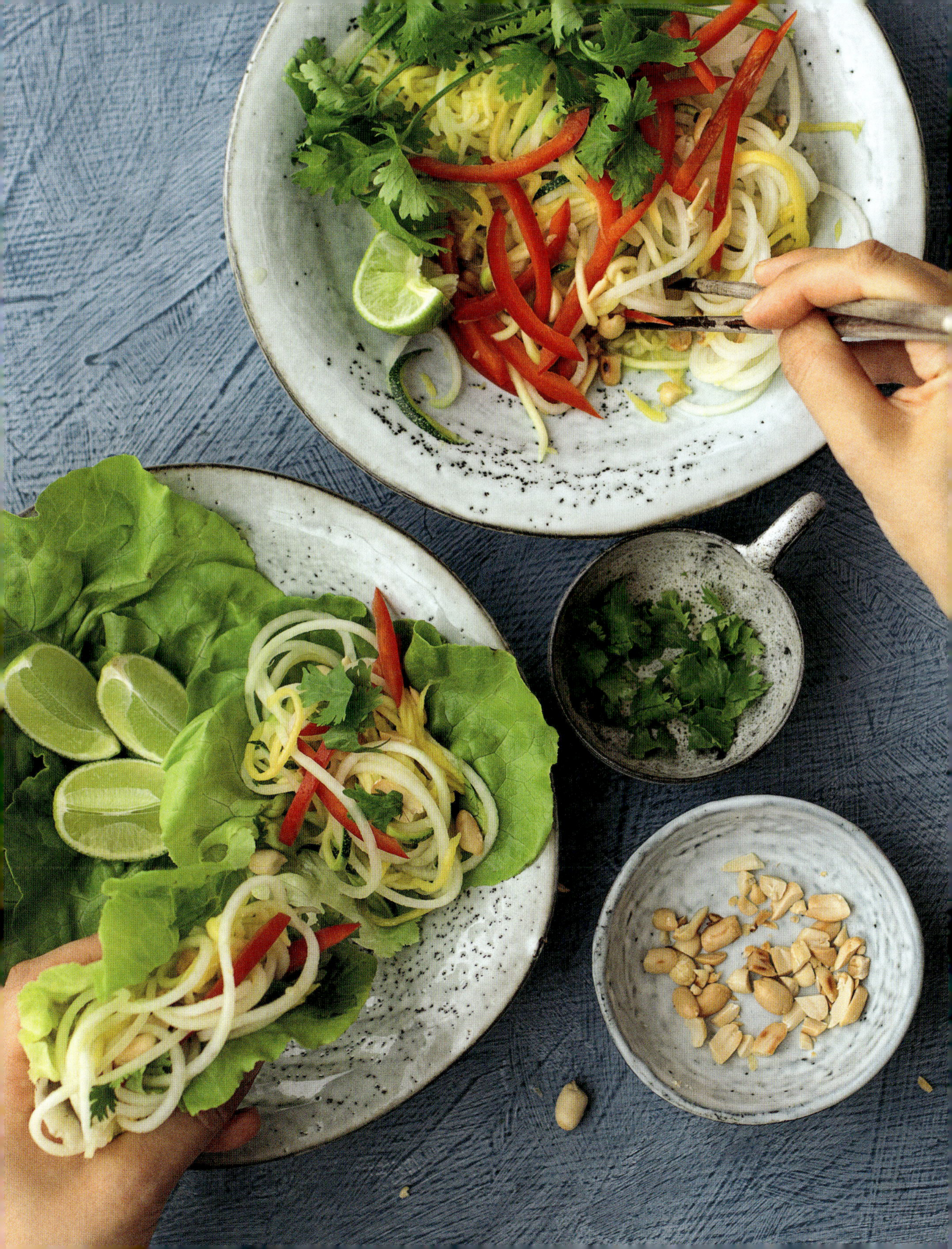

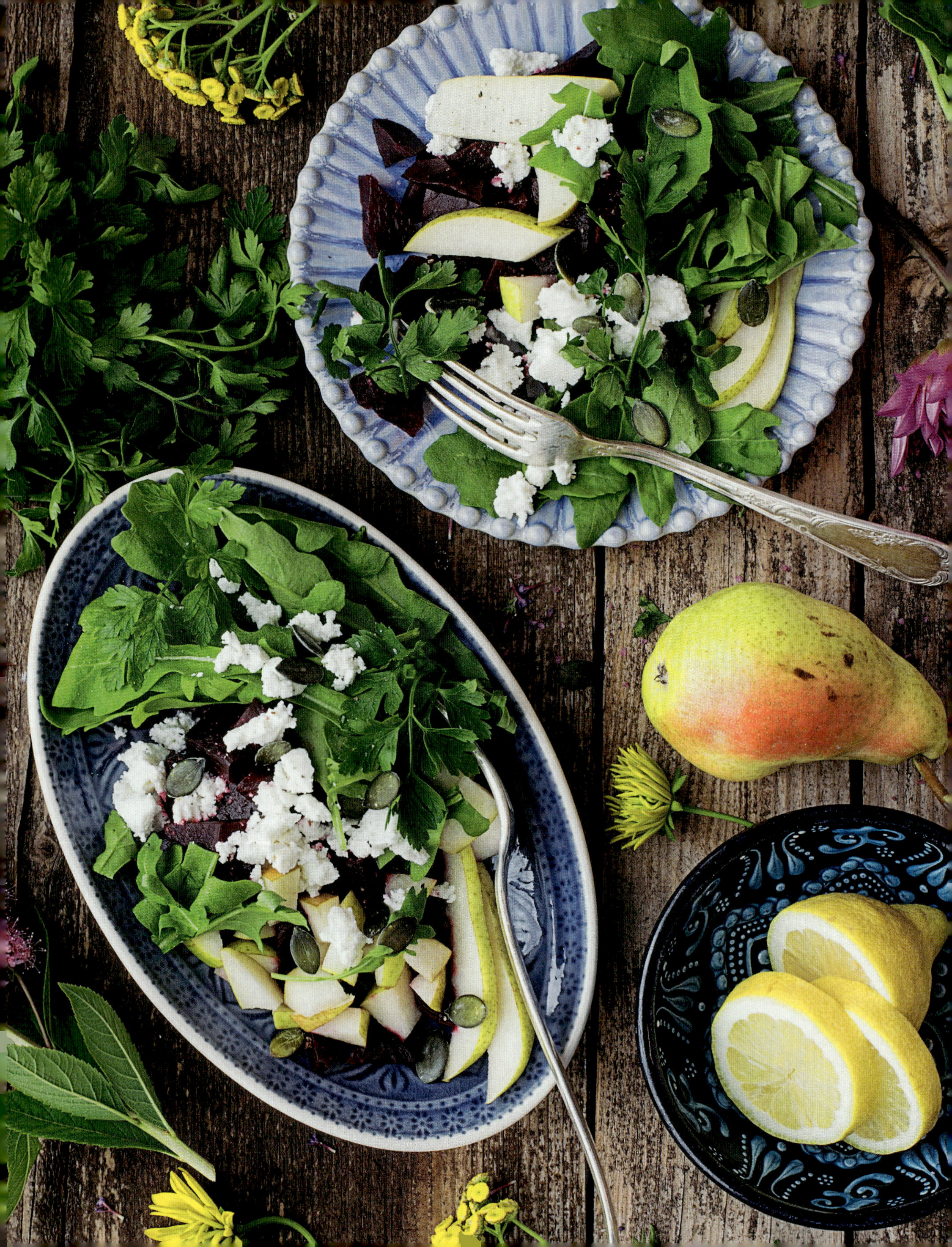

Rote-Bete-Salat
mit Manouri und Birne

20 Minuten · gluten frei

Für 4 Portionen

6-8 Knollen Rote Bete, alternativ gegart
3 EL Kürbiskerne
1 Bund Petersilie
2 Birnen
200 g Manouri (griech. Molkenkäse aus Schafs- oder Ziegenmilch)
1-2 EL Olivenöl
1 EL Weißweinessig
Salz
frisch gemahlener Pfeffer
1 Bund Rucola

Außerdem

Dampfgareinsatz

1. Für die Roten Beten in einem großen Topf wenig Wasser zum Kochen bringen. Die Knollen schälen, in ½–1 cm dicke Scheiben schneiden und im Dampfgareinsatz über dem kochenden Wasser mit geschlossenem Deckel etwa 15 Minuten weich garen (s. Tipp).

2. In der Zwischenzeit die Kürbiskerne in einer Pfanne ohne Fett unter ständigem Rühren leicht rösten und beiseitestellen. Die Petersilienblätter von den Stängeln zupfen, die Birnen vierteln, entkernen und in dünne Spalten schneiden. Den Manouri würfeln oder zerbröckeln.

3. Die heiße Rote Bete in einer weiten Schüssel mit Öl und Essig vorsichtig mischen und mit Salz und Pfeffer abschmecken. Etwas abkühlen lassen. Vorbereitete Zutaten und Rucola unter den Salat mischen. Schmeckt himmlisch!

TIPP

Die Roten Beten sind gar, wenn sie mit einem spitzen Messer leicht eingestochen werden können.

Clara: »Ich liebe diesen Salat, daher wird er bei uns immer gleich in doppelter Menge zubereitet. So sind ein gutes Abendessen und eine gefüllte Lunchbox für den nächsten Tag in einem zubereitet. Wird vorgegarte Rote Bete verwendet, ist der Salat sogar in knapp 10 Minuten fertig.«

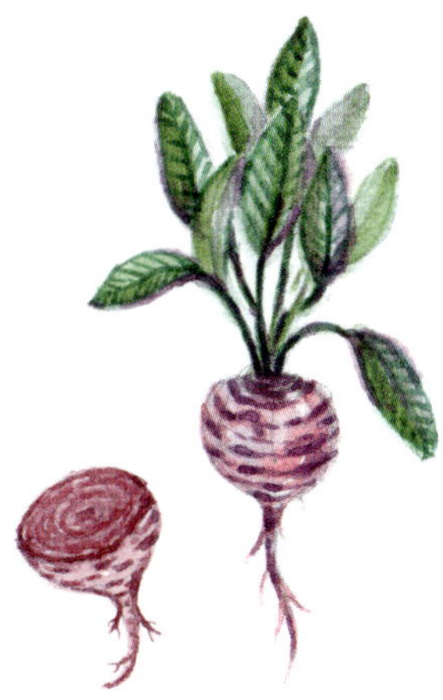

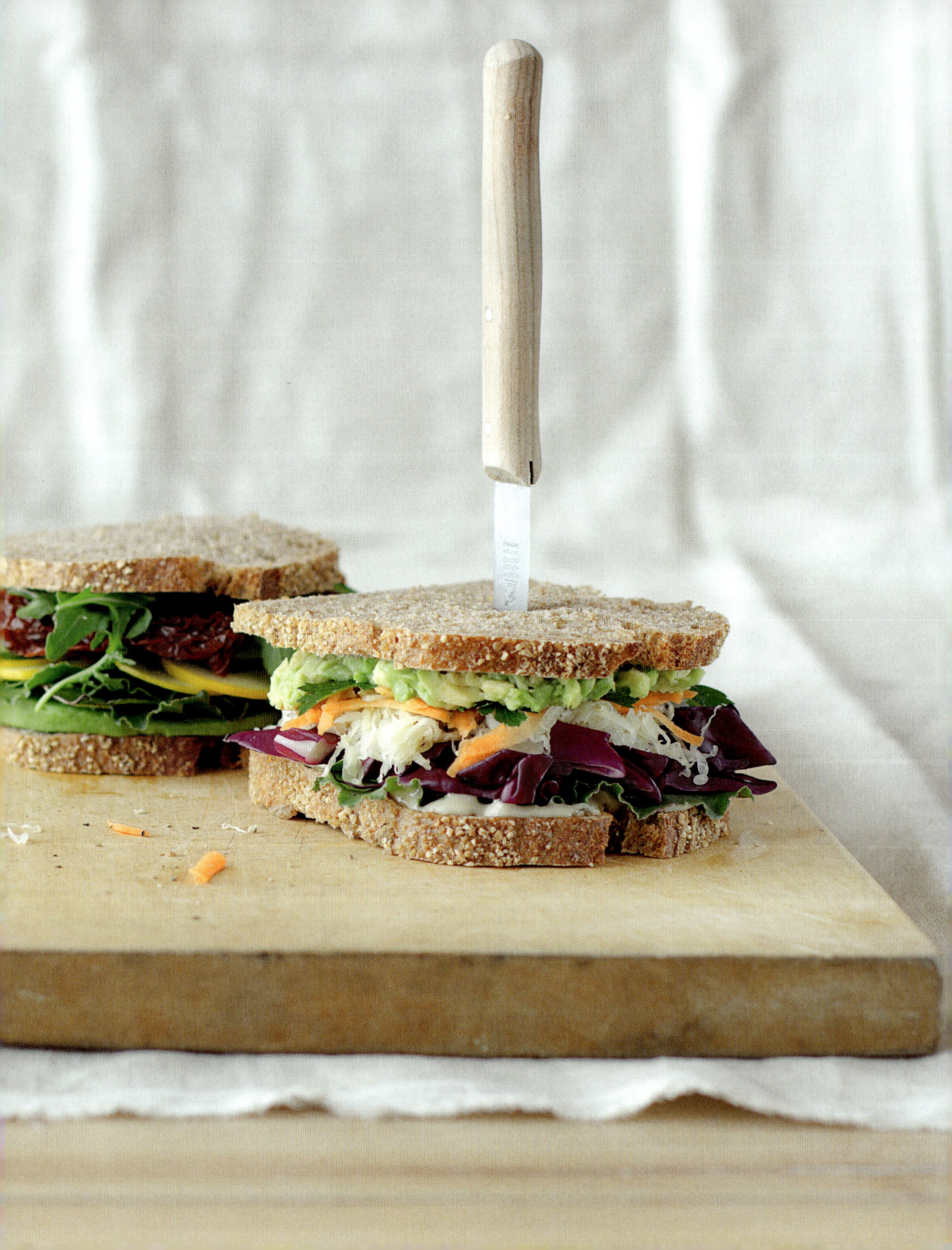

Gemüsesandwiches

10 Minuten · vegan · glutenfrei

Für jeweils 1 Sandwich

Variante 1

1 kleine Handvoll Rotkohl
2 EL Sauerkraut
½ Möhre
¼ Avocado
Salz
frisch gemahlener Pfeffer
2 Scheiben Vollkornbrot ohne Weizen (hier Grünkernbrot), alternativ glutenfreies Brot
1 EL Tahin (Sesammus)
einige Salatblätter oder anderes Blattgrün (z. B. von Roter Bete oder Kohlrabi)
einige Blätter Petersilie oder andere Kräuterblätter

Variante 2

¼–½ Avocado
2 Scheiben Vollkornbrot ohne Weizen (hier Grünkernbrot), alternativ glutenfreies Brot
Salz
frisch gemahlener Pfeffer
1 kleine Handvoll Rucola, alternativ anderes Blattgrün
½ kleine gelbe oder grüne Zucchini
1 kleines Stück Salatgurke
4 getrocknete Soft-Tomaten, alternativ abgetropfte eingelegte, getrocknete Tomaten

Variante 1

1. Den Rotkohl dünn vom Kopf schneiden und grob hacken. Das Sauerkraut mit der Hand auspressen. Die Möhre schälen und grob reiben. Den Stein der Avocado entfernen, das Fruchtfleisch schälen und mit einer Gabel zerdrücken. Mit Salz und Pfeffer würzen.

2. 1 Brotscheibe mit Tahin bestreichen und mit Blattgrün belegen. Darauf Rotkohl, Sauerkraut, Möhrenraspel und Petersilienblätter verteilen. Die zweite Brotscheibe mit Avocadomus bestreichen und die andere Scheibe damit bedecken.

Variante 2

1. Den Stein der Avocado entfernen, das Fruchtfleisch schälen und in dünne Scheiben schneiden. 1 Brotscheibe damit belegen und mit Salz und Pfeffer würzen. Darauf den Rucola verteilen. Zucchini und Gurke in dünne Scheiben schneiden und auf dem Rucola anrichten. Die getrockneten Soft-Tomaten auflegen und das Sandwich mit der zweiten Brotscheibe zudecken.

2. Die Sandwiches diagonal zu zwei Dreiecksbroten halbieren und beherzt zubeißen oder für unterwegs einpacken.

Veronika: »Da sag noch mal einer, belegte Brote seien langweilig! Diese beiden Kombinationen sind meine liebsten. Je nachdem, was da ist, kombiniere ich aber auch rohe, in Scheiben geschnittene Rote oder Gelbe Bete, dünne Scheiben Birne oder frische Tomate sowie dünn Miso oder Hummus statt Tahin.«

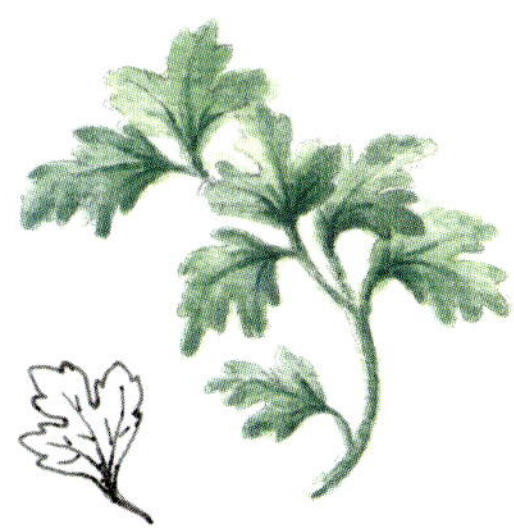

Erbsenaufstrich

10 Minuten · vegan · glutenfrei

Für 4 Portionen

1 Schalotte, alternativ ½ Zwiebel
125 g tiefgekühlte Erbsen
3 EL Sonnenblumenkerne
75 ml Pflanzenmilch (z. B. Mandel- oder Hafermilch)
1 Knoblauchzehe (optional)
2 Stängel Petersilie und etwas mehr zum Anrichten, alternativ 1 ½ EL tiefgekühlt
2 TL frischer Zitronensaft
Salz
frisch gemahlener Pfeffer

Außerdem

Dampfgareinsatz

1. In einem großen Topf wenig Wasser zum Kochen bringen. Die Schalotte schälen, in grobe Stücke schneiden und mit den Erbsen im Dampfgareinsatz über dem kochenden Wasser mit geschlossenem Deckel etwa 5 Minuten garen.

2. Inzwischen die Sonnenblumenkerne in einer beschichteten Pfanne ohne Fett unter Rühren goldgelb rösten. Einige gegarte Erbsen für die Dekoration beiseitelegen.

3. Die Erbsenmischung mit Sonnenblumenkernen, Pflanzenmilch, geschältem Knoblauch und abgezupften Petersilienblättern im Standmixer oder mit dem Stabmixer pürieren. Mit Zitronensaft, Salz und Pfeffer abschmecken. Den Aufstrich in eine kleine Schale füllen und mit den restlichen Erbsen und etwas Petersilie garniert servieren.

TIPP

Luftdicht verschlossen und gekühlt hält sich der Erbsenaufstrich bis zu 3 Tage.

Clara: »Dieser schöne Aufstrich erinnert mich an das spontane Beisammensitzen und Essen mit lieben Menschen. Da mag ich ihn besonders, denn er macht etwas her! Die Zutaten habe ich immer im Haus, sie ergeben sich alle aus unserem Vorrat. Die leckere Creme schmeckt nicht nur gut auf Brot, sondern eignet sich auch als Dip zu Gemüse oder den leckeren Bowls in diesem Buch.«

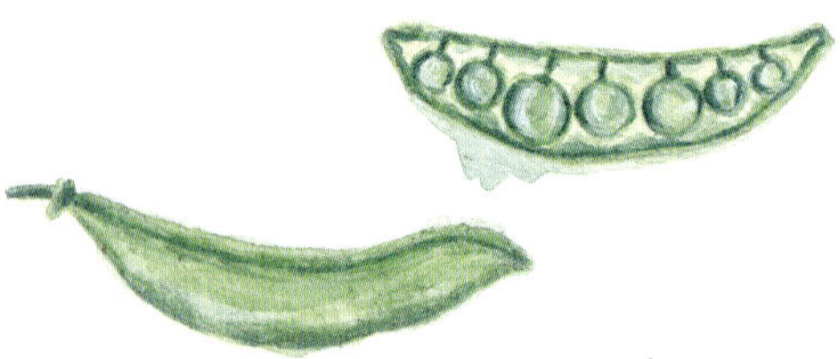

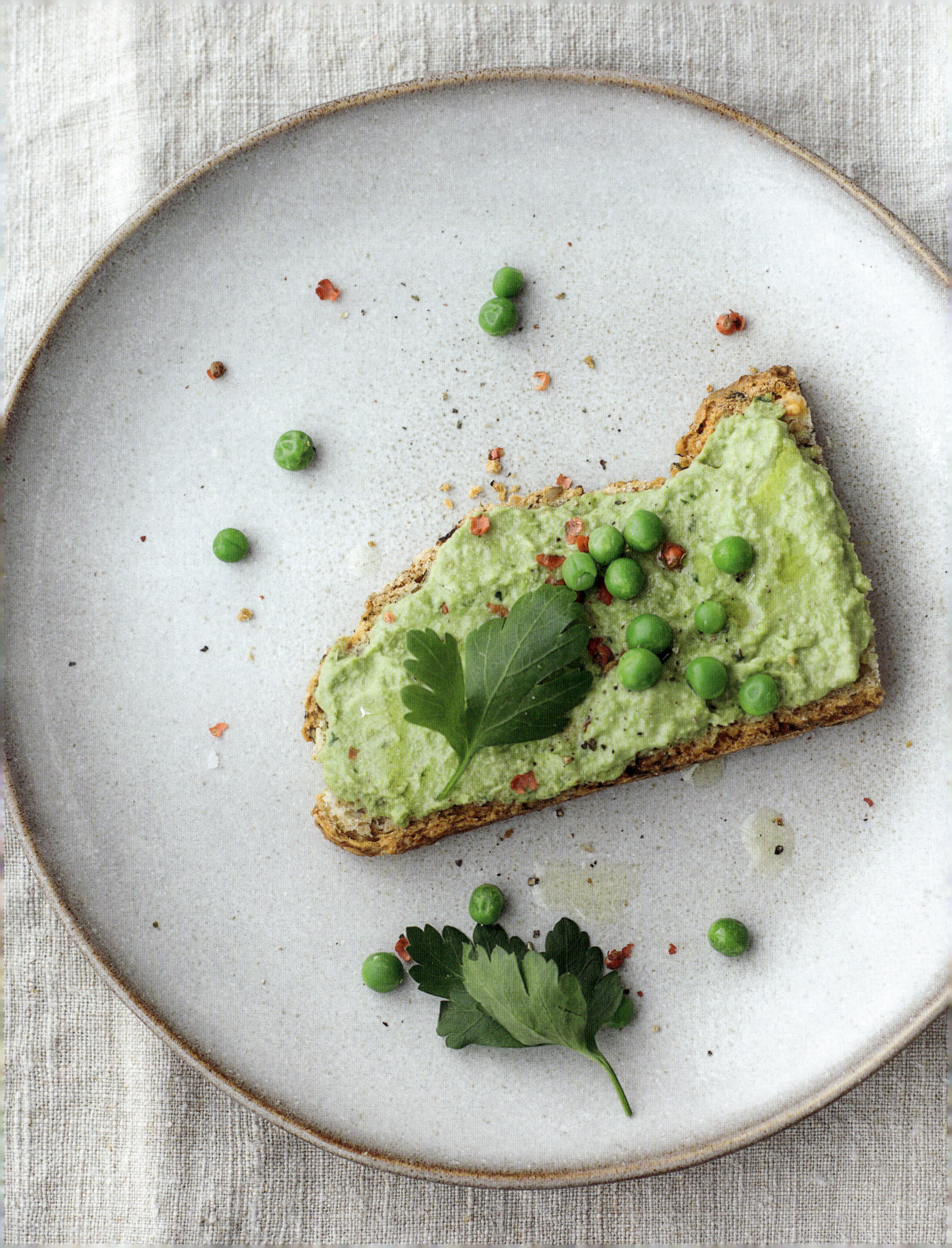

Möhrenhummus auf Gurke

25 Minuten · vegan · glutenfrei

Für 4 Portionen

Für den Hummus

300 g Möhren
1 Zwiebel
50 g Sonnenblumenkerne
220 g gekochte Kichererbsen (s. S. 16), alternativ aus der Dose
2 getr. Feigen
3 Msp. frisch geriebener Ingwer (optional)
½–1 kleine Knoblauchzehe
2–3 TL frischer Zitronensaft nach Geschmack
Salz
frisch gemahlener Pfeffer

Zum Anrichten

6 mittelgroße Gurken
Belag nach Wahl (s. Tipp)

Außerdem

Dampfgareinsatz

1. In einem großen Topf wenig Wasser zum Kochen bringen. Möhren und Zwiebel schälen, klein schneiden und im Dampfgareinsatz über dem kochenden Wasser mit geschlossenem Deckel etwa 10 Minuten weich garen. Das Garwasser aufbewahren.

2. In der Zwischenzeit die Sonnenblumenkerne in einer Pfanne ohne Fett unter Rühren goldgelb anrösten. Die Kichererbsen in einem Sieb gut abspülen und abtropfen lassen.

3. Alle Zutaten im Standmixer oder mit dem Stabmixer fein pürieren. Nach Belieben 1–3 EL des Garwassers dazugeben. Den Hummus mit Zitronensaft, Salz und Pfeffer abschmecken.

4. Die Gurken längs halbieren, mit einem Löffel die Kerne herauslösen und die Hälften mit dem Hummus bestreichen. Nun nach Lust und Laune bunt belegen. Besonders Spaß macht es, die belegten Gurken in etwa 2 cm dicke Stücke zu schneiden und mit der Hand oder einer Gabel zu naschen!

TIPP

Aufgeschnittene und entkernte Gurke lässt sich genauso bunt belegen wie Brot. Die Kombination aus fruchtig und salzig ist ein Gedicht und lässt viel Spielraum zum Belegen – nach Lust und Laune und je nachdem, was gerade im Haus ist. Wir lieben die Kombinationen aus frischen Feigen und Dill, Granatapfelkernen und Rucola oder Petersilie; Tomaten und Kresse oder Frühlingszwiebeln.

Clara: »Hummus ist zu vielen Gerichten in diesem Buch eine sensationelle Kombination: Zur Bowl wie der auf Seite 84, zu den Pfannkuchen-Wraps auf Seite 54, zu Talern wie auf Seite 106, den Quinoamuffins von Seite 128 oder zu Salat – und das sind nur einige Möglichkeiten. Da sich der Dip gekühlt und luftdicht verschlossen bis zu 4 Tage hält und auch einfrieren lässt, bereiten wir immer gerne mehr davon zu.«

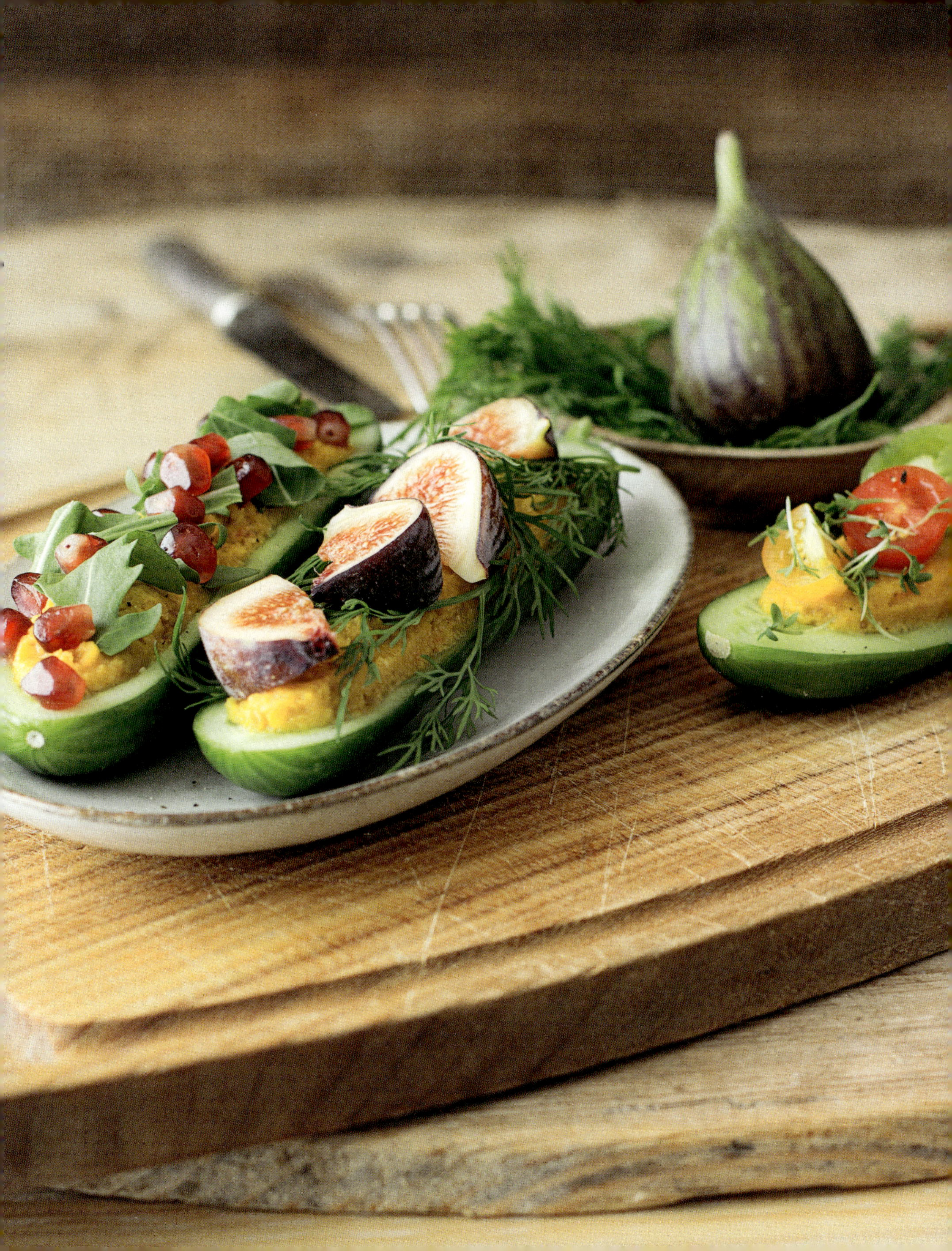

Ich danke …

… meiner Freundin Clara. Ich bin so froh, dieses Buch mit dir erarbeitet zu haben und deine großartigen Rezepte verbreiten zu dürfen. Meiner Mutter machte es Spaß, uns bei der Arbeit zu beobachten. Das glaube ich ihr sofort, ich hatte dich riesig gern mit in diesem Projekt! Wir haben Geschmäcker erkundet, Rezepte optimiert, Kombinationen durchdacht, Fotos besprochen, gegenseitig probegekocht. Du bist zauberhaft in der Küche, mit meinen Kindern und als Freundin sowieso. Ich wünschte, wir könnten jeden Tag ein Team sein. Der einzige Trost für den Abschluss dieses Projekts ist, dass ich dich auch weiterhin als meine Freundin habe.

Ich danke dem riva Verlag für das erneute Vertrauen in meine Arbeit und den Freiraum, meine Wünsche und Ideen umsetzen zu dürfen. Mein besonderer Dank gilt der Lektorin Birgit. Du hast für dieses Buch immens viel Leistung, Einsatz und Können eingebracht, und das unter herausfordernden Bedingungen einer Autorin, die mit ihren Kindern nicht immer fristgerecht arbeiten konnte.

Liebe Uli, mit dir als Lektorin durfte nun mein drittes Buch entstehen. Du warst mit viel Herzlichkeit dabei. Ich freue mich sehr, dass du unsere Texte unter komplexem Einsatz bereichert hast. Danke dafür!

So schöne Bilder von mir mit meinen Lieben zu haben, verdanke ich Leni (lenimoretti.com) und Nikolaj (georgiew.de). Ich danke euch für euren Einsatz und eure ansteckende Laune hinter der Kamera.

Liebe Marion (rekersdreesdesign.de), du hast dieses Buch mit deinen wunderschönen Zeichnungen ganz besonders gemacht. Schon lange war ich auf Instagram hin und weg von deiner Arbeit. Dass du dieses Projekt schließlich begleitet und dann auch noch so viel Herzblut hineingesteckt hast, freut mich sehr. Wir beide brennen für unsere kreative Arbeit. Mich mit dir auszutauschen, hat mir viel Spaß gemacht.

Gregor (mogeritsch.net), du bist der Profi hinter meiner Homepage, dabei hattest du ursprünglich nur eine kleine Anregung angemerkt. Du rettest mich, egal zu welcher Uhrzeit, mit Motivation, Idealismus und humorvollem Einsatz. Ich danke dir sehr!

Joe, Sven und Melissa, euch danke ich für euren Glauben an Carrots for Claire, für eure Ideen und Unterstützung.

Mama, dir danke ich ganz besonders für deinen Einsatz. Wieder hast du wochenweise alles bei dir liegen gelassen und unseren Haushalt erledigt. Vielen, vielen Dank, dass du mich so unterstützt und mit Papa interessiert und stolz beobachtest, was bei mir passiert.

Neda und Felix, von Herzen danke ich euch für eure positive Energie, mit der ihr mich mit Elian unterstützt habt, als ich es streckenweise brauchte. Dank euch konnte Elian immer in meiner Nähe sein und sich in seinem Rhythmus entwickeln.

Ich danke meiner Schwiegerfamilie, die von der Ferne übers Handy mitfiebert. Ich liebe eure Rückendeckung. Hadi, dir verdanke ich spätabendliche Rettungsaktionen am Computer.

Ich danke meinen Schwestern Barbara (das-mach-ich-nachts.com), Teresa (homemadeingermany.com) und Maria sowie meinem Bruder Paul. Ihr seid mir immens wichtig. Ich bin dankbar für eure Mitfreude, Unterstützung und Energie. Ihr seid großartig! Meiner Schwester Teresa danke ich so sehr, dass ich Gänsehaut bekomme, während ich es schreibe. Ohne dich würde es Carrots for Claire und alles, was der Blog in meinem Leben bewirkt hat, nicht geben. Ich danke dir für deinen Anstoß vor fünf Jahren, für deine Ideen, deinen Rat, deine Unterstützung. Ich hatte viele Jahre den Traum, eines Tages selbstständig an etwas zu arbeiten, das aus mir herauskommt und das ich mit meiner Familie und Freunden zusammen verwirklichen kann. Dank dir ist mir das nun gelungen. Meine Arbeit in diesem Buch widme ich dir. Weihnachten 2013 versprach ich dir ein Notizbuch mit meinen schnellen Lunch-Rezepten. Ich bin etwas spät dran, aber hier ist es nun.

Während ich daran denke, wie sehr ich meine Kinder liebe, zerplatzt fast meine Brust. Elian, dein Strahlen und deine ausgeglichene Art haben mir das Gefühl gegeben, dieses Buch entstehen lassen zu dürfen. Es beschreibt die Geschmäcker deines ersten Lebensjahrs. Zu jedem Bild in diesem Buch habe ich in Erinnerung, ob du geschlafen, gestrampelt oder gespielt hast – und ich liebe das! Du bist mein wunderbarster kleiner Frosch.

Ich liebe es, dass du, Claire, meine Arbeit so freudig betrachtest. In zwei Bildern hast du deine Steine platziert, es sind meine Lieblingsbilder geworden. Ich werde nie vergessen, wie du im Bioladen, als mich eine Leserin ansprach, aufgeregt gerufen hast: »Mama, die Frau hat bestimmt dein Buch!« Du bist stolz auf mich und ich bin stolz auf dich. Du bist mein Engel!

Ich danke meinem Mann dafür, dass wir diesen Weg Hand in Hand gehen. Du deckst mir den Rücken, wann immer du kannst, und feierst meine Erfolge mit aufgeregter Freude. Ich liebe es, dass sich unsere Zukunftsvisionen decken, dass ich mich bei dir anlehnen kann und wie aufgeschlossen du für gesunde Ernährung geworden bist. Mit dir verdoppelt sich meine Freude.

Von ganzem Herzen danke ich meinen Lesern. Auf dem Blog, auf Facebook, auf Instagram und in den Verkaufszahlen erscheint ihr mir als Zahl in der Statistik. Doch ich weiß, dass hinter jeder Zahl jemand mit Träumen und Anliegen steht. Das und eure Nachrichten, Fragen und Erfolgsberichte sind es, die mich zu meiner Arbeit motivieren. Ich bin so dankbar, euch aus einer kleinen Idee und einer Misere an Unverträglichkeiten heraus inspirieren zu dürfen. Ihr setzt Energie in mir frei, die mich immens bereichert. Dass ihr mich begleitet und ich euch begleiten darf, ist etwas, das ich oft immer noch kaum fassen kann. Vielen Dank, dass ihr meine Arbeit schätzt, euren Freunden empfehlt, meine Bücher für euch und andere kauft, mir Feedback gebt und euch anstecken lasst, darauf Wert zu legen, dass es euch gut gehen darf!

Eure Veronika

Ich danke …

… Veronika für ihr Vertrauen in meinen Kocheifer und die Möglichkeit, an einem so schönen Projekt mitarbeiten zu dürfen. Mit deiner klaren Vorstellungskraft, die trotzdem immer offen für Ideen ist, deinem liebevollen Blick für Details und der Ruhe, die du auch in anstrengenden Phasen ausstrahlst, wurde die Arbeit mit dir zu Freude und Hochgenuss zugleich.

Ich danke meiner Familie und meinen Freunden für ihre Probierlaune und ihr Feedback zu meinen Rezepten.

Besonders danke ich meinem Sohn und meinem Mann, die immer gespannt auf das sind, was ich in der Küche zubereite. Durch den Austausch mit euch sind viele Rezepte erst so geworden, wie sie sind – familientauglich und köstlich!

Eure Clara

Sachregister

Rezeptregister